新编神经外科学指南

刘育贤　编　著

天津出版传媒集团

天津科技翻译出版有限公司

图书在版编目（CIP）数据

新编神经外科学指南 / 刘育贤编著 . — 天津：天
津科技翻译出版有限公司 , 2018.6（2024.4重印）
ISBN 978-7-5433-3846-3

Ⅰ . ①新… Ⅱ . ①刘… Ⅲ . ①神经外科学 – 诊疗 – 指
南 Ⅳ . ① R651–62

中国版本图书馆 CIP 数据核字（2018）第 108483 号

出　　版：天津科技翻译出版有限公司
出 版 人：刘子嫒
地　　址：天津市南开区白堤路 244 号
邮政编码：300192
电　　话：022-87894896
传　　真：022-87895650
网　　址：www.tsttpc.com
印　　刷：三河市华东印刷有限公司
发　　行：全国新华书店
版本记录：787×1092　16 开本　15 印张　350 千字
　　　　　2018 年 6 月第 1 版　2024 年 4 月第 2 次印刷
　　　　　定价：95.00 元

作 者 简 介

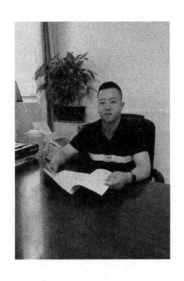

刘育贤，医学硕士，神经外科专业副主任医师。现任甘肃省第二人民医院健康管理中心主任、甘肃省健康管理协会秘书长、全国神经慢病与大数据管理学组副组长、甘肃省神经外科协会委员、甘肃省医院康复专业管理委员会委员、甘肃省医师协会整合医学医师分会康复与疼痛专业委员会委员、甘肃省全科医师协会委员、国家二级心理咨询师、健康管理师。荣获 2015—2017 年度甘肃省卫生和计划生育委员会持续改善医疗服务先进个人。荣获 2016 年度全院先进集体和先进个人荣誉。荣获 2017 年度全院突出贡献奖和先进个人。近几年内发表论文 10 余篇，其中核心论文 2 篇，国家级论文 5 篇，省级的若干。

前　言

　　神经外科学是在以手术为主要治疗手段的基础上，应用独特的神经外科学研究方法，研究人体神经系统，如脑、脊髓和周围神经系统，以及与之相关的附属结构，如颅骨、头皮、脑血管、脑膜等结构的损伤、炎症、肿瘤、畸形和某些遗传代谢障碍或功能紊乱疾病的学科。近年来，随着医学的进步，神经外科学无论是临床与基础研究还是新技术的推广应用，都有了迅速的发展和巨大的变革，由于检测手段的改进以及手术技术的不断更新，诊治水平有了长足的进步。从事神经外科的医疗工作者，必须不断学习，更新知识，以尽快适应医学发展的变化要求。为了及时总结神经外科的成熟经验，充分反映神经外科领域的最新成果，编者在参阅了目前最权威、最先进的文献资料的基础上，结合自身的临床经验，编写了《新编神经外科学指南》一书。

　　全书共分为九章，详细介绍了中枢神经系统发作性疾病、先天性颅脑疾病、脑疝和颅内压增高、颅内和椎管内血管性疾病、脊髓疾病等方面的内容。本书从实践出发，理论联系实际，具有实用、简明、内容详尽且新颖等特点。本书对临床工作有着重要的指导意义，尤其适合于一线工作者参考，有利于指导和解决在神经外科工作中遇到的实际问题。

　　由于编者水平有限，书中难免存在疏漏之处，敬请广大读者批评、指正。

目 录

第一章 中枢神经系统发作性疾病

第一节 偏头痛

偏头痛是一种临床常见的原发性头痛疾病。其特征是反复发作、多为单侧、中重度、搏动样头痛，一般持续 4～72 小时，可伴有自主神经功能障碍，日常活动可加重头痛，安静环境、休息后缓解。偏头痛是一种常见的慢性神经血管性疾病，患病率为 5%～10%。

流行病学研究已证实偏头痛的发病率高，而且对社会经济及个人有严重影响。世界卫生组织对全球所有会造成慢性功能障碍疾病进行了排名，偏头痛现在位居第 19 位。

一、病因

病因尚不清楚。可能与下列因素有关。

(1) 遗传：偏头痛具有遗传易感性，常见家族性发病，约 60% 患者有家族史。其亲属发生偏头痛的风险是普通人群的 3～6 倍。

(2) 内分泌与代谢因素：偏头痛女性多见，月经期易发作，妊娠期和绝经后发作减少或消失，提示内分泌和代谢因素参与偏头痛的发病。

(3) 其他因素：环境因素亦参与偏头痛的发作，强光、过劳、情绪紧张、睡眠不足或过多，工作压力大等均是偏头痛的诱发因素。偏头痛可由某些食物和药物所诱发，包括进食巧克力、柑橘、葡萄酒、奶酪、含亚硝酸盐的肉类和腌制食品，以及药物，如避孕药；血管扩张剂。

二、发病机制

偏头痛的发病机制尚不十分清楚，目前主要有以下几种学说。

1. 血管源学说

20 世纪 80 年代以前，偏头痛的血管源学说占主导地位，认为偏头痛发作起源于血管，主要是血管舒缩功能障碍，包括初期累及颅内血管，脑动脉痉挛性收缩，由于缺血部位不同出现不同先兆表现；第二期为脑血管扩张期，主要累及颈外动脉，引起搏动性头痛；第三期为水肿期，由于血管持续扩张，导致血管壁局限性水肿，使头痛由搏动性转化为持续性。

2. 神经学说

神经学说认为，偏头痛是神经功能紊乱性疾病。偏头痛与皮层扩散性抑制，皮质受到各种有害刺激后出现枕部脑电活动低落，并以大约 3 mm/min 的速度缓慢向周围皮质扩展，称之为 CSD。同时伴随出现扩展性血容量减少。研究表明，CSD 发生之初神经元和胶质细胞去极化，开始突然出现数秒钟的高幅棘波活动，随后，神经细胞呈静息状态并持续数分钟。认为大脑皮质突然兴奋后出现短暂的抑制可能是偏头痛发作中先兆或神经功能障碍发生的基础。目前一些研究提示，CSD 对某些皮质下结构有广泛的影响，如 CSD 可减少睡眠纺锤活动，提示对起源于丘脑的电活动有作用；反复 CSD 可致三叉神经脊束核 cfos 表达增加，可能是激活三叉神经，从而使软脑膜和硬脑膜血管内的三叉神经末梢释放 P 物质、神经肽激酶 A(NKA)、前列腺素 (PG)

及降钙素基因相关肽 (cGRP) 等活性肽，作为血管扩张及神经源性介质引起头痛。而且认为，偏头痛与脑异常活动有关，偏头痛发作有中脑和脑桥的异常活动，也存在脑皮质的异常活动。采用 PET (正电子发射断层扫描术) 研究这些区域的血流变化，结果发现，相对于头痛发作间期，在相应皮质、视觉皮质和对侧脑干背外侧血流量轻度增加，服用舒马坦使头痛缓解后，皮质区血流恢复到正常基线水平，但脑干血流量却居高不下，甚至持续 30 分钟，从而提示疼痛可能源于缝隙核、蓝斑和导水管周围灰质的功能异常。在脑干导水管周围灰质放置电极，可诱发非偏头痛患者发生偏头痛样头痛。另外，5- 羟色胺能神经元广泛分布于脑中，许多抗偏头痛的药物通过激动 5- 羟色胺受体发挥作用，因而提示，神经功能紊乱参与偏头痛的发病过程。

3. 三叉神经血管学说

三叉神经血管反射学说将神经、血管、递质三者相结合，是目前解释偏头痛发病机制的主流学说。其解剖生理基础是三叉神经血管复合体。颅内痛觉敏感组织，如脑血管、脑膜血管、静脉窦，其血管周围神经纤维随三叉神经眼支进入三叉神经节或从后颅窝进入颈 1、2 神经后根，两者换元后发出神经纤维至三叉神经复合体 (由三叉神经脊束核尾端和颈 1、2 后角组成)。三叉神经复合体发出神经纤维经脑干交叉后投射到丘脑。三叉神经节损害可能是偏头痛产生的神经基础。外周组织的炎症刺激传导到三叉神经终末，因此认为是由初级感觉神经纤维，包括伤害感受器释放的 P 物质 (cGRP)、NKA 等引起的。它们是从被激活的神经纤维释放的。偏头痛中，神经纤维的激活被认为是由颅外动脉的扩张引起，这些神经纤维盘绕动脉并伸长，从而导致去极化激活，引起肽类物质的释放，结果便形成以血管扩张、血浆蛋白渗出、肥大细胞脱颗粒等为特征的神经源性炎症。又因刺激痛觉纤维传入三叉神经尾核，如此形成恶性循环，头痛加重并刺激尾核细胞内早期基因 c-foS、cHun 大量表达，引发细胞长期反应。

4. 偏头痛与遗传

偏头痛可能是一种多基因的遗传病。偏头痛患者大多有家族史，尤其是对于先兆偏头痛患者而言。染色体 1 q、4 q24、xq24-28、19 p13 为易患基因位点。最新研究发现，偏头痛患者外周血中血小板基因表达上调，特异性线粒体基因、早期反应基因呈高水平表达。但是，目前仅有家族性偏瘫型偏头痛 (FHM) 的基因位点已得到确定。FHM-1 型是先兆偏头痛的一个亚型，呈常染色体显性遗传。大约 2/3 病例突变基因存在于 19 号染色体短臂上，这就使脑特异性电压门控 P/Q 通道 α 亚单位基因 CACNA1 A 存在至少 10 种以上的错义突变。电压门控 P/Q 型钙通道介导谷氨酸的释放，并参与扩散性大脑皮质抑制，可能启动有先兆偏头痛。除 CACNA1 A 有错义突变外，首次确认染色体 lq23 区域编码 Na^+/K^+ 泵 dz 亚单位的基因 ATP1 A2 的突变与 FHM2 有关。在对六代偏头痛大家系进行调查的基础上，他们进行了转染试验并得出结论认为，ATP1 A2 基因缺失导致了细胞外 K^+ 增加，从而发生广泛的皮质去极化；另一方面，细胞内 Na^+ 增加，使得 Ca^{2+} 通过 Na^+/K^+ 泵交换流入细胞内也增加，两者协同作用发生 FHM2 样先兆和偏头痛。

三、分类

偏头痛可分为两个主要亚型，即无先兆偏头痛和先兆偏头痛。无先兆偏头痛是一种有特定特征的头痛及伴随症状的临床综合征，是最多见的偏头痛类型，约占 80%。先兆偏头痛的主要特征为通常在头痛之前或有时在头痛时，产生局部神经学症状；部分患者也会经历头痛前几小时或几日之前驱期和头痛之后的缓解期。前驱期和缓解期症状包括活力亢进或低下、忧郁、嗜好某些特别食物、反复打呵欠等，先兆型占 15%。

四、临床表现

偏头痛高发于中青年 (25～39 岁) 和女性 (女 : 男 =2 : 1～3 : 1)。全球患病率约为12%，亚洲和非洲低于欧美国家。部分与遗传有关。

1. 无先兆偏头痛

无先兆偏头痛旧称普通偏头痛、简单半边头痛，是最常见的偏头痛类型，可反复发生，每次持续 4～72 小时。典型头痛特征为单侧，搏动性，头痛程度中或重度，日常活动会加剧头痛，常伴随恶心、畏光及畏声。与先兆偏头痛相比，无先兆偏头痛是最常见的亚型。它的平均发作频率较高，而且通常对工作和生活影响更大。无先兆偏头痛常与月经有密切关系。无先兆偏头痛是最容易随着频繁使用症状性治疗药物而加剧的疾病，结果便衍生出一种新的头痛，即药物过度使用头痛。

2. 先兆偏头痛

以青春期多发，25～29 岁患病率最高，10 岁以下最低 (42.6/10 万)，60 岁以上发作减少。男女之比为 1 : 4，发作次数以一个月 2～3 次居多。约 30.6% 的患者有家族史，遗传因素常来自母亲。先兆性头痛约占偏头痛患者的 10%。诱发头痛发作的因素有：精神紧张、疲劳、月经期、食物 (如葡萄酒、巧克力、坚果、奶酪) 及某些药物 (血管扩张剂、抗高血压药、5- 羟色胺释放剂、雌激素和口服避孕药等)。在头痛发作前 20～30 分钟出现先兆，多为视觉先兆，典型的视觉先兆开始为一中央旁视觉盲点，缓慢向视野边缘扩展呈 "C" 形，在扩展过程中，扩展边缘出现闪光、亮点，使边缘呈锯齿状并有颜色，持续 20～25 分钟后，消失在视野周围，这种视觉先兆被称作 "堡垒幻影"。其他先兆有偏身感觉异常或麻木，偏身力弱，失语或难以分类的语言障碍少见。这些症状通常持续不超过 30 分钟，于头痛开始前消失，少数可贯穿于整个头痛期，偶尔头痛缓解后仍持续几天。无论先兆是否确切，几乎所有患者都有畏光和畏声症状。头痛部位以眶上、眶后、额颞部最常见，偶尔可出现在顶部、枕部。疼痛起先为钝痛，继而转为剧烈的搏动性疼痛，头痛程度达到顶峰，最后呈持续性头痛。可以单侧或双侧，约10% 的患者固定在一侧发作。在未治疗的情况下头痛可持续数小时至 3 天。头痛发作时，常伴有自主神经症状，如恶心、呕吐、面色苍白、出汗、排便感，少数可出现面部潮红、腹痛、腹泻等。头痛常为睡眠所终止，醒后头痛完全缓解。头痛消失后 1～2 天内常表现有身体及精神的疲劳感、虚弱感、抑郁感、头沉、头重等残留症状。部分先兆性头痛在头痛出现前 1～2 天，突然出现情绪不稳定、食欲增加、口渴、嗜睡、欣快或抑郁、颈肩部感觉异常等先兆症状。

(1) 典型先兆性偏头痛：为最常见的先兆性偏头痛类型。先兆表现：无运动麻痹 (无力)，完全可逆性视觉症状，包括阳性表现 (如闪烁的亮光、点或线) 和 (或) 阴性表现 (视力丧失)；完全可逆性感觉症状，包括阳性表现 (针刺感) 和 (或) 阴性表现 (麻木感)；完全可逆性失语性语言障碍，且在先兆中或先兆后 60 分钟之内发生的符合偏头痛特征的偏头痛。若先兆后 60分钟之内不出现头痛，则称为典型先兆不伴头痛。

(2) 偏瘫性偏头痛：除视觉、感觉、言语先兆外，且必须有运动无力症状，先兆症状持续5～24 小时，症状完全可逆，在先兆中或先兆后 60 分钟之内发生的符合偏头痛特征的偏头痛。

若在偏瘫性偏头痛患者一、二级亲属中具有包括运动无力先兆性偏头痛，则称家族性偏瘫性偏头痛；如无，则为散发性偏瘫性偏头痛。

散发病例有必要进行神经影像学等各种检查，以便和其他疾病相鉴别。此外，为除外伴有一过性神经症状和脑脊液淋巴细胞增多的假偏头痛，需要做腰椎穿刺。有时很难将无力和感觉消失进行严格区分。根据遗传研究的成果，可以将此病分为 FHM1 和 FHM2 两组疾病。FHM1 是 19 号染色体上的 CACNA1 A 基因突变所致，而 FHM2 则由于 1 号染色体上的 ATP1 A2 基因突变。FHM1 除典型先兆外，常出现基底动脉型偏头痛的症状，每次先兆出现几乎都有头痛。FHM1 发作期间可有意识障碍、发热、脑脊液细胞增加及意识模糊等，重要的是其发作可被轻微头部外伤诱发。约 50% 的 FHM1 家系同时有慢性进行性小脑失调。FHM 有时会被误诊为癫痫，接受无效的抗癫痫治疗者也为数不少。散发性偏瘫性偏头痛在男性患病率较高，多为伴失语的一过性不全偏瘫。

(3) 基底型偏头痛：偏头痛先兆的病灶位于脑干和 (或) 双侧大脑半球。其症状不包括运动麻痹 (无力)，临床可见构音障碍、眩晕、耳鸣、听力下降、共济失调、复视、双眼鼻颞侧视野同时出现视觉症状、双侧同时感觉异常但无运动无力症状。在先兆中或先兆后 60 分钟之内发生的符合偏头痛特征的偏头痛，常伴恶心、呕吐。

3. 儿童周期综合征

为儿童的发作性疾病，可视为偏头痛等位征。表现为周期性呕吐，即反复发作呕吐和严重恶心，患者大多有固定的发作模式。发作期面色苍白、嗜睡，而发作间期症状完全消失。其次表现为腹部偏头痛，主要见于儿童，表现为持续 1 ～ 72 小时的腹正中部疼痛，反复发作，原因不明，发作间期无异常表现。腹痛为中 - 重度，伴有血管运动症状、恶心及呕吐。再次儿童良性发作性眩晕即反复发作旋转性头晕，可在较短时间内自然缓解。经过长期观察，儿童周期综合征发作时不伴头痛，大多随着发育移行为偏头痛。

4. 视网膜偏头痛

反复发作的单眼视觉障碍 (闪光、暗点、失明等)，并伴偏头痛，且缺乏脑干或大脑半球的神经缺损或刺激症状。在发作间期眼科检查正常。

5. 偏头痛的并发症

开始发作的偏头痛亚型和其后的并发症应该分别诊断。

(1) 慢性偏头痛：没有药物滥用，但偏头痛的发作频率每月超过 15 天，并持续 3 个月以上。关于慢性偏头痛，有各种不同看法；其与慢性连日性头痛的异同、与药物滥用性头痛的关系也有多种意见。ICHDII 最终采用了无药物滥用的每月超过 15 天的偏头痛作为诊断标准。

大部分慢性偏头痛起病表现为"无先兆型偏头痛慢性化则可视为反复性偏头痛的并发症。如果存在药物滥用，很可能就是慢性化的原因"。因此在存在药物滥用的情况下，诊断要点是：除了对起病的偏头痛亚型进行诊断外 (通常是无先兆型偏头痛)，还要区分"可能的慢性偏头痛"和"可能的药物滥用性头痛"。在药物滥用停止 2 个月后达到上述标准时，可以诊断为"慢性偏头痛"和先兆性偏头痛亚型，排除"可能的药物滥用性头痛"诊断。如果在药物停用 2 个月内未出现达到上述标准的头痛改善，就诊断为"药物滥用性头痛"和先兆性偏头痛亚型，排除"可能的慢性偏头痛"诊断。

(2) 偏头痛持续状态：影响日常生活的偏头痛发作持续超过 72 小时。诊断标准：①无先兆偏头痛患者的此次头痛发作，除了发作持续时间外，皆和以前的典型头痛发作相同；②头痛具有下列两项特征，不间断头痛持续 72 小时和头痛程度呈重度；③能排除其他疾病。另外，头痛因睡眠而中断，和使用药物而产生短暂缓解皆忽略不计，仍诊断为持续状态；部分持续状态可能因药物过度使用造成，应予以重视。

(3) 无梗死的持续性先兆：先兆持续存在 1 周以上，但无影像学证据。持续先兆症状通常为双侧，而且可能持续长达数月或数年之久。目前无特殊有效的治疗，但乙酰唑胺 (醋氮酰胺) 和丙戊酸钠对部分患者有效。同时必须进行 MRI 检查排除脑血管疾病，特别是偏头痛梗死和其他器质性疾病。

(4) 偏头痛性脑梗死：具有 1 个以上的偏头痛先兆，神经影像学检查发现责任区存在缺血性梗死灶。

诊断标准：①先兆偏头痛患者的此次头痛发作，除 1 个或多个先兆症状持续＞ 60 分钟外，皆和以前的典型头痛发作相同；②神经影像学证实在相应部位有缺血性梗死；③能排除其他疾病。

(5) 偏头痛诱发的癫痫发作：偏头痛先兆诱发的癫痫发作。

诊断标准：①偏头痛符合偏头痛的诊断标准；②癫痫发作符合癫痫发作诊断标准，癫痫发作出现在偏头痛先兆发作中或先兆发作后 1 小时内发生。偏头痛及癫痫均是发作性脑疾病的典型例子。偏头痛样头痛常在癫痫发作中见到；先兆偏头痛患者，有时在偏头痛发作过程中或偏头痛发作过后出现癫痫发作，该现象被称作偏头痛癫痫。

6. 可能偏头痛

有时对照上述偏头痛各亚型和各派生型诊断标准只差一项，但又不符合其他头痛的诊断标准，这时可诊断为可能的某类偏头痛，包括"可能的无先兆偏头痛""可能的先兆偏头痛""可能的慢性偏头痛"。

五、诊断

依据典型的临床表现、家族史和神经系统检查，通常可以做出临床诊断。但要排除继发性头痛，头颅 CT、CTA、MRI、MRA、腰椎穿刺、脑脊液等检查有助于排除脑血管疾病、颅内占位、颅内压异常、感染等颅内器质性疾病。

诊断标准 (2004 年 IHS)：

1. 无先兆偏头痛诊断标准

(1) 至少有 5 次发作且符合标准 (2) ～ (4) 特征。

(2) 头痛发作持续 4 ～ 72 小时 (未经治疗或治疗无效)。

(3) 头痛至少具下列两项特征。

1) 单侧。

2) 搏动性。

3) 疼痛程度中或重度。

4) 日常活动会使头痛加剧或避免此类活动 (如走路或爬楼梯)。

(4) 头痛发作时至少有下列一项。

1) 恶心和 (或) 呕吐。

2) 畏光及畏声。

3) 非归因于其他疾病。

2. 先兆偏头痛诊断标准

(1) 至少 2 次发作符合下列标准 (2)。

(2) 先兆需至少包括下列一项，但无运动无力。

1) 完全可逆性视觉症状，包括阳性表现 (如闪烁的亮光、点或线) 和 (或) 阴性表现 (即视力丧失)。

2) 完全可逆性感觉症状，包括阳性表现 (即针刺感) 和 (或) 阴性表现 (即麻木感)。

3) 完全可逆性言语功能障碍。

(3) 至少符合下列 2 项。

1) 同向偏侧视觉症状和 (或) 单侧感觉症状。

2) 至少一种先兆症状在 > 5 分钟内逐渐发展，和 (或) 不同的先兆症状在 > 5 分钟内相继发生。

3) 每种症状持续 > 5 分钟及 < 60 分钟。

(4) 头痛符合无先兆偏头痛的 (2) ～ (4) 的标准，但头痛是发生在先兆同时或先兆后 60 分钟之内。

(5) 不是归因于其他疾病造成的继发性头痛。

六、鉴别诊断

1. 紧张型头痛

多见于青中年女性，多数表现从枕部经过颞部或顶部到达额部，为双侧束紧样的绞榨性或压迫性头痛。持续数十分钟至数日。一般以午后到晚间发病或加重多见。头颈部肌肉过度收缩、精神要素等可加重病情。不伴有恶心和呕吐。

2. 丛集性头痛

开始时是一侧眼眶到额部的烧灼感，然后出现从同侧颞部到顶部的剧烈头痛。像被锥子刺，眼球像要被挖出来似的、搏动性或非搏动性的难以忍受的疼痛，持续 30 分钟至 2 小时。伴有面部出汗、流泪、结膜充血、流涎、流涕、鼻塞等症状。多发生于夜间到凌晨，在连续 2 ～ 6 周内每天发作，可有 1 ～ 5 年的间歇期。有集中在春秋季发病的倾向。诱因为饮酒、服用硝酸甘油和发热等。青壮年男性多见。

3. 痛性眼肌麻痹 (Tolosa-Hunt 综合征)

任何年龄均可发病，但以壮年多见。表现为眼球后及眶周的顽固性胀痛、刺痛和撕裂样疼痛。常伴有恶心和呕吐。头痛同时或疼痛发作 2 周内出现动眼、滑车和 (或) 展神经麻痹，持续数周至数月，但数月或数年后可复发。MRI 或活检可发现海绵窦段颈内动脉及附近硬脑膜的非特异性炎症或肉芽肿改变。糖皮质激素治疗有效。

4. 继发性头痛

源于颈部或颅内血管性病变的头痛，如脑卒中、动脉瘤、脑血管畸形；非血管性颅内疾病的头痛，如颅内肿瘤、脑脓肿、脑膜炎等，这些继发性头痛均可以表现类似偏头痛样的头痛，但无偏头痛典型的发作过程，且大多数存在神经系统缺损或刺激症状或体征。颅脑影像学、脑脊液检查等有助鉴别。

5. 药物过量使用性头痛

其属于继发性头痛。药物过量主要指的是使用药物过于频繁且规则，如每月或每周有固定天数。临床常见每月规则服用麦角碱、曲谱坦、鸦片类＞10天或单纯止痛药＞15天，连续3个月以上，在上述药物过量使用期间头痛发生或明显恶化。头痛发生与药物有关，可呈偏头痛样或同时具有偏头痛和紧张性头痛性质的混合性头痛。头痛在药物停止使用后2个月缓解或回到原来的头痛模式。药物过量使用性头痛对预防性措施无效，因此正确诊断极为重要。

七、治疗

偏头痛的治疗目的是减轻或终止发作，预防头痛复发。在治疗偏头痛时要注意，如果每周服用止痛药物的时间超过2天以上，则会导致每日发作的慢性头痛或头痛反跳性发作。对那些每周头痛数日不缓解的患者要采取预防性治疗。由于存在鼻充血、鼻出血、流泪、眼睑下垂、水肿等自主神经症状，头痛有可能被误诊为"窦性"疼痛。这会导致抗过敏、抗生素等药物的滥用。对于女性患者来说，寻求预防措施时还要考虑其他一些因素。如果偏头痛与月经相关且通常的预防治疗无效，可选用雌二醇或含雌激素的避孕药。围绝经期或绝经期妇女的偏头痛也可应用含雌激素的避孕药或激素替代治疗。但癫痫发作之后的偏头痛患者则应避免应用雌激素。一旦偏头痛的诊断明确，即应向患者讲授相关的知识。偏头痛的治疗要以调整生活方式为核心，尽量避免诱发因素。患者要写头痛发作日记，记录发作频率、严重程度、可能的诱因、治疗情况等。头痛日记不仅可帮助患者找到并尽量避免可能的诱发因素，还可以发现哪些药物无效，从而避免滥用药物。头痛的诱因包括环境、生活方式、激素、情绪、药物相关或膳食因素。有些可能触发偏头痛发作的药物(如利舍平、硝苯地平、西咪替丁等)，应尽可能避免使用。

1. 发作期治疗

其取决于患者头痛的严重程度和有无伴随症状、头痛高峰时间及以往药物治疗效果。一般来说，偏头痛一开始发作即进行干预是缓解头痛的最佳时机。治疗药物包括：非特异性止痛剂，如非甾体类抗炎药物(NSAID)、阿片类药物；特异性药物，如5-HT受体激动剂、曲谱坦类药物或双氢麦角碱。由于患者的头痛程度个体差异很大，伴随症状、既往用药情况不同，因此应采用阶梯法分层选药，治疗应个体化。药物治疗参照偏头痛致残评定量表(MIDAS)，其是偏头痛严重程度分级简易量表，常用于指导治疗。

MIDAS量表包括5项问题，询问患者在过去3个月中头痛发作对患者日常生活和工作的天数的干扰和妨碍情况，以天数计分。

指导治疗的分级。临床上MIDAS指导治疗时，只应用1～5项的天数总积分，按MIDAS总积分天数分级标准及指导用药的原则。

轻型(1～5天)：只服用简单非特异性止痛药。

中型(6～10天)：需使用多种药物合并用药，包括止吐药。

重型(＞11天)：特别治疗，如5-HT受体激动剂，并多需预防治疗。

(1) 非甾体类抗炎药物（如对乙酰氨基酚、萘普生、布洛芬等）在偏头痛的早期使用且剂量合适，可有效地缓解轻、中度疼痛；如患者伴有恶心、呕吐，可口服甲氧氯普胺或吲哚美辛栓塞肛。如无效再用偏头痛特异性药物。阿片类药物对偏头痛亦有效，但因具有成瘾性，不推荐常规使用。如有心脏病、周围血管病、妊娠期偏头痛，可给予哌替啶终止偏头痛急性发作。

(2) 麦角类制剂：系5-HT受体非选择性激动剂，包括麦角胺、双氢麦角碱，是治疗偏头痛的一线药物，适用于中重度头痛，可采用肌内注射、皮下注射、静脉注射和经鼻喷雾等多种方式，其中经鼻喷雾后30分钟内即可使头痛得到缓解。双氢麦角碱不引起头痛反跳，很少引起呕吐且复发率较低（＜20%)，但在使用双氢麦角碱前应做心电图检查，特别是有心脏病的患者。

(3)5-羟色胺受体激动剂：5-HT受体激动剂曲谱坦类是有效缓解中重度偏头痛急性期的特异性药物。曲谱坦类对于偏头痛的治疗作用主要是针对5-HT受体的1B和1D两个亚型。曲谱坦类通过对两种受体亚型的作用，选择性地收缩颅内血管，减少三叉神经感觉支的活动和神经肽的分泌，既能缓解血管扩张引发的头痛，又能抑制伴随偏头痛的恶心、呕吐等症状。舒马曲坦是选择性5-HTIB/ID受体激动剂。对于严重的偏头痛发作，口服25～100 mg舒马曲坦，2小时后大部分患者头痛可缓解，4小时后绝大部分患者的症状得到缓解，主要不良反应为恶心、头晕、胸痛等。除片剂外舒马曲坦还有喷雾剂型，鼻部给药20 mg，1小时后大部分患者的症状即可缓解，此种给药方式起效快，不良反应很少，可明显改善患者生活质量。近年来，新的曲坦类药物逐渐用于临床，阿莫曲坦12.5 mg即可取得与舒马曲坦50 mg相同的疗效，且不良反应更少；口服佐米曲坦2.5 mg，24小时头痛缓解率高于舒马曲坦50 mg，且24小时后复发的概率很少；依立曲坦和那拉曲坦在治疗偏头痛急性发作方面均可取得很好的疗效，明显提高患者的生活质量。

注意：麦角类制剂、曲谱坦类的主要不良反应是恶心、呕吐、烦躁、焦虑、心悸、周围血管收缩，长期应用可引起高血压或肢体缺血坏死。以上两类药物具有强力收缩血管作用，因此，严重高血压、心脏病、妊娠者禁用。此两类药物使用过频，易引起药物过量性头痛，为此，建议每周使用这些类药物不应超过3天。

(4) 对伴有恶心、呕吐患者可给予甲氧氯普安10 mg肌内注射，呕吐严重者给予小剂量奋乃静、氯丙嗪镇吐；烦躁、焦虑者可给予苯二氮䓬类药物镇静。

2. 非药物治疗

有研究证明，高压氧治疗血管性偏头痛疗效显著。其机制主要是通过增加脑组织血氧含量，提高血氧分压，加大组织中氧气的有效弥散距离，从而改善脑组织缺氧状态，同时降低二氧化碳分压，阻止血管扩张，减轻组织水肿，并通过高压氧作用于5-HT系统和影响周围神经肽含量，从而缓解和消除头痛。星状神经节阻滞对治疗偏头痛也是一种有效的、安全的方法。其机制可能与改善脑血液循环有关，尤其是对颈动脉系统供血改善显著。另外，应用经皮电刺激神经法治疗偏头痛，可短期控制发作；低频脉冲磁场可有效地控制偏头痛发作，这些疗法可能是通过刺激神经系统内啡肽的生成而起到镇痛作用的。

3. 预防治疗

(1)预防性用药的指征：①每月偏头痛发作3次或3次以上；②每次发作持续超过48小时；

③头痛程度极严重，妨碍患者的工作与生活；④应用急性发作药物治疗效果不满意，或每周需应用 2 次以上药物；⑤先兆持续较长的偏头痛，可能导致永久性神经功能缺损的特殊偏头痛，如偏瘫型、基底型偏头痛，偏头痛性脑梗死；⑥因药物不良反应或禁忌证无法进行急性发作期治疗者。

(2) 常用的预防性用药有：β 受体阻滞剂（普萘洛尔等）、非类固醇抗炎药（萘普生等）、5-HT 受体阻滞剂（苯赛定）、抗癫痫药物（丙戊酸钠、苯妥英钠、托吡酯、加巴喷丁）、抗抑郁剂（阿米替林、丙咪嗪、氟西汀）及钙通道阻滞剂（氟桂利嗪、维拉帕米）。一般预防用药宜从小剂量开始，在 2～4 周内逐步调整至有效剂量。至少需观察 2 个月。在连续用药 6～8 个月以后，即使效果满意，临床医师也应考虑逐步减药至停用。由于用药时间较长，临床医师对各种药物的不良反应与用药的禁忌证必须有充分的考虑。理想的预防性药物应该起到完全消除偏头痛发作的效果，可惜目前大多数药物只能起到 50% 的疗效，患者仍须采取急性发作的对症治疗。

八、预后

大多数偏头痛患者预后良好，偏头痛随年龄增长症状逐渐减轻甚至缓解。

第二节 癫痫的外科治疗

癫痫发作是脑灰质内某些兴奋性过高的神经元群突然过度重复放电所引起的一种临床现象，是大脑功能紊乱的结果。许多脑部病变都有这种症状。它可表现为抽搐性肌肉阵挛，也可以没有抽搐而代之以感觉、精神、意识、行为等的阵发性障碍。脑部病变的部位、范围、性质及受病变所侵犯的组织的功能状况决定着癫痫的特点与类型。癫痫不同于惊厥，具有自发性、反复性、发作性与阵发性等 4 个特点。因此只有 1 次发作是不能诊断为癫痫的，必须至少发作 2 次以上才能诊断为癫痫。

癫痫是神经系统疾病中常见的症状。虽然它有不同类型，但一般不难识别。各种能引起癫痫发作的脑病结合在一起，统称之为癫痫病。它的患病率占人口的 3‰～10‰，我国国内 5 个地区的调查为 0.45%～5.8%，乡村的患病率 (3.6‰) 高于城市 (1.3‰)。本病的发病率国外报道为 20～70/(10 万人·年)，我国部分地区调查的结果为 31～35/(10 万人·年)。

癫痫发作主要依靠药物来控制。但有时可遇到药物无法控制的难治病例，如听任不管则可引起严重后果，于是就出现了外科干预。通过神经外科医师的不断探索与尝试，确实也取得了不少成绩。但在介绍有关癫痫的外科治疗之前有必要简要地介绍有关癫痫的基础知识，使手术者能更好地选择病例，决定手术方法，提高癫痫的手术疗效。

癫痫的基本原因是脑皮层内出现高幅的爆发性放电区域，称为"产痫灶"。在未发作时，产痫灶好像是一簇火种，不断地发出单位放电，在脑皮层上或头皮上可以记录到尖波或棘波。在合适的条件下产痫灶的活动突然活跃起来，向周围扩展，引起邻近神经元的同样放电，并沿着一定的神经通路传向远处，于是引起一次癫痫发作。因此对于产痫灶的深入了解，特别是了解它的生物学特性、确切的位置及界线、放电时的能量来源、放电活动的扩散及传播途径的规律等，将对手术控制癫痫发作具有重大实际意义。

一、脑皮层切除术

手术的目的在于切除脑皮层中的产痫灶。手术的疗效与产痫灶切除得是否完全关系密切。要根据产痫灶所在的部位不同做不同的切口。除要求能暴露产痫灶的部位外，尚需暴露大脑半球的中央区（中央前回及后回），以及大脑的外侧裂，便于在手术中做脑皮层电刺激及脑皮层电波描记，因此切口都偏向于大一些。脑皮层电刺激的目的是确定脑皮层的不同功能部位，特别是运动中枢及语言中枢的位置，以便手术中避免损伤它。脑皮层电波描记的目的在于确定产痫灶的位置，只有将产痫灶的位置详加标明以后才能做到恰当的完全切除，从而取得最佳的手术效果。本手术适用于各种局灶性难治性癫痫，其中最常见的是损伤后的癫痫。

（一）手术步骤

1. 术前准备

术前3天适当减少抗癫痫药的用量，使脑电图中的改变容易显示，但剂量亦不宜减得过多以防引起癫痫的发作而妨碍手术的进行。在手术当天早上不再服抗癫痫药，但小量苯巴比妥作为术前的镇静剂仍可照服。术前24小时开始口服地塞米松或可的松，术中及术后均用静脉滴注维持药量，直至患者能恢复口服为止。

2. 麻醉

除儿童病例及极少数不能合作的病例需用静脉麻醉外，其他15岁以上的患者都可采用局部麻醉或针刺麻醉。在手术前晚上应使患者睡眠良好。入手术室时，给患者皮下注射阿托品0.4 mg。如做静脉麻醉，用氟哌啶醇及芬太尼滴注，使之入睡。在做电刺激及脑皮层电图描记时，需叫醒患者并不断与其讲话，以保持清醒并取得合作。

3. 切口

做头皮切口前先用0.25%普鲁卡因溶液做头皮浸润。切口应根据术前脑电图所示的产痫灶位置来设计。如产痫灶位于额叶，可用"C"形切口，其内侧可暴露中线，外侧到达侧裂，后面要暴露出中央前回。如产痫灶位于脑中央区，可做"Q"形切口，以暴露中央前回及后回为主，但还需暴露出外侧裂，以便对岛盖部皮层进行电刺激及电描。如产痫灶在大脑半球的后半部，则可用"C"形切口，但前面仍要暴露出脑中央区。一般皮肌瓣是作为一层掀开的，颅骨瓣则做成游离的，以后用金属丝固定。

4. 脑皮层电刺激

在暴露的脑皮层上先用矩形脉冲波行单极或双极刺激。刺激的参数为波宽2 ms，频率60次/秒，强度以能引起患者最明确的反应为度，不能太大以免诱发抽搐。可先从1 V开始（或0.5 mA开始），然后以0.5 V的幅度递增，直至出现明确的运动反应（表现为肌肉的抽动或跳动）或感觉反应（表现为局部的针刺或跳动异样感）为止。在每一刺激点上贴上数码小纸片作为标记并记录其相应的部位，刺激完毕后摄像记录。在优势侧半球需标记出语言中枢的位置，为此在刺激过程中要让患者不断数数或重复讲一句话。发现语言中断时即表明该点为语言有关区，用数字小纸片标记。电刺激后随即以脑皮层电图描记，在每一刺激点附近都可记录到神经元的后放电现象，如放电幅度特高、持续时间特长者或有棘波放电者均表明为与癫痫发作可能有关的产痫灶。但这时的电刺激的强度应恢复到低值，再逐渐递增，如能诱发出患者惯常所感觉的先兆时，则该区即为发作的产痫灶。但能取得这样明确的定位是不多的，多数只是在皮层电图上出现棘波发放。在这些发放区贴上醮以 GABOB 溶液的棉片，棘波发放立即消失则更明确表明它与产痫灶有关。如用 GABOB 后不能消除棘波发放表明该处的异常电波可能来自深部，需要进行深部电极描记。

5. 皮层切除

根据脑皮层电图及脑深部电图中棘波灶的部位确定需手术切除的范围。原则是既要尽可能地完全切除产痫灶，又必须保全脑的重要功能区。因此在切除时应先从小范围开始，逐步补充扩大。先用白丝线将计划切除的部位圈出，摄像记录。尽量将切除的边界限于脑沟，将不拟切除的部位用塑料薄膜保护。用双极电凝将切除区脑表面的软脑膜电灼切开。切口向周围延伸直达切除圈的边缘，环绕此边缘将软脑膜都切开。再切开脑皮层直达脑白质。用细吸引管将皮层切口顺切除圈伸延。在灰白质交界面将整块皮层切除。亦可用吸引器逐步将该区内的皮层灰质吸除。遇较大的供应动脉可用银夹止血，一般均用双极电凝止血。

6. 切除后脑皮层电图记录

将电极放于切除区周围的脑皮层上，重复脑皮层电图记录如上述。如仍有较多尖棘波存在，表明产痫灶切除不够，应再扩大切除范围。手术常需多次反复，逐步扩大切除范围，每次切除后都应重复脑皮层记录，一直到消除产痫灶为止。但如切除范围已牵涉到脑功能区时，则应采取保守态度，以免术后造成严重残缺。切除完成后应再摄影记录。

7. 缝合

缝合前止血应十分彻底。脑皮层切面的碎块组织均需清理干净，并将软脑膜边缘覆盖脑皮层的切面。硬脑膜要严密缝合，硬脑膜外用橡皮软管或橡皮条引流 24 小时。

8. 术后护理

抗癫痫药应继续应用，术后头 3～4 天可经静脉或肌内注射给药，以后仍恢复口服。剂量应根据药物血浓度测定来调节。补液量在术后初期每天限制于 1500 mL。除有较剧烈的呕吐外，一般可于术后第 2 天进流质饮食。术后继续静脉给地塞米松或氢化可的松，头 3～4 天可给大量，以后逐渐递减，7～10 天后完全停用。

（二）晚期处理

抗癫痫药应继续维持，可常规应用苯妥英钠 300 mg/d 及苯巴比妥 120 mg/d，至少 2 年，或按药物血浓度调节到有效剂量后维持 2 年。每 3～6 个月复查脑电图 1 次。如术后没有癫痫发作，脑电图中亦未再见棘波灶，则第 3 年开始可将苯妥英钠减至 200 mg/d，苯巴比妥 60 mg/d，如仍然未发作，则于第 3 年末完全停药。如减药期间癫痫复发，则立即恢复原有剂量。

（三）手术并发症

本手术安全性高，手术死亡率低。

二、颞前叶切除术

本手术适用于颞叶癫痫。在术前检查中已证明患者的产痫灶位于一侧颞叶，但术前至少应有 3 次以上的检查记录符合这一结论。为了使诊断更为明确，常需加做颅底电极及蝶骨电极记录并采用过度换气、声光刺激及睡眠记录，有时尚需用戊四氮诱发试验。手术前准备、麻醉、术前及麻醉前用药与脑皮层切除术时相同。

（一）手术步骤

切口用大"C"形皮瓣状，暴露范围后达中央前回，内侧达正中线旁 2～3 cm 处，前达颞叶尖及额极，下至颧弓。暴露脑皮层后，先用电刺激鉴定出中央前回，如果手术是在大脑的优势半球，还需鉴定出额叶的岛盖部语言区，方法与皮层切除术所述相同。分别将各部位用数字或字母小纸片标记，然后用电刺激及脑皮层电图记录寻找产痫灶。因颞叶癫痫的产痫灶多数位于外侧裂深部岛盖皮层或杏仁核周围的灰质内，故常需用深电极才能将它揭示出来。在确定此产痫灶时必须多次重复，只有每次反应都能重现时，才可肯定下来。电刺激及脑皮层电记录中的产痫灶都应正确地记录于消毒的脑解剖图上，以便留作日后分析与评价手术疗效之用。同时这种脑电图对于疗效不满意的病例是否需再次手术也是一种重要的参考性资料。在这种脑电图上应记录手术区的范围、各功能区的位置、切除的范围等。切除颞前叶的方法与上述脑皮层切除术基本相同，但切除的组织要比脑皮层切除多很多。为了使切除的标本较为完整，以便研究其病理改变，可按以下程序进行。先将大脑外侧裂的蛛网膜切开，顺外侧裂将大脑额叶与颞叶分开。将进入颞叶前部的小动脉及静脉分支——电凝切断。注意搜索大脑中动脉并妥加保护，不使其受到影响。从大脑外侧裂的静脉中鉴定出 Labbe 静脉。这是一支较大的交通静脉，越过颞叶外侧面皮层进入横窦。在这支静脉的前方切开颞叶外侧面上的软脑膜，用细吸引管将颞叶皮层行冠状切开，逐渐深入，直至达到侧脑室的下角。此切口需切经颞叶的上中下三回，并将此三回均切断。在侧脑室下角内可见到脉络丛。从侧脑室下角的内侧壁切入，另一方面从大脑外侧裂的底部向外切开。两个切口终于沟通，这时颞前叶部与岛叶之间连接部已被切断。向外侧牵开已部分离断的颞前叶外侧部皮层，可暴露出颞叶内侧部的沟回、海马及杏仁核等结构，与更内侧的视束及中脑的外侧膝状体仅有薄层蛛网膜及脉络膜沟相隔开。在脉络膜沟内可见到大脑后交通动脉、脉络膜前动脉及基底静脉，再向后可见到大脑脚的外侧部。这些结构均需小心保护，勿使受伤。仔细看清此时颞前叶与大脑半球基底部相连的颞叶干的下半部。自前向后将它断离，即可取下整块颞前叶，包括它内侧的杏仁核、海马结构。经这样切除的病例不仅能看到切除标本内的主要病变，而且产痫灶亦切得比较完全，术后疗效亦较理想。重复脑皮层及脑深部结构的电波描记，证实产痫灶确已消除后即可摄像记录，并缝合切口。

（二）术后疗效的评定

评定颞前叶切除术的手术疗效有两种方法，各有其优缺点，可以相互补充，以臻完善。

1. 脑电图记分法

其是比较患者术后与术前脑电图的阳性率所得到的比值。在每次脑电图检查中根据是否有癫痫异常波将脑电图分为阳性与阴性。阳性脑电图占所有脑电图检查总数的比率，即为脑电图的阳性率。手术后的脑电图阳性率与手术前的阳性率之比即为评价疗效的客观指标。如这比值为 0，则表示所有术后记录均为阴性，疗效优异。此数值介于 0～1 之间一般表示术后有进步。如此值为 1 表示不变，如此值大于 1 表示恶化。在第一类有进步的病例中又可根据数值的大小分为优、良、可、微等级。＜0.1 者为优，0.1～0.25 为良，0.26～0.5 为可，0.5 以上者为微效。

2. 临床记分法

其是根据对患者术后定期随访所得的结果判定的。如术后患者完全停止发作，记 1 分；如发作次数显著减少，记 2 分；发作不变，记 3 分，发作增多或加剧，记 4 分。将患者历年随访检查所得的记分总和除以随访的年数即可得到一个指数，按数的大小可分为 5 级，代表 5 种不同疗效。指数为 1，表示术后从未发作过，属优。指数为 1.01 ～ 1.39，表示发作很少或仅偶有发作，属良。指数为 1.40 ～ 1.79，表示发作显著减少，属可。指数为 1.80 ～ 1.99，表示发作中度减少，属微效。指数＞ 2，表示发作依然甚至增多，属无效。

（三）手术并发症

本手术较安全，手术总死亡率约 1.4%。多数患者术后恢复顺利，但亦有少数出现并发症。其中以无菌性脑膜炎、硬脑膜下血肿、短暂语言障碍、轻偏瘫、同向性偏盲或象限盲、记忆减退及精神症状等较常见。多数可自行逐渐恢复，亦有一部分成为终身遗患。

（四）手术疗效

对癫痫发作的控制取决于产痫灶的切除是否完全。产痫灶全切除的病例术后约有 33% 癫痫发作完全停止，只有 20% 左右手术失败。而产痫灶切除不全的病例癫痫发作完全停发者只占 5%，手术失败约占 50%。对患者的社交及精神问题的改善情况：由于患者术前伴有精神或人格失常，术后约 30% 这种症状保持不变，33% 症状消失，另 37% 仍有症状但改变形式。另外术前原来没有精神症状或人格改变的病例，约有 23% 可出现这类症状，由此可见术后有精神障碍的总人数将没有大的改变。对脑电图改变的效果，与临床效果大致一致。术后癫痫发作停止的患者中约 50% 病例术后 EEG 中的异常减少，另有 42.5% 患者的 EEG 异常完全消失。在术后无效的患者中，只有 5% 患者的 EEG 完全正常，而 67% 的 EEG 保持不变或有加重。

三、选择性杏仁核 – 海马切除术

由于颞前叶切除术的效果与颞叶内侧部结构切除得是否完全有很大关系，且在颞前叶切除的标本中发现病变多数限于颞叶内侧面，而颞叶外侧面的脑皮层大多都属正常且具有一定的功能，使人们提出能否单纯只做颞叶内侧部结构即杏仁核 – 海马的切除而保留颞叶外侧的皮层。近年来显微神经外科的发展，解决了这一问题。在显微外科的特殊暴露及良好照明下，杏仁核 – 海马结构可以得到清晰的暴露，使切除更为彻底，疗效更为理想。

（一）手术步骤

手术准备、麻醉及术前用药同前。头部需用特制头架固定。在患侧翼部做一小切口，下端到达颧弓前端，将颞肌与颅骨分离，紧靠颞叶颅底做一游离骨瓣。硬脑膜做半圆形切口，用缝线将硬膜牵开，即可暴露出外侧裂的前端。分裂外侧裂的蛛网膜，吸去脑脊液，使脑组织逐渐下缩，增加颅内空间。找到颈内动脉、大脑中动脉、大脑前动脉及大脑中动脉的分支颞极动脉、颞前动脉，并注意识别大脑后交通动脉及脉络膜前动脉。在颞上回的内侧面上相当于颞极动脉与颞前动脉之间做一个长 1.5 ～ 2.0 cm 的切口。用脑针穿刺侧脑室下角，穿到后沿针切入侧脑室下角，并将切口向后深入 2 cm。在脑室内确定脉络丛、海马结构、脉络丛沟及血管等结构，用微组织钳将杏仁核的上、前、外及内侧基底部组织做小块活检，标本送病理及生化检验。在软脑膜下先将沟回切除。此时透过透明的软脑膜及蛛网膜可以看到大脑镰的外侧部、动眼神经、视束、后交通动脉、脉络膜前动脉及基底静脉。小心切开脉络丛沟，防止损及脉络膜前动脉及其供应视束的分支。将视束小心地与海马结构分开，在脑室颞角底上自前方沿海马脚做一弧形的切口，向后切到三角汇合区。将来自颞后动脉的供应海马及海马旁回的血供——电凝切断。最后在接近外侧膝状体平面处将海马回横断，整块取出杏仁核海马结构。局部用罂粟碱溶液敷贴以防止动脉痉挛。切除的组织约长 4 cm、宽 1.5 cm、厚 2 cm。去除颞叶前方的牵开器后，颞叶即自动复位，覆盖切除部位。从颞叶的外表面看，一点也看不到颞叶内侧面的手术痕迹。在 CT 图像上，相当于颞叶内侧面可见一条状低密度区。术后处理与脑皮层切除术同，抗癫痫药应继续服用。如术后 2 年不再发作，第 3 年起可改用单味药再观察 1 年，如仍保持不再发作可逐渐停药。

（二）手术疗效

Wieser 及 Yasargil 曾报道此手术 27 例，均为长期应用抗癫痫药（平均 13 年）治疗而失效者，患者发作频繁而丧失社交与劳动能力。术后随访了 6 ～ 73 个月，平均随访期为 21 个月。有 22 例癫痫完全停发，2 例发作明显减少，另有 3 例保持不变，没有 1 例加重者。术后脑电图及神经心理学检查证实神经功能良好，半数以上患者智力进步，没有明显的神经功能障碍。

四、大脑半球切除术及大脑半球次全切除术

这是 1950 年 Krynauw 首先创用的治疗婴儿性脑性瘫痪的手术方法。对于脑部有多发的产痫灶，或产痫灶活动广泛累及整个半球的病例亦可用此法治疗。对于婴儿性脑性瘫痪的病例，常有较明显的偏瘫、完全性同向偏盲、智力发育迟缓，并有反复发作的顽固性癫痫。通过检查如发现一侧大脑半球尚完好，即可考虑行病侧半球切除术来治疗。手术对癫痫的效果最好，但对偏瘫及偏盲不会有明显的改善，暴躁的性格可以变得温顺，智力在消除癫痫发作的长期影响、停服抗癫痫药及加强术后的教育与训练下亦可较术前容易取得好转或进步的效果。本手术亦适用于除婴儿性脑性瘫痪以外的其他大脑半球弥漫性病变。有人亦用于治疗广泛的脑面血管瘤病。

术前为了确定患儿一侧大脑半球比较正常，应进行一系列检查及记录，包括出生时的窒息情况、发病情况、治疗经过、抗癫痫药的种类及剂量、神经系统检查、反复多次的脑电图记录、气脑造影、脑血管造影、神经心理学检查及 CT 扫描等。常可发现患侧大脑半球有脑回萎缩、脑室扩大、脑室巨大穿通畸形、蛛网膜囊，在脑动脉造影中有时出现大脑中动脉闭塞等情况。一旦诊断确定，手术宜早做，可以减少病变大脑对正常脑的抑制作用。如患者有智力不断退步、性情暴躁、行为不正等情况，更宜抓紧早日手术。

（一）手术步骤

全身麻醉，采用扩大皮骨瓣切口，但不需跨越中线。主要切除大脑半球的皮层，要保留基底核及丘脑。进入颅腔后，先分开外侧裂，找出大脑中动脉，在此动脉分叉的近侧用银夹阻断。自前向后将脑表面的大脑上静脉——电凝切断，牵开大脑半球，阻断并切断大脑前动脉。暴露胼胝体，并予以切断。在大脑半球后半部的内侧面上，顺大脑后动脉的主要分支追踪到大脑后动脉，在它从天幕裂孔边缘跨入幕上处，予以夹闭切断。分离进入横窦及乙状窦的各静脉分支。在切断的胼胝体下面进入侧脑室，确认尾状核沟，在此沟内切入，绕过豆状核切经内囊，最终与脉络丛沟相连。整块取出大脑半球。保留尾状核、丘脑及豆状核。将其表面之脉络丛用电灼烧去。缝合前颅内应彻底止血，严密缝合硬脑膜以防术后发生脑脊液漏。术后处理同颞前叶切除术。术后常见的并发症为创口感染、颅内出血及急性脑干移位等。抗癫痫药应继续应用 2 年，如 2 年后癫痫已不发作，可逐渐减量，最后达到停药。术后 1～2 年可开始矫治因偏瘫或神经功能障碍所造成的缺陷或畸形。晚期并发症最常见的是大脑表面慢性含铁血黄素的沉积。

（二）手术效果

根据文献报道，116 例行完全性半球切除的结果是 93 例癫痫停发或显著减少，性格、脾气及智力障碍亦均有不同程度的好转。5 例术后早期死亡，另有 5 例术后 1 年内因进行性脑功能障碍加重而死亡。手术死亡率为 4.3%。在做次全切除的 48 例中，28 例癫痫停发或显著好转，另 12 例癫痫发作次数减少约 50%，1 例术后早期死亡。手术死亡率为 2.1%。

五、大脑联合切断术

连接左右两大脑半球的白质纤维称为联合纤维，包括胼胝体、海马联合、前联合、穹隆及丘脑的中间块等。切断这些联合纤维称为人脑联合切断术，曾被用于治疗难治性癫痫。在少量临床试治中发现具有令人可喜的疗效。由于脑的联合纤维，特别是胼胝体，是癫痫放电从一侧半球扩散到另一侧的主要通路，如切断此通路将使产痫灶发放的高幅棘波局限于病侧半球而不再传播到对侧，从而使全身性抽搐转变为部分性抽搐。另外，由于沿途的神经元未被产痫灶的"火种"所"点燃"，放电神经元的总数减少，使全身性或部分性抽搐的阈值提高，因而抗癫痫药的需要量相应减少，原来属于难治性的癫痫，转变为易于控制，这就是大脑联合切断术的理论依据。将大脑的联合纤维（包括胼胝体、海马联合、前联合、穹隆等）都切断称为完全性联合切断术，如只切断上述神经束的一部分称为部分性联合切断术。早期认为，切断越完全疗效越佳，但这样做需将脑室切开，术后患者常发生无菌性脑室炎，患者有长时期发热反应。现在根据患者发作的情况不同，可以行选择性的联合切断术，同时改用显微神经外科技术进行手术，可以避免切开脑室的室管膜，减少了无菌性脑炎的发病，使手术的疗效得到了改善。

（一）手术适应证

(1) 患有顽固性癫痫多年经正规药物治疗未能得到满意控制，患者每月至少仍有 4 次以上白天发病，使其不能正常生活者。

(2) 患者对本手术的后果有充分的理解，并愿意做此手术者。

(3) 术后有可能恢复工作能力的患者。

（二）手术方法

术前准备同其他癫痫手术。为了能进一步弄清此手术是否能引起神经心理功能紊乱，术前应有较深入的全面检查，以便对术后的"裂脑"情况做对照。

手术在气管内麻醉下进行，用仰卧位或半坐位均可。头部略向前屈，用头架固定头位。静脉内快速滴入 20% 甘露醇。

1. 切口

在顶后部右侧中线旁做一个长 9 cm 头皮切口，用牵开器撑开创口。在暴露的颅骨上用一直径 5 cm 的环锯做切孔，孔的内缘应跨越矢状窦，其前缘应位于鼻点与枕骨粗隆连线的中点之后约 2 cm。瓣状切开硬脑膜，将大脑顶叶向外侧牵开，分离大脑纵裂内两大脑半球间的粘连及胼胝体表面的蛛网膜，放入自动牵开器。然后在放大 16 倍的显微镜下用细吸引管切割胼胝体的纤维束，自压部开始向前方伸展，深达侧脑室顶部的室管膜，但切勿切开此膜。向后应完全切开胼胝体压部，并见到大脑大静脉。向前应切得越远越好，然后放入一块棉片作为标记。再做此手术第二部分。

将头部微仰，在鼻点后 9 cm 处为中心另做一切口。用同样大小的环锯在暴露的颅骨上做锯孔，孔的后缘要位于冠状缝之前。切开硬脑膜后，用同上的方法将胼胝体膝部、喙部纤维切断，向下将前联合亦切断。然后向后切，一直切到与胼胝体后部的切口相连，取出放置于该处的棉片标记。冲洗、止血后分别缝合前后两切口。

如果患者的产痫灶位于大脑半球的前部，则只需做额联合切断术，上述手术的第一部分可以免去。位于其他部位的产痫灶则均需做联合完全切断术。

术中静脉连续滴入地塞米松 10 mg，术后继续用此药，每 6 小时 4 mg，3 天后改为口服，并逐渐减量，第 7 天停药。术后继续用抗癫痫药，苯妥英钠每天 300 mg，苯巴比妥每天 90 mg 或仍按血药浓度来调整抗癫痫药的剂量。

2. 术后情况

本手术损伤小，术后恢复迅速，很少出现并发症。人格行为方面亦不致有重大改变。做特殊"裂脑"的神经心理学检查时，可发现或推测胼胝体切割是否完全。在神经病学的临床检查中常不能发觉患者对认识、记忆、行为、思维等方面有明显的改变。

3. 疗效

本手术能改善癫痫发作的量和质，但不能使癫痫完全停发，因此它只是一种辅助性治疗，不能完全代替抗癫痫药。经联合切断术后癫痫发作的传播通路受阻，但仍可通过脑干内的联合纤维传达到对侧。

六、癫痫的立体定向性手术

用脑立体定向手术治疗癫痫的原理主要为：①确定脑内产痫灶的部位，然后用立体定向手术加以破坏，以控制癫痫的发作；②破坏皮层下某些传导癫痫的通路，以阻止癫痫的放电向远处传播。目前对这种手术治疗癫痫的认识还很不统一：损毁的目标结构，各有所好；制造损毁的手段，各不相同，加上大脑的解剖学上的差异，目标结构的空间坐标又很不统一，立体定向仪的本身误差等因素，使立体定向手术中所制造的损毁实际部位与假想中的部位存在着差距，这些因素都给手术疗效的评价造成困难。故有关这方面的工作尚有待继续研究发展，这里就不再赘述。

七、小脑电刺激术

Cook 等在试验中发现，刺激大脑皮层所引起的后放电可以通过刺激小脑皮层、小脑顶核、下橄榄核、脑桥脚或小脑脚等部位加以阻断。反之，切除或破坏小脑的这些部位则可使原来存在的慢性癫痫增加发作。这表明小脑具有对癫痫发作的抑制机制。用小脑电刺激来控制癫痫发作是利用肌体内存在的自身抑制机制。近年来，研究苯妥英钠的药理作用发现，在静脉注射苯妥英钠后，小脑内浦肯野细胞的放电速度及幅度均有增加，注药 90 分钟后到达高峰，并可持续达数小时之久。在长期喂饲苯妥英钠的动物中也可看到浦肯野细胞的高幅放电。因此认为苯妥英钠的抗痫作用很可能是由于它增强了小脑对癫痫发放的抑制作用。如切除动物的小脑，苯妥英钠的抗痫作用就减弱了。由此可以推测，如果采用电刺激方法来增强小脑的输出，将有利于对癫痫发作的控制。

八、脑冷冻技术

Moseley 等发现产痫灶内的癫痫神经元对低温较为敏感，这一特点主要是癫痫神经元的细胞膜上的异常所导致的。试验证明降低脑的局部温度可使正在放电的神经元停止放电，于是癫痫发作亦停止了。复温以后癫痫也不复发。这一发现充分解释了 Tokuoka 等的报道，在 3 例有全身性癫痫及精神运动性癫痫发作的儿童患者，用 5℃～10℃的冷水灌洗脑室 1 小时，可使癫痫完全停发。冷水灌洗可限于硬脑膜下或同时与脑室一起灌洗。水温 5℃～15℃，时间 1 小时。癫痫停发后复温，也不会使癫痫复发。如以后癫痫复发，可再继续用药控制。

第二章 先天性颅脑疾病

第一节 颅裂

颅裂是先天性颅骨闭合不全,分为显性和隐性两类,发生率约为2/10 000,伴有脑膜膨出、脑膜脑膨出或积水性脑膜。脑膨出时为显性颅裂;而隐性颅裂仅表现为颅骨闭合不全、无脑膜等软组织膨出。隐性颅裂少见。

颅裂好发于中线部位,以枕部和鼻根部多见,少数可以发生于额顶颞部。以枕部和鼻根部脑膨出最多见,下面重点介绍。

一、枕部颅裂伴膨出

（一）病理

枕部缺损位于枕外粗隆下方中线上,严重者缺损可自枕外粗隆至枕大孔,后颅窝静脉窦可以包绕骨质缺损的边缘,有时直窦可以进入膨出的部分。在脑膜脑膨出中,小脑蚓部常可膨出,严重者可包含枕叶和侧脑室,甚至形成积水性脑膨出。更严重者,脑干可以疝入囊腔。

（二）临床症状

患儿出生后即可见枕部中线处的膨出,随生长逐渐长大。有些基底宽,有些基底窄。多数可以直接扪及骨质缺损,可以有脑积水体征。

（三）辅助检查

CT和MRI可以显示膨出的脑膜、脑脊液和神经组织。X线可以显示骨质缺损。

（四）诊断要点

出生后枕部软组织膨出,逐渐增大,X线、CT、MRI等可以证实其颅骨缺损和显示软组织膨出。

（五）鉴别诊断

注意与一般的皮下肿物进行鉴别。

（六）治疗

对于新生儿应该同产科、儿科共同进行治疗,注意保温和一般情况的救治。手术治疗的目的是去除囊壁,保留有功能的脑组织并封闭硬膜。术中注意对膨出的脑组织的处理和止血。

（七）预后

术中死亡常由于出血和损伤脑干所致。而术后死亡主要原因为脑膜炎。因此对高颅压的患儿先行分流术可以减小切口缝合的张力,以减少感染的发生。远期预后与有无脑积水和膨出中神经组织的多少有关。单纯的脑膜膨出的死亡率为15%,而脑膜脑膨出的死亡率为50%。约有50%的脑膜膨出患者术后生长发育是正常的。脑积水是常见的并发症,应该注意随访,并及时处理。

二、鼻根部膨出

（一）病理

根据膨出的部位可以分为以下几种。

1. 鼻额型

鼻根和额骨下部缺损。

2. 鼻筛型

鼻骨和鼻软骨间缺损。

3. 鼻眶型

前颅底眶内侧壁缺损。

约 1/4 患者为筛骨前一侧骨缺损，其余为两侧缺损。其内可以含有较复杂的结构。

（二）临床表现

可有鼻根部软组织膨出，甚至有眼球突出，面颅变形。

（三）辅助检查

同前部分"枕部膨出"，行冠状位 CT 及脑池造影可以进一步明确漏出部位。鸡冠明显向后方移位。

（四）诊断要点

鼻根部软组织包块；影像学阳性发现。

（五）鉴别诊断

注意同皮下肿物的鉴别。

（六）治疗

如果在出生后不久即行手术修补漏口，将减少颅面畸形和改善视力。开颅手术适用于绝大多数病例，建议行双额开颅。术中仔细查找漏口，防止脑脊液漏和感染是十分重要的。

（七）预后

预后较好，比其他部位的膨出治疗效果好；脑积水的发生率为 12% ～ 20%。

三、颅底膨出

（一）病理和临床表现

颅底膨出与鼻根部膨出相似，同样是前颅底的缺损，只是缺损的部位偏后，从面部见不到软组织肿物的脑膨出，表现为鼻腔堵塞、脑脊液漏或反复发作的脑膜炎。可伴有其他颅面畸形，包括唇裂、鼻裂、腭裂、视神经发育不良、眼组织缺损、眼小畸形、下丘脑－垂体功能障碍。伴有腭裂的患儿在哭闹时可有软组织自腭裂突出。膨出的囊内可能包裹有重要结构，如前动脉、视神经或视交叉、垂体柄等，可以分为以下几种。

1. 经筛骨

经筛板缺损突入鼻腔。

2. 蝶－筛突入下鼻腔

3. 经蝶骨

经未闭合的颅咽管（孔盲端）突入蝶窦或鼻咽部。

4. 额 – 蝶或蝶 – 眶

经眶上裂突入眶。

（二）检查

同前述；冠扫 CT 和脑池造影利于制订手术方案，X 线可以证实顶骨的缺损。

（三）诊断要点

患儿有脑脊液漏和脑膜炎，可以伴有其他头面部畸形；X 线、CT 和 MRI 可以确诊。

（四）鉴别诊断

注意与单纯的肿物（如鼻腔息肉等）进行鉴别。

（五）治疗

手术时机和方案选择：何时进行手术各家意见不一，由于此类畸形可以导致致命的后果，因此宜早期手术治疗。但是术中和术后的风险很大，婴儿的死亡率可以高达 46%，而成人为 0。经蝶修补损伤小，适于婴儿，尤其是合并腭裂的患儿。如条件允许，经颅修补更好。此两种入路术中均需要注意以下几点。

(1) 膨出囊内容物务必保留。

(2) 无论硬膜还是黏膜要保持完整，以防脑脊液漏。

（六）手术并发症

脑脊液鼻漏、脑膜炎和垂体功能低下等。

（七）预后

长期预后与膨出部位、囊腔内是否有神经组织和是否有其他神经系统疾病等有关。

第二节　脊柱裂

脊柱裂为脊椎轴线上的先天畸形，主要是在胚胎期的神经管闭合时，中胚叶发育发生障碍所致。关键在于椎管闭合不全。最常见的形式为棘突及椎板缺如，椎管向背侧开放，以骶尾部多见，颈段次之，其他部位较少。病变可累及一个或多个椎骨，有的同时发生脊柱弯曲和足部畸形。脊柱裂常与脊髓和脊神经发育异常或其他畸形伴发，少数伴发颅裂。

一、病因

胚胎期第 3 周时，两侧的神经向背侧中线融合构成神经管，其从中部开始（相当于胸段），再向上下两端发展，于第 4 周时闭合。神经管形成后即逐渐与表皮分离，并移向深部。渐而在该管的头端形成脑泡，其余部位则发育成脊髓。

于胚胎第 3 月时，由两侧的中胚叶形成脊柱成分，并呈环形包绕神经管而构成椎管。此时如果神经管不闭合，则椎弓根也无法闭合而保持开放状态，并可发展形成脊髓脊膜膨出。脊柱裂的出现与多种因素有关，凡影响受精与妊娠的各种异常因素均有可能促成此种畸形的形成。

二、病理

脊柱裂可见于隐性或显性脊柱裂病例，同属于胚胎期发生障碍所致的畸形，最多发生在腰椎和胸椎，而颈椎和骶椎少见。常有(90%以上)来自椎体背面的纵行隔障或骨梁插向椎管背侧，将脊髓或马尾分成长度不等、左右对称或不对称、完全或不完全的两半，少数可有两个隔障。有的隔障则可为软骨或纤维组织。每个半脊髓均具有各自的硬脊膜。

三、诊断依据

(一) 病史

1. 无明显神经症状期

脊髓受牵拉较轻，患者下肢无感觉运动障碍，有的仅表现为腰痛，显性脊柱裂仅表现为腰骶部的包块。

2. 神经损害期

随着生长发育，局部粘连，脊髓生长慢于脊柱，则脊髓受到牵拉，或者成人突然受到弯腰暴力，导致神经突然受牵拉，则出现下肢不同程度的感觉运动障碍及人小便功能障碍。

(二) 症状和体征

由于隔障的存在，当身长增加时，则使脊髓或马尾受到牵拉而产生相应的症状。

1. 隐性脊柱裂

在常规摄片中的发现率可高达 10% 以上。多数无症状，少数有局部酸痛与不适感。椎板缺失区邻近皮肤可有色素沉着、皮下脂肪瘤、一丛毛发或一个内藏毛发的小凹，后者可能有管道通向深部——皮窦(道)。少数患者的终丝或马尾神经黏着于椎板缺失区，或有异常纤维组织伸入椎管内。随着年龄增长，脊髓上移，脊髓圆锥或马尾神经受牵拉或压迫，逐渐出现尿急、遗尿等括约肌功能障碍，下肢远端肌力减退与营养障碍。原先无症状的患者可在某次剧烈活动或意外撞击后出现急性马尾综合征：膀胱功能障碍、阳痿、下肢麻木和足下垂等。合并先天性皮窦者，细菌可经窦口侵入椎管引起各种急或慢性椎管内感染和化脓性脑膜炎，后者有反复发作倾向。隐性脊柱裂最常见于脊柱腰骶段。其一般仅有 1 至几个椎体的椎板缺损，脊膜大多完整。少数患者有异常纤维组织自皮下伸入椎管，与脊膜甚或椎管内神经组织黏着。有的合并表皮外胚层发育异常——先天性皮窦。脊膜膨出为脊膜呈囊状由椎板局部缺失处膨出。

2. 脊膜膨出

占显性脊柱裂的 3% ~ 4%。脊髓及神经根通常不受累。在大哭及咳嗽时，脊膜膨出处出现搏动。在膨出的脊膜囊内如含有少数神经根，则患者有不同程度肢体瘫痪和括约肌功能障碍。部分患者由于脊髓下端被粘连固定，在脊柱长度增加时，脊髓不能相对上移，出现圆锥 - 马尾神经功能障碍或原有症状逐渐加重。

3. 脊髓脊膜膨出

占显性脊柱裂 90% 以上。发生病变节段的脊髓功能严重障碍，包括肢体瘫痪、感觉缺失、大便失禁和神经源性膀胱症状。多数患儿伴脑积水，这是由于在胚胎发育过程中脊柱长度增加时，脊髓下端被粘连固定于椎管下端，导致部分延髓和小脑组织被向下拉出颅腔，穿过枕骨大孔疝入椎管内 (Arnold-Chiari 畸形)，从而妨碍脑脊液流通，引起脑积水。

(三) 辅助检查

(1) 有骨梁存在，在 X 线片上可发现椎体背面有相应的骨质改变。

(2) 脊髓造影或碘水脊髓造影。

(3)CT 扫描及 MRI。

四、分类

(一) 隐性脊柱裂

最常见于腰骶部，常累及第5腰椎和第1骶椎。病变区域皮肤大多正常，少数显示色素沉着、毛细血管扩张、成肤凹陷、局部多毛现象。在婴幼儿多不出现明显症状；在逐渐成长过程中，如果发现排尿有异于同龄正常小儿，或到学龄时夜间依然经常遗尿，则应考虑到可能为脊髓受到终丝牵拉紧张所致。成年人的隐性脊柱裂，多数病例无症状，仅在 X 线片检查时偶然发现。少数病例有遗尿、腰腿痛病史。但是由于脊柱裂部位椎管内可能存在着各种病理改变，如瘢痕、粘连或合并脂肪瘤等，致使脊髓和神经根受压或牵扯，伴有神经系统症状，多表现为不同程度的腰痛、肌萎缩、马蹄足畸形及大小便功能障碍等。

(二) 显性 (囊性) 脊柱裂

多发生于脊柱背面中线部位，少数病变偏于一侧。根据膨出物与神经、脊髓组织的病理关系可分为脊膜膨出、脊髓脊膜膨出和脊髓膨出。

五、治疗

(一) 非手术治疗

(1) 隐性脊柱裂病例一般无须治疗，但应进行医学知识普及教育，以消除患者的紧张情绪及不良心理状态。

(2) 隐性脊柱裂症状轻微者，应强调腰背肌 (或腹肌) 锻炼，以增强腰部的内在平衡。

(二) 手术治疗

(1) 显性脊柱裂：几乎均须手术治疗，如囊壁极薄或已破，须紧急或提前手术，其他病例以出生后1～3个月内手术较好，以防止囊壁破裂，病变加重。如果囊壁厚，为减少手术死亡率，患儿也可在1岁半后手术。手术目的是切除膨出囊壁，松解脊髓和神经根粘连，将膨出神经组织回纳入椎管，修补软组织缺损，避免神经组织遭到持续性牵扯而加重症状。如果脊膜开口不能直接缝合，则应翻转背侧筋膜进行修补。包扎力求严密，并在术后及拆除缝线后2～3日内采用俯卧或侧卧位，以防大小便浸湿，污染切口。

对于长期排尿失常、夜间遗尿或持续神经系统症状加重的隐性脊柱裂，仔细检查后，应予以相应的手术治疗。手术的目的是切除压迫神经根的纤维和脂肪组织。在游离神经根时力求手术细致，或在显微镜下手术，以避免神经损伤。

对于出生时双下肢已完全瘫痪及大小便失禁，或尚伴有明显脑积水的脊髓脊膜膨出，手术后通常难以恢复正常，甚至加重症状或发生其他并发症。脊髓膨出的预后很差，目前尚无理想的手术疗法。患儿多于生后不久即死于感染等并发症。

(2) 吻棘症伴有明显腰部后伸痛者，可行手术将棘突尖部截除之。

(3) 症状严重并已影响正常工作生活者，应先做进一步检查，确定有无合并腰椎管或根管狭窄症、腰椎间盘脱 (突) 出症及椎弓断裂等。对有伴发以上症状者，应以治疗后者为主，包括手术疗法。

(4) 浮棘症者不应轻易施手术，单纯的浮棘切除术早期疗效多欠满意，主要由于浮棘下方达深部的纤维组织多与硬膜囊粘连，常引起症状。企图切除此粘连组织多较困难，应慎重。一般在切除浮棘之同时，将黄韧带切开，并翻向两侧。

（三）药物治疗

1. 中药治疗

术后早期应用愈瘫 1 号，中期应用愈瘫 2 号。

2. 西药治疗

术后应用脱水剂和能通过血 – 脑脊液屏障的抗生素（磺胺类和三代头孢菌素），有明显神经症状的应用神经营养剂与激素等药物。

（四）康复治疗

负重骨性结构一般破坏不大，术后 3 周可下地活动。针刺、电疗可辅助肌肉功能恢复。

第三节 颅缝早闭

颅缝早闭又称狭颅症，新生儿发病率约为 0.6/1000。婴儿第一年脑重量增加近 1.5 倍，头围增加 0.5 倍，在 10 ～ 12 岁停止增长，颅缝主要由致密的结缔组织联系。正常颅缝约在儿童 6 岁左右开始骨化，30 ～ 50 岁完成。如果颅缝在 1 岁内早期融合，就会在一定方向上限制头颅的生长，由于脑组织发育代偿性地引起其他部位的生长，从而形成相应的畸形。

一、病因

Converse 等学者认为本病是一种先天性发育畸形。但总的说来，其病因还不明确，可能与胚胎期中胚叶发育障碍有关，也可能是骨缝膜性组织出现异位骨化中心所致，还可能与胚胎某些基质缺乏有关，少数病例有遗传因素。个别病例可因维生素 D 缺乏症和甲状腺功能亢进所致。Park 和 Power 曾提出发生的基本原因在于颅骨间质束成长不全，以致颅骨减小和骨缝组织过早骨化。

二、临床表现

主要为头颅畸形，其程度与颅缝闭合的早晚相关。多数患儿产前就有畸形存在，单纯产后的颅缝早闭并不多见。除人字缝早闭无法触及外，其他早闭的颅缝可触及局限的骨质隆起（骨嵴），两侧的颅骨活动度小。颅缝闭合越早，程度越重，临床症状也越严重，可以出现颅高压表现、视力下降、呼吸道受阻和烦躁不安等。智力发育迟缓可以是颅缝早闭的结果，也可能是合并其他疾病的表现。多颅缝早闭者智力发育迟滞较单发者明显。但是 90% 单发矢状缝或冠状缝早闭者智商可能正常。合并脑积水者并不多见，以交通性脑积水常见，可以出现破壶音。头围等测量值在颅骨变形情况下仍可正常。一些代谢性疾病容易出现颅缝早闭，如克汀病、维生素 D 缺乏症、黏多糖病。

三、辅助检查

（一）X 线片

显示颅缝早闭的中心缺乏正常透光性，而其他未闭合的颅缝可能增宽，甚至分离。但一些骨缝局部形成骨刺，X 线（甚至 CT）检查可正常。颅内压增高者可出现颅缝分离和鞍部骨质吸收。

（二）CT

有助于显示颅骨轮廓，颅缝早闭处颅骨增厚和（或）形成骨嵴，可显示脑积水，额部蛛网膜下隙扩大，三维 CT 可更好地显示颅骨异常。

（三）放射性核素骨扫描

上述方法仍不能诊断者，可行此项检查。生后第一周任何颅缝均不能摄取同位素，过早闭合的颅缝比其他（正常）颅缝摄取能力增高，完全闭合的颅缝不能摄取同位素。

（四）MRI

通常仅用于诊断伴有颅内其他病变的患者，骨质改变显示的效果不如 CT 和 X 线片。

四、诊断

很多"颅缝早闭"者因平卧体位所致。如怀疑是这种原因，应嘱其父母避免患儿平坦头位，并于 6～8 周后复查，若无改善，则为颅缝早闭。辅助检查如下：

(1) 颅缝早闭处可有骨性隆起。

(2) 拇指轻压骨缝不能使两侧颅骨活动。

(3) X 线片发现骨缝过早消失，代之以融合处骨密度增加，并有脑回压迹增多、鞍背变薄等颅内压增高征象。

五、鉴别诊断

需与先天性脑发育不全所致的小头畸形相鉴别，后者的头颅狭小系继发于脑的发育不良，无颅缝早闭，无颅内压增高。

六、治疗方法

（一）对孕妇

一些致畸因素可以促使颅缝早闭，如苯妥英钠引起特异性矢状缝和冠状缝闭合。一些导致胎儿骨质缺损的因素与颅缝早闭可能有关，如甲氨蝶呤。因此要避免接触此类物质。

（二）手术

治疗目的在于使颅腔适应于脑组织的增长，并且矫正畸形。首选手术多以整容为目的，并能避免由颅面畸形带来的严重心理障碍。总之，多颅缝早闭的颅骨阻碍了脑发育，常导致颅内压增高。单一颅缝早闭患者，颅内压增高发生率为 11%。冠状缝早闭可导致弱视，单一颅缝早闭者多可通过颅缝骨缘切除获得治疗。多颅缝或颅底骨缝早闭的治疗通常需要神经外科和颅面外科医生协作完成，有些需分期治疗。如果患儿一般情况允许，确诊后应及早手术，对于多个颅缝早闭的患儿应在 1 周内手术，1～2 个颅缝早闭者可以延至生后 1～2 个月。手术风险主要包括出血、败血症、皮下积液和癫痫。有时一次手术并不能完全解决问题，需要分阶段多次手术。

七、不同类型颅缝早闭的临床表现和治疗

（一）矢状缝早闭

1. 临床表现

是最常见的颅缝早闭，占 40%～70%，80% 为男性。早闭后头颅左右方向生长受阻，主要向前后方向生长，导致长头或舟状头畸形伴额部隆起、枕部突出，可触及骨嵴。头围（枕额）基本正常，但双顶径 (BPD) 显著减小。

2.治疗

可采取纵向或横向皮肤切口。自冠状缝至人字缝之间的矢状缝行线形切开，在生后 3 ～ 6 个月内手术效果较好。切开宽度至少 3 cm。无证据表明使用人工材料 (如硅胶包裹顶骨骨缘) 可延长复发时间。必须注意避免硬膜撕裂损伤矢状窦。6 个月以下的患儿的颅骨融合应再次手术。1 岁以上患儿需要更为广泛的颅骨塑形。

(二) 冠状缝早闭

1.临床表现

占颅缝早闭的 18% ～ 40%，女性多见。多为双侧，形成前额扁平，为宽头畸形；合并额蝶缝和额筛缝早闭，可出现尖头畸形、前颅窝缩短、上颌骨发育不良、眶部过浅和进行性眼部突出。单侧冠状缝早闭少见，约占 4%，引起斜头畸形、前额患侧眼部以上平坦或凹陷、眶上线高于健侧、眼眶转向健侧，可导致弱视，如不加以治疗，颜面平坦加重和鼻向健侧移位 (鼻根部旋转变形)，Crouzon 综合征还伴有蝶骨、眶骨和面颅异常 (颜面中部发育不良)，Apert 综合征则伴有并指 (趾) 畸形。

2.外科治疗

单纯对受累骨缝行切开常可取得良好的整容效果。但有学者认为仅采用这种治疗是不够的。目前常行单侧或双侧额颅切除术，同时切除眼眶骨来抬高眼外眦。

(三) 额缝早闭

不多见，占 5% ～ 10%，自前囟至鼻根形成骨嵴，向前突出，严重者前额正中隆起突出，如包块，形成三角头畸形。多有 19 p 染色体异常和发育迟滞。

(四) 人字缝早闭

原先报道的发病率低，占 1% ～ 9%，近期报道为 10% ～ 20%，男：女 =4 ：1，70% 为右侧受累。常于出生后 3 ～ 18 个月发病，最早在 1 ～ 2 个月。

1.临床表现

单侧或双侧枕骨平坦。单侧病变有时称作人字形斜头畸形，严重者同侧前额隆起致颅骨呈 "菱形"，同侧耳位于对侧耳的前下方。对侧眼眶和额部可以变平。

2.诊断方法

颅骨 X 线和 CT 上，76% 病例可出现人字缝两侧骨缘硬化，约 70% 出现明显的额部蛛网膜下隙增宽，2% 的患者出现脑组织异常，如灰质异位、脑积水和胼胝体发育不良。此外，行骨扫描检查时，1 岁以内人字缝对同位素摄取增加，3 个月时为高峰。

3.治疗

对严重的颅面变形或颅内压增高者应该早期手术。也有采用保守治疗，多数患者病情稳定或随时间推移和简单的保守治疗后病情改善。但约有 15% 的颜面畸形会进一步发展。

(1) 非手术治疗：尽管病情常可改善，有些患儿仍有不同程度的颜面畸形，85% 患儿改换体位的治疗有效，将患儿置于健侧或俯卧位。先天性斜颈致枕部平坦的婴儿应进行积极的物理治疗，并且应在 3 ～ 6 个月内症状消失。

(2) 手术治疗：只有约 20% 的患儿需要手术治疗。理想手术年龄为 6 ～ 18 个月。患儿取俯卧位，头部头托固定 (抬高面部，麻醉师每 30 分钟轻轻按摩防止压伤)。手术方法包括由单纯一侧颅缝颅骨切除到复杂的颅面外科重建。对年龄在 12 周以内无严重颜面变形者行矢状缝至星点的线形颅骨切除已足够。必须注意避免星点附近硬膜撕裂，因为此处有横窦经过。切除的骨缝可见内嵴。手术年龄越早效果越好，6 个月以上的患儿可能需要更为彻底的手术治疗。术中一般失血为 100 ～ 200 mL，因而常需要输血。

第四节　脑发育不全

脑发育不全分为大脑发育不全和小脑发育不全。根据神经系统发育过程，大脑发育不全可以分为以下几种。

(1) 腹侧诱导过程障碍：如前脑无裂畸形、视隔发育不良。

(2) 神经元增殖和分化过程障碍：如积水性无脑畸形、脑穿通畸形、小头畸形。

(3) 神经元移行和脑沟形成障碍：如无脑回畸形、巨脑回、多发小脑回畸形、脑灰质异位症和胼胝发育不全等。

小脑发育不全包括小脑蚓部和小脑半球没有发育。由于产前 B 超和磁共振 (MRI) 的应用，发现率上升，并为出生后的处理提供了信息。

一、病因

(一) 有害因素

孕期的有害因素，如妊娠因风疹病毒、巨神经因子病毒、弓形体病毒或高热、毒血症、缺氧、休克等会影响胎儿发育；分娩时胎位异常、产程过长、剧烈宫缩、脐带打结或绕颈、羊水吸入、产伤、窒息等会损伤胎儿脑神经因子，这些均可诱发脑发育不全。

(二) 营养因素

早期营养不良能使脑神经因子分裂期缩短，晚期营养不良能使每个脑神经因子的体积减小。如果早期特别是胎儿期营养不良，虽然出生后营养得到改善，但智力恢复仍然较慢或难以恢复，会导致脑发育不全。

(三) 环境因素

母亲自身的环境，可能对母体胎儿产生影响，例如母亲患有糖尿病，胎儿受其内环境的影响会导致先天性心脏病或无脑儿；母亲有甲状腺功能低下，胎儿容易产生骨和牙齿的畸形、隐睾、伸舌样痴呆、甲状腺肿大等，这也是脑发育不全的一大病因。

二、病理

(1) 前脑无裂畸形，两侧半球完全没有或仅有部分分开，伴有颅面畸形。

(2) 积水性无脑畸形是除无脑畸形外最严重的一种畸形，颅腔内绝大部分被脑脊液充斥。

(3) 脑穿通畸形是脑室周围脑组织内囊性病变，可有占位效应。

(4) 小头畸形表现为头围低于正常值两三个标准差，颅骨增厚，脑萎缩和脑软化。

(5) 无脑回畸形是指脑组织异常光滑，完全没有脑回。

(6) 巨脑回是脑沟回数目减少，脑回变浅变宽，而且一般位于同侧大脑的不同部位。

(7) 多发小脑回畸形是指脑回短小，但是数目多。

(8) 灰质异位是指在正常白质的区域内出现灰质团块。

(9) 胼胝体发育不良可以是全部缺失，也可能是部分缺失，发生率很高。

(10) 蚓部发育不良者可能是 Dandy-Walker 综合征。有时同时发生几种畸形。

三、临床症状

一般患者会出现智力障碍、癫痫发作等神经系统症状和体征，伴有脑积水者会出现颅高压表现；可以伴有颅面等其他异常，如 Chiari 畸形。无脑回畸形的患儿头颅小，去皮层强直，严重的智力障碍，可以伴有癫痫，一般死于 2 岁前。脑回肥厚者，可有严重的智力障碍，1 岁前常有癫痫发作，一般存活时间长。多发小脑回畸形者可以无症状。

四、辅助检查

(1)B 超可对胎儿进行诊断。

(2)CT 和 MRI：可以明确显示发育不良的类型和程度。

(3) 脑电图：可以提示癫痫灶的部位。

五、诊断要点

患者有神经系统症状和体征，结合 CT 和 MRI 等可以明确诊断。

六、鉴别诊断

对各种脑发育不全应该注意鉴别。此外对并发症要注意诊断。小头畸形和颅颅症要进行鉴别，虽然小头畸形也可以出现颅缝的闭合，但是一般外形正常，脑组织发育不良是其中一个重要原因。

七、治疗

对有癫痫发作的患者进行药物或手术治疗。对伴有颅高压的患者可以行分流术。对于合并颅面等畸形的患者需要与其他专科医生共同治疗。

八、预后

一般与脑发育畸形的程度有关。无脑回者常于 2 岁前死亡，巨脑回者常有严重的智力障碍，多小脑回畸形者症状较轻，受累范围较大者可能出现智力下降和神经功能障碍，灰质异位者常有癫痫发作，反应迟缓。

第三章 脑疝和颅内压增高

第一节 脑疝

脑疝是严重的颅内压增高的结果。当颅内有占位性病变或损伤时，颅内各分腔间出现压力梯度，脑组织则从压力高侧向压力低侧分腔移动，并压迫邻近重要结构，如脑干、颅神经、血管，从而产生明显的临床症状。因此，脑疝不是一种疾病，而是颅内压增高所引起的一种综合征。它的出现取决于脑组织移位的程度与速度。如急性病变者，由于脑移位速度快，因而其移位程度不大时即可出现脑疝，而慢性病变时由于移位缓慢，脑干、颅神经可产生相应缓冲及避让，因而此时脑移位很明显却可无脑疝出现。根据其定义可以看出，脑疝时脑组织移位有两种形式：一种是向对侧移位即偏性移位；另一种则是上下移位即轴性移位。临床上尚可据此判断、解释脑疝各种症状的发生机制，并用于指导治疗。

一、脑疝分类

根据病变的部位及移位结构的不同，分为小脑幕裂孔疝、枕骨大孔疝、大脑镰下疝、小脑幕裂孔上疝等。

（一）小脑幕裂孔疝

其病变部位多位于一侧颞叶或大脑半球外侧面，如血肿、肿瘤等。此病变使颞叶的沟回、海马回及邻近的沟回通过小脑幕裂孔游离缘向内、向下移位，压迫中脑，产生偏性及轴性移位。此时可因患侧动眼神经受牵拉产生刺激或麻痹，而出现患侧瞳孔先缩小后散大，瞳孔对光反应消失或瞳孔散大、眼球外展等；中脑受压可引起意识障碍、对侧肢体瘫、肌力减退、肌张力增高、腱反应亢进、锥体束征阳性。随病情加重，可出现对侧动眼神经损伤致对侧瞳孔缩小后散大、光反射消失或中脑动眼神经核损伤致双侧瞳孔散大、光反射消失，昏迷加深并可出现同侧肢体瘫。这时中脑移位相应加重，可压迫或牵拉脑干及其血管，造成脑干局部缺血、液化、梗死或出血等病变，形成继发性脑干损伤。中脑与大脑联系中断后会出现自主神经功能紊乱，如高热等。导水管及环池堵塞会出现梗阻性脑积水，加重脑疝。疝入组织本身缺血、坏死、水肿等会相应加重原颅脑损伤。当然，如果小脑幕裂孔较小，周围空间已被相应组织填满，便可阻止其上组织继续下移，从而不致使脑干继续下移而产生枕骨大孔疝；反之则可因小脑幕裂孔较大，此处无法形成相应阻力障碍，而使脑干受压下移，形成枕骨大孔疝。

（二）枕骨大孔疝

枕骨大孔疝形成的原因除由上述小脑幕裂孔疝而来者，尚可因颅后窝占位性病变引起局部颅内压增高或直接压迫小脑扁桃体及延髓，使之产生轴性移位等而产生，从而使小脑扁桃体、小脑组织经枕骨大孔移入椎管，牵拉压迫延髓。此时可出现多种临床表现，如后组颅神经核功能紊乱出现心动过缓、血压上升、呼吸变慢；第 4 脑室激惹出现反复呕吐、吞咽困难，甚至面部感觉异常；颈神经牵拉出现颈后疼痛及颈项强直；前庭神经损伤出现眼震及平衡障碍。这类患者多数意识保持清醒，很少有瞳孔变化。但由于延髓功能的重要性，这种患者如果出现促使颅内压增高的诱因，如反复呕吐、挣扎、腰椎穿刺、压颈试验等，都可使患者病情突然急剧恶化、死亡。

（三）其他脑疝

颅后窝病变时亦可使小脑组织逆向经小脑幕裂孔向上移位进入四叠体池。这种移位组织可压迫中脑四叠体及大脑大静脉，使中脑及两侧大脑半球因此而产生水肿、出血和软化等，造成严重后果。此类患者常出现四叠体受压表现，如双侧部分睑下垂、两眼上视障碍、瞳孔等大但无光反应。因中脑亦相应受压向上移位，患者亦可有相应的意识障碍等。大脑半球内侧面的扣带回及其邻近的额回也可经大脑镰游离缘移向对侧，形成大脑镰下疝，此时大脑前动脉及其分支胼周动脉、胼缘动脉可受压阻塞，引起患侧大脑部分组织软化坏死，出现对侧下肢轻瘫及排尿障碍等。

二、病程发展规律

典型患者依据脑干症状及其他症状的出现、发展演变过程可大致分为三期。

（一）早期

早期患者的主要症状是：意识障碍突然发生或再度加重，患者突然出现剧烈头痛、烦躁、频繁呕吐、呼吸加速加深、脉搏增快、血压增高、体温上升等，这种改变为脑缺氧突然加重所致。

（二）中期

中期脑疝，脑的病变较前加剧，脑干直接受压，出现脑干、疝出组织缺血、缺氧进一步加重，局部坏死软化等。该期除疝出脑组织引起的局限性症状外，尚有脑干损伤的症状及原发损伤加重的表现，如昏迷加深、肌张力改变、呼吸加深或减慢、血压升高而脉搏减慢、体温升高等。此时肌体尚能通过一系列的调节功能来维持生命。

（三）晚期

晚期由于脑干严重受损，则出现呼吸循环功能衰竭，如周期性呼吸、肺水肿、脉搏不稳定、脉速而不规则、血压波动并渐降低、体温下降、四肢肌张力消失、两侧瞳孔散大固定等。此种病例若不实行抢救治疗，则几乎均死于呼吸停止，而抢救治疗的成功率亦较低。当然，上述分析常对于较典型病例而言，对复杂或不典型病例则要依据具体条件进行具体分析。

三、脑疝主要症状及其诊断意义

综合上述可知，在脑疝过程中，一般有如下症状：意识障碍、生命功能改变、瞳孔及眼外肌症状、锥体束受损表现及急性肌张力改变等。这些症状在脑疝发生发展过程中各有其临床意义。

（一）意识障碍

急性颅脑损伤后，患者大多数都当即昏迷，轻者短时即清醒。重者可昏迷直至死亡。在脑疝形成过程中，由于脑干网状结构早期的缺氧而致功能性损害，后期由于直接压迫、变形、移位、扭曲、缺血又导致器质性损害，这都可以引起或加重意识障碍，因此，临床上我们应将突然发生或加重的意识障碍列为脑疝的一个危险信号。当然，发生意识改变者以小脑幕切迹疝为多见，而枕骨大孔疝由于其特殊结构，患者意识可始终保持正常而呼吸停止。但在急性颅脑损伤中，若患者已有意识障碍，则不能据此来区别两类脑疝。

（二）生命功能的改变

脑疝时由于脑干损伤、丘脑下部损伤等，产生极其明显的呼吸循环功能及体温异常改变。在脑疝早期，由于颅内压增高后导致脑血循环障碍，引起急性缺氧及二氧化碳、代谢物淤积。它一方面兴奋呼吸中枢使之加深增快；另一方面又兴奋心血管中枢及动脉窦等，结果使血压上升、脉搏加快，以此来代偿脑缺氧。在脑疝中期，由于颅内压增高、脑缺氧缺血加重、二氧化碳及代谢产物进一步淤积，原发脑损伤加重，产生继发脑损伤即疝出脑组织及受压脑部损伤，而此时呼吸及心血管中枢尚有一定的代偿能力，于是其通过再加强调节作用来克服上述现象。此时在临床上可以看出患者有异常血压增高，不少患者且有脉搏缓慢现象，这可能与血压骤升之后通过压力感受器将冲动传入延髓，使心抑制中枢兴奋所致。此时一方面抑制呼吸中枢，使呼吸减慢；另一方面又使血管收缩中枢抑制，致使后期血压下降。血压下降之后心抑制中枢冲动减弱或停止发放，因而心跳又加速。总之在脑疝前期、中期，呼吸、循环中枢的调节功能尚健全，其调节尚在生理范畴内；而到后期则不同，此时脑干本身已发生了不可逆转的器质性损害，呼吸、心血管中枢等已丧失正常调节作用，因此呼吸、循环将失去节律性及稳定性。此时血压下降、脉搏细速不整，时有波动并可出现各种各样的周期性或间断性呼吸，最终患者死于呼吸停止。此时若给予适当处理，如人工呼吸、应用血管活性药物及静脉营养等，其心跳和血压尚有维持数小时或更久者。关于这一现象最可能的解释就是心脏自主节律的存在。

排除颅外因素的影响，体温可以为脑疝诊断的辅助依据，但无定位诊断价值。一般来说，过高、过低体温都是不良征兆。其一般发展规律常见早期体温升高，中期可达40℃以上，后期则出现低温现象。产生上述现象的原因一般来说，在脑疝早、中期因脑缺氧，代谢增高及体温调节中枢受脑水肿、移位影响或去脑强直时产热过多、周围循环衰竭散热差，抑或因高热本身可引起高代谢，而高代谢又持续加重高热，从而使脑疝早、中期产生持续高热不退。如果在脑疝形成前即有低温，则因体温调节中枢及其调节机制毁损所致，若低温出现于脑疝后期则预后更差。

（三）瞳孔及眼外肌症状

依据瞳孔及眼外肌症状判断小脑幕裂孔疝有重要价值，可借此与枕骨大孔疝相区别，应予以足够重视。瞳孔及眼外肌症状产生的机制在前有所描述，一般说来，由于脑疝时动眼神经先受大脑后动脉压迫，产生由压迫而到麻痹的变化，并最后亦使支配眼球的其他神经均麻痹，因此临床上可以观察到脑疝侧眼球先偏向凝视而后中央固定，患侧瞳孔先缩小后散大，光反射消失，而后对侧瞳孔亦出现上述变化。上述变化常以瞳孔改变为早，眼外肌麻痹为后。当然由于动眼神经受损部位不同，亦可能动眼神经与副交感神经排列不尽相同，有时其顺序亦非上述规律。

当然，诊断脑疝时相对于眼部症状应排除如下可能性，以免误诊。①药物因素，如应用散瞳剂；②眼球本身原因，如创伤性散瞳；③脑缺氧，如呼吸道梗阻、创伤性湿肺等；④单纯动眼神经受损伤；⑤眼球内出血；⑥眶尖骨折；⑦霍纳综合征；⑧其他脑部损伤，如边缘系统、丘脑下部损伤、原发脑干损伤等。

总之，引起瞳孔及眼外肌症状的疾病较多，具体病情应具体分析，切忌盲目搬用，以免错误诊断、延误治疗。在此需要提出的是，枕骨大孔疝时，由于常出现动眼神经受压、缺血缺氧，因而临床多表现为两侧瞳孔对称缩小而后散大，而无前述规律，这也是脑干急性缺氧所致的结果。

（四）锥体束受损的表现

在急性颅脑损伤患者中，继其出现前期症状后若一侧出现偏瘫或病理征，对侧出现眼部症状，如瞳孔先缩小后渐散大、眼睑下垂，则基本可以推断在锥体束受损征的对侧有小脑幕切迹疝发生。当然少数患者也可在损伤征同侧出现脑疝。一般认为，出现于脑疝对侧的锥体束损伤征是脑疝侧的大脑脚受疝入部位损害所致。而出现于同侧的受损征则与下列情况有关：脑疝对侧大脑脚被对侧小脑幕切迹缘损伤，对侧大脑脚被推挤到对侧岩骨嵴上而损伤，或者有少数人锥体未交叉。

依据偏瘫诊断小脑幕切迹疝时还要考虑到如下问题。

(1) 枕骨大孔疝时由于小脑损伤，肌力、肌张力改变，深反射消失，锥体束征常消失，即使出现也无重要诊断价值。

(2) 晚期出现双侧轻瘫及锥体束征患者可能两侧中脑均已受损，此时一般无定位诊断意义，除非两侧轻重程度明显不同。

(3) 脑疝引起的偏瘫及锥体束征一般与其他症状相应出现，逐步发展，因此鉴别困难时应仔细查体，综合分析、注意眼部症状，避免把去脑强直与偏瘫混淆等。

（五）急性肌张力改变

在脑疝中所见的急性肌张力改变主要有两种形式：即去脑强直和发作性肌张力减退，多见于脑疝中、后期，对脑疝定位诊断意义不大，可作为预后不良的指标。其中去脑强直又可大致分为持续强直及阵挛性伸直强直两种。在临床上，各种性质的脑干损伤、缺氧等均可引起去脑强直发作。去脑强直发作的主要危险在于肌痉挛时产热过多，而周围循环散热差，导致体温更加升高，高热又引发高代谢，加重脑氧耗，致使脑水肿加重，病情加重，从而形成恶性循环，因此用亚低温等治疗方法打断这一循环有重要临床意义。当然，去脑强直在临床上只表明脑干上部已有严重损害，不作为定位及鉴别诊断的重要依据。

引发肌张力减退的病理尚不十分明了。有人认为与小脑急性缺氧或脊髓休克现象有关。如果在此前有颈项强直、角弓反张、迷走神经及副神经症状，则可说明延髓平面已受损害，有可能为枕骨大孔疝所致，否则不能与小脑幕切迹疝相鉴别。上述是以小脑幕切迹疝为基础进行讨论的。从中可以看出，脑疝在颅内压增高的过程中，由于颅内压增高，疝入脑部组织损伤、高代谢、高热、缺血可形成恶性循环，导致病情恶化。其中眼部症状和锥体束方面在一定条件下可作为小脑幕切迹疝特有症状，但其症状都不是可靠的鉴别诊断依据。因此在具体治疗过程中必须把症状、体征及有关检查综合分析，以找出各个疾病的不同发展规律，用以指导治疗。当然，在此还需要强调的是，由于每个患者具体受伤机制不同，病情不一，脑疝变化并非如前所述是单一的、按规律发展的，脑疝亦可以多发，总之具体病情具体分析。

四、小脑幕切迹疝

（一）病理生理

当幕上一侧占位病变不断增长引起颅内压增高时，脑干和患侧大脑半球向对侧移位。半球上部由于有大脑镰限制，移位较轻，而半球底部近中线结构，如颞叶的沟回，则移位较明显，可疝入脚间池，形成小脑幕切迹疝，使患侧的动眼神经、脑干、后交通动脉及大脑后动脉受到挤压和牵拉。

1. 动眼神经损害

动眼神经受损的方式可能有 4 种。

(1) 颞叶沟同疝入脚间池内，直接压迫动眼神经及其营养血管。

(2) 沟回先压迫位于动眼神经上方的大脑后动脉，再使夹在大脑后动脉与小脑上动脉间的动眼神经间接受压。

(3) 脑干受压下移时，动眼神经遭受牵拉。

(4) 脑干受压，动眼神经核和邻近部位发生缺血、水肿或出血。

2. 脑干变化

小脑幕切迹疝发生后，不仅中脑直接受压，同时由于脑干下移引起的供血障碍，还可向上累及丘脑下部，向下影响脑桥乃至延髓。

(1) 脑干变形和移位：中脑受沟同疝挤压时，前后径变长，横径缩短，疝出的脑组织首先压迫同侧大脑脚。如继续发展则可累及整个中脑。脑干下移时使脑干纵行变形，严重时发生扭曲。

(2) 脑干缺血、水肿或出血。

小脑幕切迹病引起脑干缺血或出血的原因可能有以下 2 点。

1) 脑干受压，静脉同流不畅瘀滞，以致破裂出血。

2) 脑干下移远较基底动脉下移为甚 (基底动脉受大脑后动脉、后交通动脉和颈内动脉固定)，造成中脑和脑桥上部旁中区的动脉受牵拉，引起血管痉挛或脑干内小动脉破裂出血，导致脑干缺血或出血，并继发水肿和软化。

3. 脑脊液循环障碍

中脑周围的脑池是脑脊液循环的必经之路，小脑幕切迹疝可使该脑池阻塞，导致脑脊液向幕上回流障碍。此外，脑干受压、变形、扭曲时，可引起中脑导水管梗阻，使导水管以上的脑室系统扩大，形成脑积水，颅内压进一步升高。

4. 疝出脑组织的改变

疝出的脑组织如不能及时还纳，可因血液回流障碍而发生充血、水肿以致嵌顿，更严重地压迫脑干。

5. 枕叶梗死

后交通动脉或大脑后动脉直接受压、牵张，可引起枕叶梗死。

(二) 临床表现

1. 颅内压增高

表现为头痛加重、呕吐频繁、躁动不安，提示病情加重。

2. 意识障碍

患者逐渐出现意识障碍，由嗜睡、朦胧到浅昏迷、昏迷，对外界的刺激反应迟钝或消失，系脑干网状结构上行激活系统受累的结果。

3. 瞳孔变化

最初可有时间短暂的患侧瞳孔缩小，但多不易被发现。以后该侧瞳孔逐渐散大，对光反射迟钝、消失，表明动眼神经背侧部的副交感神经纤维已受损。晚期则双侧瞳孔散大，对光反射消失，眼球固定不动。

4. 锥体束征

由于患侧大脑脚受压，出现对侧肢体肌力减弱或瘫痪，肌张力增高，腱反射亢进，病理反射阳性。有时由于脑干被推向对侧，使对侧大脑脚与小脑幕游离缘相挤，造成脑疝同侧的锥体束征，需注意分析，以免导致病变定则的错误。

5. 生命体征改变

表现为血压升高，脉缓有力，呼吸深慢，体温上升。但到晚期，生命中枢逐渐衰竭，出现潮式或叹息样呼吸，脉频弱，血压和体温下降。最后呼吸停止，继而心跳亦停止。

(三) 治疗

根据典型的临床表现，小脑幕切迹疝的诊断并不困难。但临床上由于发现不及时或处理不当而酿成严重后果甚至死亡者，并不鲜见。因此，对颅内压增高的患者，应抓紧时间明确诊断。力争在脑病未形成前或脑疝早期进行处理。一旦出现典型的脑病征象，应按具体情况，做如以下紧急处理：①维持呼吸道通畅；②立即经静脉推注 20% 甘露醇溶液 250 ~ 500 mL；③病变性质和部位明确者，立即手术切除病变；尚不明确者，尽快检查确诊后手术或做姑息性减压术（颞肌下减压术、部分脑叶切除减压术）；④对有脑积水的患者，立即穿刺侧脑室做外引流，待病情缓解后再开颅切除病变或做脑室 - 腹腔分流术。

经以上处理，疝出的脑组织多可自行还纳，表现为散大的瞳孔逐渐回缩，患者意识好转。但也有少数患者症状不改善，估计疝出的脑组织已嵌顿，术中可用脑压板将颞叶底面轻轻上抬或切开小脑幕，使嵌顿的脑组织得到缓解，并解除其对脑干的压迫。

五、枕骨大孔疝

颅内压增高时，小脑扁桃体经枕骨大孔疝出到颈椎管内，称为枕骨大孔疝或小脑扁桃体病。多发生于颅后窝占位病变，也见于小脑幕切迹病晚期。枕骨大孔疝分慢性疝出和急性疝出两种。前者见于长期颅内压增高或颅后窝占位病变患者，症状较轻；后者多突然发生，或在慢性疝出的基础上因某些诱因，如腰椎穿刺或排便用力，使疝出程度加重，延髓生命中枢遭受急性压迫而功能衰竭，患者常迅速死亡。

(一) 病理生理

颅后窝容积小，因此其代偿缓冲容积也小，较小的占位病变即可使小脑扁桃体经枕骨大孔疝入颈椎管上端，造成以下病理变化。

(1) 延髓受压，慢性枕骨大孔疝患者可无明显症状或症状轻微；急性延髓受压常很快引起生命中枢衰竭，危及生命。

(2) 脑脊液循环障碍，由于第 4 脑室中孔梗阻引起的脑积水和小脑延髓池阻塞所致的脑脊液循环障碍，均可使颅内压进一步升高，脑疝程度加重。

(3) 疝出脑组织的改变，疝出的小脑扁桃体发生充血、水肿或出血。使延髓和颈髓上段受压加重。慢性疝出的扁桃体可与周围结构粘连。

（二）临床表现

1. 枕下疼痛、项强或强迫头位

疝出组织压迫颈上部神经根，或因枕骨大孔区脑膜或血管壁的敏感神经末梢受牵拉，可引起枕下疼痛。为避免延髓受压加重，肌体发生保护性或反射性颈肌痉挛，患者头部维持在适当位置。

2. 颅内压增高

表现为头痛剧烈、呕吐频繁，慢性脑病患者多有视神经盘水肿。

3. 后组脑神经受累

由于脑干下移，后组脑神经受牵拉，或因脑干受压，出现眩晕、听力减退等症状。

4. 生命体征改变

慢性疝出者生命体征变化不明显；急性疝出者生命体征改变显著，迅速发生呼吸和循环障碍，先呼吸减慢，脉搏细速，血压下降，很快出现潮式呼吸和呼吸停止，如不采取措施，不久心跳也停止。与小脑幕切迹疝相比，枕骨大孔疝的特点是：生命体征变化出现较早，瞳孔改变和意识障碍出现较晚。

（三）治疗

治疗原则与小脑幕切迹疝基本相同。凡有枕骨大孔疝症状而诊断已明确者，宜尽早手术切除病变；症状明显且有脑积水者，应及时做脑室穿刺并给予脱水剂，然后手术处理病变；对呼吸骤停的患者，立即做气管插管辅助呼吸，同时行脑室穿刺引流，静脉内推注脱水剂，并紧急开颅清除原发病变。术中将枕骨大孔后缘和寰椎后弓切除，硬膜敞开或扩大修补，解除小脑扁桃体疝的压迫。如扁桃体与周围结构粘连，可试行粘连松解。必要时可在软膜下切除水肿、出血的小脑扁桃体，以减轻对延髓和颈髓上段的压迫及疏通脑脊液循环通路。

第二节　颅内压增高

颅内压 (ICP) 是指颅腔内容物对颅腔壁上所施加的压力。由于存在于蛛网膜下隙和脑池内的脑脊液介于颅腔壁与脑组织之间，并与脑室、脑池和脊椎管内蛛网膜下隙相连通。因此临床上常以侧脑室内、小脑延髓池和腰段蛛网膜下隙所测得的脑脊液静水压来表示颅内压。平卧时成人颅内压持续超过正常程度 $1.96\ kPa(20\ cmH_2O$ 或 $15\ mmHg)$，即为颅内高压。颅内高压是神经外科最常见的，也是最基本和最重要的问题，是神经外科常见的临床病理综合征，是颅脑损伤、脑肿瘤、脑出血、脑积水和颅内炎症等共有的征象。颅内压增高发展的结果，使脑脊液循环障碍，静脉血回流受阻，脑内瘀血，产生脑受压、脑移位，严重者可发生脑疝。

一、颅内高压的发生机制

颅腔及其内容物是组成颅内压的解剖学基础。通过生理调节，维持着相对稳定的正常颅内压。正常颅内压是保证中枢神经系统内环境稳定和完成各种生理功能的必要条件。正常成人颅腔是由颅底骨和颅盖骨组成的腔体，有容纳和保护其内容物的作用。除了出入颅腔神经血

注：$1\ mmHg=0.133\ kPa$

管 (特别是颈静脉) 及颅底孔 (特别是枕骨大孔) 与颅外相通外,可以把颅腔看作一个完全密闭的容器,而且由于组成颅腔的颅骨坚硬而不能扩张,所以每个人的颅腔容积是恒定的,约 1500 mL。颅腔内有 3 种内容物,即脑组织、脑脊液和脑血容量 (CBV)。脑组织重约 1400 g,占 80% ~ 90%;脑脊液约 150 mL,占 10%;脑血容量约 75 mL,占 2% ~ 11%。正常情况下,由于生理调节的存在,颅内容物三者中任何一种体积的增加,均可导致其他一种或两种内容物体积代偿性的减少,称为颅腔空间的代偿功能。这是一种灵敏的生理功能,由精细的调节机制来保证,从而使颅内压仍维持在相对平稳的状态,不致有很大的波动。当颅内病变使颅内压力增高超过生理调节程度,颅内压持续超过 20 cmH$_2$O 并由此产生一系列相应的临床症状,称为颅内压增高。一般而言,允许颅内增加的临界容积约为 5%,超过此范围颅内压开始增高。当颅腔内容物体积增大或颅腔容积减小超过 8% ~ 10%,则会产生严重的颅内压增高。

二、引起颅内高压的常见病因

凡能引起颅腔内容物体积增加的病变均可引起颅内压增高。常见的病因有以下几种。

(一) 颅内占位性病变

颅内肿瘤、血肿、脓肿、囊肿、肉芽肿等,既可占据颅腔内一定的容积,又可阻塞脑脊液的循环通路,影响其循环及吸收。此外,上述病变均可造成继发性脑水肿,导致颅内压增高。

(二) 颅内感染性疾病

各种脑膜炎脑炎、脑寄生虫病,既可以刺激脉络丛分泌过多的脑脊液,又可以造成脑脊液循环受阻 (梗阻性及交通性脑积水) 及吸收不良;各种细菌、真菌、病毒、寄生虫的毒素可以损伤脑细胞及脑血管,造成细胞毒性及血管源性脑水肿;炎症、寄生虫性肉芽肿还可起到占位作用,占据颅腔内的一定空间。

(三) 颅脑损伤

可造成颅内血肿及水肿。

(四) 脑缺氧

各种原因造成的脑缺氧如窒息、麻醉意外、CO 中毒,以及某些全身性疾病如肺性脑病、癫痫持续状态、重度贫血等,均可造成脑缺氧,进一步引起血管源性及细胞毒性脑水肿。

(五) 中毒

铅、锡、砷等中毒;某些药物中毒,如四环素、维生素 A 过量等;自身中毒如尿毒症、肝性脑病等,均可引起脑水肿,促进脉络丛分泌脑脊液,并可损伤脑血管的自动调节作用,而形成高颅压。

(六) 内分泌功能紊乱

年轻女性、肥胖者,尤其是月经紊乱及妊娠时,易于发生良性颅内压增高,可能与雌激素过多、肾上腺皮质激素分泌过少而产生的脑水肿有关。肥胖者可能与部分类固醇溶于脂肪组织中不能发挥作用而造成相对性肾上腺皮质激素过少有关。

三、颅内压增高的类型

颅内压增高是神经外科临床上最常见的重要问题,尤其是颅脑损伤、颅内占位性病变患者,往往会出现颅内压增高症状和体征。颅内压增高会引发脑疝危象,可使患者因呼吸循环衰竭而死亡,因此对颅内压增高的及时诊断和正确处理十分重要。

（一）根据颅内压增高范围可分为 2 类

1. 弥漫性颅内压增高

由于颅腔狭小或脑实质体积增大而引起，其特点是颅腔内各部位及各分腔之间压力均匀升高，不存在明显的压力差，因此脑组织无明显移位。临床所见的弥漫性脑膜脑炎、弥漫性脑水肿、交通性脑积水、静脉窦血栓等所引起的颅内压增高均属于这一类型。

2. 局灶性颅内压增高

因颅内有局限的扩张性病变，病变部位压力首先增高，使附近的脑组织受到挤压而发生移位，并把压力传向远处，造成颅内各腔隙间的压力差，这种压力差导致脑室、脑干及中线结构移位，更易形成脑疝。

（二）根据病变进展速度，颅内压增高可分为急性、亚急性和慢性 3 类

1. 急性颅内压增高

见于急性颅脑损伤引起的颅内血肿、高血压性脑出血等。其病情发展快，颅内压增高所引起的症状和体征严重，生命体征（血压、呼吸、脉搏、体温）变化剧烈。

2. 亚急性颅内压增高

病情发展较快，颅内压增高的反应较轻，多见于颅内恶性肿瘤、转移瘤及各种颅内炎症等。

3. 慢性颅内压增高

病情发展较慢，可长期无颅内压增高的症状和体征，多见于生长缓慢的颅内良性肿瘤、慢性硬脑膜下血肿等。急性或慢性颅内压增高均可导致脑疝发生。脑疝发生后，移位脑组织被挤进小脑幕裂孔、硬脑膜裂隙或枕骨大孔中，压迫脑干，产生一系列危急症状。脑疝发生后，加剧了脑脊液和血液循环障碍，使颅内压力进一步增高，从而形成恶性循环，最终导致患者死亡。

四、颅内高压的临床表现

头痛、呕吐、视盘水肿是颅内压增高的 3 个主要表现。

（一）头痛

头痛是颅内高压的常见症状，发生率为 80%～90%，初时较轻，以后加重，并呈持续性、阵发性加剧，清晨时加重是其特点，头痛与病变部位常不相关，多在前额及双颞，后颅窝占位性病变的头痛可位于后枕部。急性颅内压增高者，由于脑室系统产生急性梗阻，所以头痛极为剧烈，肿瘤内出血，可产生突发而剧烈的头痛。

（二）呕吐

呕吐不如头痛常见，但可能成为慢性颅内压增高患者的唯一的主诉。其典型表现为喷射性呕吐，与饮食关系不大而与头痛剧烈程度有关。位于后颅窝及第四脑室的病变较易引起呕吐。

（三）视盘水肿

其是颅内压增高最客观的重要体征，发生率为 60%～70%。虽然有典型的眼底所见，但患者多无明显自觉症状，一般只有一过性视力模糊、色觉异常，或有短暂的视力丧失。这些视觉症状只持续数秒，少数可达 30 秒左右，称为弱视发作。弱视发作常见于慢性颅内压的增高晚期，常与头痛程度平行。如果弱视发作频繁时提示颅内压的增高持续存在，最终导致视力永久性丧失。

（四）其他症状

可有头昏、耳鸣、烦躁不安、嗜睡、癫痫发作、展神经麻痹、复视等症状。颅内高压严重

时有生命体征变化：血压升高、脉搏及呼吸变慢，血压升高是调节机制的代偿作用，以维持脑血液供应，呼吸变慢可能是延髓呼吸中枢功能紊乱所致，生命体征变化是颅内压增高的危险征兆，要警惕脑疝的发生。

（五）脑疝

急性和慢性颅内压增高者均可以引起脑疝，前者发生较快，有时数小时就可出现，后者发生缓慢，甚至不发生。

五、诊断

通过全面而详细地询问病史和认真地进行神经系统检查，可发现许多颅内疾病在引起颅内压增高之前已有一些局灶性症状与体征，由此可做出初步诊断。应及时地做以下辅助检查，以尽早诊断和治疗。

（　）计算机 X 线断层扫描（CT）

目前 CT 是诊断颅内占位性病变的首选辅助检查措施。它不仅能对绝大多数占位性病变做出定位诊断，而且还有助于定性诊断。CT 具有无创伤性特点，易于被患者接受。

（二）磁共振成像（MRI）

在 CT 不能确诊的情况下，可进一步行 MRI 检查，以利于确诊。MRI 同样也具有无创伤性特点。

（三）数字减影血管造影（DSA）

不仅使脑血管造影术的安全性大大提高，而且图像清晰，使疾病的检出率提高。

（四）头颅 X 线摄片

颅内压增高时，可见颅骨骨缝分离，指状压迹增多，鞍背骨质稀疏及蝶鞍扩大等。但单独作为诊断颅内占位性病变的辅助检查手段现已少用。

（五）腰椎穿刺

腰椎穿刺测压对颅内占位性病变患者有一定的危险性，有时可引发脑疝，故应当慎重进行。

六、颅内高压的处理原则

颅内压增高是许多疾病，特别是颅脑疾病中共有的综合征。最根本的处理原则是去病因治疗。对于外伤、炎症、脑缺血缺氧等原因引起的脑水肿，应首先用非手术治疗，包括给氧、抗生素、高渗降压药物等。由于占位性病变所引起者应采用手术治疗切除病变。由于脑脊液通路受阻而形成脑积水者，可做脑脊液分流手术等。但颅内压增高患者往往情况紧急，有时对确定病因诊断的各种检查来不及进行而患者已处于较严重的紧急状态，此时应先做暂时性的症状处理，以争取时机利用一切可能的检查手段，确定病因后再给予去病因治疗。

1. 一般处理

凡有颅内压增高的患者，应留院观察。密切观察神志、瞳孔、血压、呼吸、脉搏及体温的变化，以掌握病情发展。有条件时可做颅内压监测，根据监测中所获得的压力信息来指导治疗。频繁呕吐者应暂禁食，以防吸入性肺炎。不能进食的患者应予补液，补液量应以维持出入液量的平衡为度，补液过多可促使颅内压增高恶化。注意补充电解质并调整酸碱平衡。用轻泻剂来疏通大便，不能让患者用力排便，不可做高位灌肠，以免颅内压骤然增高。对昏迷的患者及咳痰困难者要考虑做气管切开术，以保持呼吸道通畅，防止因呼吸不畅而使颅内压进一步增高。给予氧气吸入有助于降低颅内压。病情稳定者需尽早查明病因，以明确诊断，尽快施行去除病因的治疗。

2. 病因治疗

对患者无手术禁忌的颅内占位性病变，首先应考虑做病变切除术。位于大脑非功能区的良性病变，应争取做根治性切除；不能根治的病变可做大部切除、部分切除或减压术；若有脑积水者，可行脑脊液分流术，将脑室内液体通过特制导管分流入蛛网膜下隙、腹腔或心房。颅内压增高已引起急性脑疝时，应分秒必争进行紧急抢救或手术处理。

3. 药物治疗

药物治疗降低颅内压，适用于颅内压增高但暂时尚未查明原因，或虽已查明原因但仍需要非手术治疗的病例。若患者意识清楚，颅内压增高较轻，先选用口服药物。

常用口服的药物有：①氢氯噻嗪 25 ～ 50 mg，每日 3 次；②乙酰唑胺 250 mg，每日 3 次；③氨苯蝶啶 50 mg，每日 3 次；④呋塞米 (速尿)20 ～ 40 mg，每日 3 次；⑤ 50% 甘油盐水溶液 60 mL，每日 2 ～ 4 次。若有意识障碍或颅内压增高症状较重的病例，则选用静脉或肌内注射药物。

常用注射制剂有：① 20% 甘露醇 250 mL，快速静脉滴注，每日 2 ～ 4 次；② 20% 尿素转化糖或尿素山梨醇溶液 200 mL，静脉滴注，每日 2 ～ 4 次；③呋塞米 20 ～ 40 mg，肌内或静脉注射，每日 1 ～ 2 次。此外，也可采用浓缩 2 倍的血浆 100 ～ 200 mL 静脉注射；20% 人血清蛋白 20 ～ 40 mL 静脉注射，对减轻脑水肿、降低颅内压有效。

4. 激素

地塞米松 5 ～ 10 mg 静脉或肌内注射，每日 2 ～ 3 次；氢化可的松 100 mg 静脉注射，每日 1 ～ 2 次；泼尼松 5 ～ 10 mg 口服，每日 1 ～ 3 次，可减轻脑水肿，有助于缓解颅内压增高。

5. 亚低温冬眠疗法

通过冬眠药物，配合物理降温，使患者的体温维持于亚低温状态，有利于降低脑新陈代谢率，减少脑组织的氧耗量，防止脑水肿的发生与发展，对降低颅内压亦起到一定作用。

6. 脑脊液体外引流

有颅内压监测装置的病例，可经脑室缓慢放出脑脊液少许，以缓解颅内压增高。

7. 巴比妥治疗

大剂量异戊巴比妥钠或硫喷妥钠注射可降低脑的代谢，减少氧耗及增加脑对缺氧的耐受力，使颅内压降低。但需在有经验的专家指导下应用。在给药期间应做血药物浓度监测。临床研究显示，巴比妥疗法并未改进患者预后。

8. 辅助过度换气

目的是使体内 CO_2 排出。当动脉血的 CO_2 分压每下降 1 mmHg 时，可使脑血流量递减 2%，从而使颅内压相应下降。

9. 对症治疗

头痛者可给予镇痛剂，但应忌用吗啡和哌替啶等类药物，以防止抑制呼吸中枢。有抽搐发作者，应给予抗癫痫药物治疗。烦躁患者在排除颅内高压进展、气道梗阻、排便困难等前提下，给予镇静剂。

第四章 颅内和椎管内血管性疾病

第一节 蛛网膜下隙出血

蛛网膜下隙出血系指脑底部或脑表面的血管破裂，血液直接流入蛛网膜下隙，又称自发性蛛网膜下隙出血，以先天性脑动脉瘤为多见。由脑实质内或脑外伤出血破入脑室系统或蛛网膜下隙者，称继发性蛛网膜下隙出血。故本病为多种病因引起的临床综合征。

一、病因病理及发病机制

1. 病因病理

蛛网膜下隙出血最常见的病因为先天性动脉瘤，其次为动静脉畸形和脑动脉硬化性动脉瘤，再次为各种感染所引起的脑动脉炎、脑肿瘤、血液病、胶原系统疾病、抗凝治疗并发症等。部分病例病因未明。颅内动脉瘤多为单发，多发者仅占 15%，好发于脑基底动脉环交叉处。脑血管畸形多见于小脑幕上凸面或中深部，脑动脉硬化性动脉瘤则多见于脑底部。动脉瘤破裂处脑实质破坏并继发脑血肿、脑水肿。镜下可见动脉变性、纤维增生和坏死。

2. 发病机制

由于先天性及病理性血管的管壁薄弱，内弹力层和肌层纤维的中断，有的血管发育不全及变性，尤其在血管分叉处往往承受压力大，在血流冲击下血管易自行破裂，或当血压增高时被冲裂而出血。此外，由于血液的直接刺激，或血细胞破坏释放大量促血管痉挛物质（去甲肾上腺素等），使脑动脉痉挛，如果出血量大将会引起严重颅内压增高，甚至脑疝。

二、临床表现

在活动状态下急性起病，任何年龄组均可发病，以青壮年居多，其临床特点如下所述。

1. 头痛

患者突感头部剧痛难忍如爆炸样疼痛，先由某一局部开始，继而转向全头剧痛，这往往指向血管破裂部位。

2. 呕吐

呕吐常并发于头痛后，患者反复呕吐，多呈喷射性。

3. 意识障碍

患者可出现烦躁不安，骚动不宁，谵妄及胡言乱语，意识模糊，甚至昏迷或抽搐，大小便失禁。

4. 脑膜刺激征

脑膜刺激征为常见且具有诊断意义的体征。在起病早期或深昏迷状态下可能缺如，应注意密切观察病情变化。

5. 其他

定位体征往往不明显，绝大部分病例无偏瘫，但有的可出现附加症状，如低热、腰背痛、腹痛、下肢痛等。如为脑血管畸形引起，常因病变部位不同而表现为不同的局灶性体征。如为脑动脉瘤破裂引起，多位于脑底，其临床表现为：①后交通动脉常伴有第Ⅲ脑神经麻痹；②前交通动脉可伴有额叶功能障碍；③大脑中动脉可伴有偏瘫或失语；④颈内动脉可伴有一过性失明、轻偏瘫或无任何症状。

三、辅助检查

1. 腰椎穿刺

出血后2小时，脑脊液压力增高，外观呈均匀、血性且不凝固，此检查具诊断价值。3～4天内出现胆红素，使脑脊液黄变，一般持续3～4周。

2. 心电图

心电图可有心肌缺血缺氧性损伤、房室传导阻滞、房颤等改变。

3. 脑血管造影或数字减影

脑血管造影或数字减影可以显示有无脑动脉瘤或血管畸形，并进一步了解动脉瘤的部位、大小或血管畸形的供血情况，可有利于手术治疗。

4. CT扫描

CT平扫可见出血部位、血肿大小及积血范围（脑基底池、外侧裂池、脑穹隆面、脑室等）。增强扫描可发现动脉瘤或血管畸形。

5. 经颅多普勒超声检查

此检查对脑血流状况可做出诊断，并为手术适应证提供客观指标。

四、诊断与鉴别诊断

1. 诊断

(1) 病史：各年龄组均可发病，以青壮年居多，青少年以先天性动脉瘤为多，中老年以动脉硬化性动脉瘤出血为多。既往可有头痛史及有关原发病病史。

(2) 诱因：可有用力排便、咳嗽、情绪激动、过劳、兴奋紧张等诱因。

(3) 临床征象：急性起病，可有剧烈头痛、呕吐，脑膜刺激征阳性，绝大部分患者无偏瘫，腰椎穿刺为血性脑脊液即可确诊。但脑动脉瘤和脑血管畸形主要靠脑血管造影或数字减影来判断病变部位、性质及范围大小。

2. 鉴别诊断

本病应与脑出血、出血性脑炎及结核性脑膜炎相鉴别，后者具有明显的脑实质受损的定位体征，以及全身症状突出并有特征性脑脊液状。CT扫描脑出血显示高密度影，血肿位于脑实质内。

五、治疗

总的治疗原则为控制脑水肿，预防再出血及脑血管痉挛、脑室积水的产生，同时积极进行病因治疗。急性期首先以内科治疗为主。

(1) 保持安静，头部冷敷，绝对卧床4～6周，烦躁时可选用镇静剂。保持大便通畅，避免用力排便、咳嗽、情绪激动等引起颅内压增高的因素。

(2) 减轻脑水肿，降低颅内压，仍是治疗急性出血性脑血管病的关键。发病2～4小时内脑水肿可达高峰，严重者导致脑疝而死亡。

(3) 止血剂对蛛网膜下隙出血有一定帮助。①6- 氨基己酸 (EACA)。18～24 g 加入 5%～10% 葡萄糖液 500～1000 mL，静脉滴注，1～2 次 / 日，连续使用 7～14 日或口服 6～8 g/d，3 周为 1 疗程。但肾功能障碍者应慎用。②抗血纤溶芳酸 (PAMBA)。可控制纤维蛋白酶的形成。每次 500～1000 mg 溶于 5%～10% 葡萄糖液 500 mL 内，静脉滴注，1～2 次 / 日，维持 2～3 周，采取渐减停药。③其他止血剂。酌情适当选用，如氨甲环酸 (AMCHA)、仙鹤草素溶液、卡巴克洛 (安络血)、酚磺乙胺 (止血敏) 及云南白药等。

(4) 防治继发性脑血管痉挛：在出血后 96 小时左右开始应用钙通道阻滞剂尼莫地平，首次剂量 0.35 mg/kg，以后按 0.3 mg/kg，每 4 小时 1 次，口服，维持 21 日，疗效颇佳。还可试用前列环素、纳洛酮、血栓素等。

(5) 预防再出血：一般首次出血后 2 周内为再出血高峰，第 3 周后渐少。临床上在 4 周内视为再出血的危险期，故需绝对安静卧床，避免激动、用力咳嗽或打喷嚏，并进食低盐少肉伙食，保持大便通畅。

(6) 手术治疗：一旦确诊动脉瘤，应争取早期手术根除治疗，可选用瘤壁加固术、瘤颈夹闭术、用微导管血管内瘤体填塞等手术，以防瘤体再次破裂出血。动静脉畸形部位浅表而不影响神经功能者，亦可用电凝治疗或手术切除。如出现脑积水可采用侧脑室分流术。

第二节 脑动脉瘤

脑动脉瘤是指颅内动脉壁的局限性囊性膨出或瘤样突起而言。年发病率为 (1.7～6.7)/10 万。可发生于任何年龄，但好发于 30～60 岁，1/3 以上在 20～30 岁，1/2 以上在 40 岁以后发病。国内资料显示，脑动脉瘤患者男性占 40%，女性占 60%。51% 的反复性脑蛛网膜下隙出血是由脑动脉瘤引起，而成为脑蛛网膜下隙出血的常见原因。脑动脉瘤破裂前 90% 患者可无特殊症状，一旦破裂出血即可引发脑蛛网膜下隙出血。

一、发病率

在脑血管意外中，脑动脉瘤仅次于脑梗死和高血压性脑出血，占第三位。事实上，脑动脉瘤的发病率很难准确计算，因为有相当一部分死于蛛网膜下隙出血的患者未进行详细检查，而脑动脉瘤又是蛛网膜下隙出血的最主要、最常见的原因。另外，脑动脉瘤的确诊多依靠尸检、手术和脑血管造影，一部分存在脑动脉瘤而未发病者也未算在内。因此，脑动脉瘤的发病率大多是从尸检资料中得来的。同时，由于人们对脑动脉瘤的诊断标准不一，搜索的方法、对象、时间、经验、细致程度不一，各报道中的发病率悬殊较大。据统计每 13 000 人口中，每年就有 1 例蛛网膜下隙出血的患者。临床上，以蛛网膜下隙出血形式发现的动脉瘤为每年在 25 000 人口中就有 1 例 (0.04%)。1966 年，Locksley 统计的 5431 例自发性蛛网膜下隙出血患者中，动脉瘤破裂占 51%；1980 年，上海协作统计的脑动脉瘤破裂亦占蛛网膜下隙出血的 51%。在脑出血患者中，因脑动脉瘤破裂所致者约占 25%。据各个学者报道统计，在一般尸检中，其发现率为 0.5%～7.9%，未破裂的动脉瘤占 0.7%～4.9%，破裂和未破裂的动脉瘤合在一起的平均发病率为 5%。综合十一组大宗尸检 43 945 例，发现动脉瘤 421 例，占 0.95%，其中脑标本检查的发现率为 2%。Hamby 估计在一般人群中动脉瘤的发生率为 0.5% ~ 1%。据不同国家学者估计，每年每 10 万人口中有脑动脉瘤患者 3 ~ 10 例，而未破裂的动脉瘤的发生率每 10 万人口中有 450 例。

二、病因与发病机制

病因可分为先天和后天两大类。

(一) 先天性病因

例如，血管壁本身的缺陷、胎生血管的发育异常和血管畸形，都是动脉瘤形成的重要因素。

(二) 后天性病因

1. 动脉硬化

动脉粥样硬化使血管壁的弹力纤维断裂甚至消失，也可造成动脉营养血管闭塞使血管壁变性，继而削弱了动脉壁对血液及血流冲击的承受力，血管壁局部逐渐呈囊性或瘤性膨出而形成动脉瘤。40 ~ 60 岁是动脉硬化发展的明显阶段，同时也是动脉瘤的好发年龄，这足以说明两者的关系。

2. 感染

感染性动脉瘤约占全部动脉瘤的 4%。身体各部的各种感染皆可以小栓子的形式经血液播散停留在脑动脉的终末支，少数栓子停留在动脉的分叉部，导致血管壁损伤、内弹力纤维断裂坏死，在血流持续性冲击下，血管壁向外突出而形成动脉瘤。

3. 外伤

因闭合性或开放性颅脑损伤、手术创伤、异物、器械、骨片等直接伤及动脉血管壁，或动脉遭受持续性牵拉，造成内弹力纤维以及平滑肌的断裂、坏死和血管壁变薄，在血管内压力的作用下形成真性或假性动脉瘤。

脑动脉瘤的发病机制主要有两个方面：①是动脉血管壁上的结构异常；②是由于血管壁内压力的长期冲击。前者是动脉瘤形成的促发因素。

三、临床表现

(一) 性别

在多数资料中，女性略多于男性，男女之比为 4 : 6。国外文献的一组 2627 例资料中，男性占 41%，女性占 59%；国内一组 284 例综合资料中，男性占 40%，女性占 60%；但日本铃木统计的 3530 例动脉瘤综合资料，男性占 54%，女性占 46%。性别比例亦与年龄有一定关系，20 岁以下男女之比为 2.7 : 1，40 岁以上男性所占比例开始下降，40 ~ 49 岁男女比例为 1 : 1，50 岁后女性所占比例增高，60 ~ 69 岁男女之比为 1 : 3，70 岁以上男女之比为 1 : 10。性别发病率亦与动脉瘤的部位有关，据 Sahs 统计，颈内动脉后交通动脉瘤，男性占 32%，前交通动脉动脉瘤中，男性占 28%，大脑中动脉动脉瘤，男性占 41%。

(二) 年龄

先天性脑动脉瘤可发生在任何年龄。据文献记载，年龄最小者为生后 64 小时，最大者为 94 岁，约 1/3 以上病例在 20 ~ 40 岁发病，50% 以上的患者年龄在 40 ~ 60 岁。发病高峰年龄为 50 ~ 54 岁，10 岁以下及 80 岁以上很少见。

(三) 临床分级

Hunt 及 Hess 根据患者的临床表现将颅内动脉瘤患者分为五级，用以评估手术的危险性。

Ⅰ级：无症状，或轻微头痛及轻度颈强直。

Ⅱ级：中度至重度头痛，颈强直，除有脑神经麻痹外，无其他神经功能缺失。

Ⅲ级：嗜睡，意识模糊，或轻微的灶性神经功能缺失。

Ⅳ级：木僵，中度至重度偏侧不全麻痹，可能有早期的去皮质强直及自主神经系统功能障碍。

Ⅴ级：深昏迷，去皮质强直，濒死状态。

(四) 症状和体征

颅内动脉瘤患者在破裂出血之前，90% 的患者没有明显的症状和体征，只有极少数患者，因动脉瘤影响到邻近神经或脑部结构而产生特殊的表现。动脉瘤的症状和体征大致可分为破裂前先兆症状、破裂时出血症状、局部定位体征以及颅内压增高症状等。

1. 先兆症状

40% ～ 60% 的动脉瘤在破裂之前有某些先兆症状。这是因为动脉瘤在破裂前往往有一个突然扩张或局部少量漏血的过程。其中动眼神经麻痹是后交通动脉瘤最有定侧和定位意义的先兆破裂症状。

2. 出血症状

80% ～ 90% 的动脉瘤患者是因为破裂出血引起蛛网膜下隙出血才被发现，故出血症状以自发性蛛网膜下隙出血的表现最多见。

(1) 诱因与起病：部分患者在动脉瘤破裂前常有明显的诱因，如重体力劳动、咳嗽、用力排便、奔跑、酒后、情绪激动、忧虑、性生活等。部分患者可以无明显诱因，甚至发生在睡眠中。多数患者突然发病，通常以头痛和意识障碍为最常见和最突出的表现。

(2) 出血引起的局灶性神经症状：蛛网膜下隙出血引起的神经症状为脑膜刺激征，表现为颈项强硬，克氏征阳性。大脑前动脉瘤出血常侵入大脑半球的额叶，引起痴呆、记忆力下降、大小便失禁、偏瘫、失语等。大脑中动脉瘤出血常引起颞叶血肿，表现为偏瘫、偏盲、失语及颞叶疝等症状。后交通动脉瘤破裂出血时可出现同侧动眼神经麻痹等表现。

(3) 全身性症状：破裂出血后可出现一系列的全身性症状。

1) 血压升高：起病后患者血压多突然升高，常为暂时性的，一般于数天到 3 周恢复正常。

2) 体温升高：多数患者不超过 39℃，多在 38℃ 左右，体温升高常发生在起病后 24 ～ 96 小时，一般于 5 天至 2 周恢复正常。

3) 脑心综合征：临床表现为发病后 1 ～ 2 天内出现一过性高血压、意识障碍、呼吸困难、急性肺水肿、癫痫，严重者可出现急性心肌梗死 (多在发病后第 1 周内发生)。意识障碍越重，出现心电图异常的概率越高。

4) 胃肠出血：少数患者可出现上消化道出血征象，表现为呕吐咖啡样物或排柏油样便。

(4) 再出血：动脉瘤一旦破裂将会反复出血，其再出血率为 9.8% ～ 30%。据统计，再出血的时间常在上一次出血后的 7 ～ 14 天，第 1 周占 10%，11% 可在 1 年内再出血，3% 可于更长时间发生破裂再出血。

(5) 局部定位症状：动脉瘤破裂前可因直接压迫邻近结构而出现症状，在诊断上这些症状具有定位意义。常见的局部定位症状如下。

1) 颅神经症状：这是动脉瘤引起的最常见的局部定位症状，以动眼神经、三叉神经、滑车神经和展神经受累最常见。

2) 视觉症状：这是由于动脉瘤压迫视觉通路引起的。Willis 环前半部的动脉瘤，如大脑前动脉瘤、前交通动脉瘤，可压迫视交叉而出现双颞侧偏盲或压迫视束引起同向偏盲。

3) 偏头痛：动脉瘤引起的典型偏头痛并不多见，其发生率为 1% ～ 4%。头痛多为突然发生，常为一侧眼眶周围疼痛，多数呈搏动性疼痛，压迫同侧颈总动脉可使疼痛暂时缓解。

(6) 颅内压增高症状：一般认为，直径超过 2.5 cm 以上的未破裂的巨大型动脉瘤或破裂动脉瘤伴有颅内血肿时可引起颅内压增高。巨大型动脉瘤引起的眼底水肿改变，与破裂出血时引起的眼底水肿出血改变有所不同，前者为颅内压增高引起的视盘水肿，后者多为蛛网膜下隙出血引起的视盘水肿、视网膜出血。

(7) 特殊表现：动脉瘤有时会出现一些特殊表现。例如，颈内动脉瘤或前交通动脉瘤可出现头痛、双颞侧偏盲、肢端肥大、垂体功能低下等类鞍区肿瘤的表现。个别病例亦可以短暂性脑缺血发作为主要表现；少数患者在动脉瘤破裂出血后可出现急性精神障碍，表现为急性精神错乱、定向力障碍、兴奋、幻觉、语无伦次及暴躁行为等。

(五) 动脉瘤破裂后的变化

1. 动脉瘤破裂后脑血流量的变化

脑动脉瘤破裂后不论是否发生脑血管痉挛，多数病例可持续存在不同程度的平均脑血流量降低，破裂侧降低更为明显，可小于 5 L/(g·s)。脑动脉破裂后脑血流量的下降与脑血管痉挛、脑实质内血肿形成、脑室扩大及颅内压升高等因素有关。破裂后并发脑实质内血肿形成后，平均脑血流量可明显降低，即使血肿消失后，脑血流量仍持续低下。脑室明显扩大者，平均脑血流量亦明显降低，但脑室引流后，脑血流量可明显恢复。当颅内压超过 1.92 kPa 时，平均脑血流量可低于 5 L/(g·s)。

2. 动脉瘤破裂后颅内压变化

动脉瘤破裂后颅内压的变化是一个很重要且复杂的病理生理过程。颅内压的变化取决于动脉瘤破裂后的出血量、脑脊液吸收功能与循环通路是否异常，以及脑水肿、脑梗死和脑血管痉挛的程度等。一般情况下人们常采用测定硬膜外压力和脑室内的压力来监测颅内压的情况。按照 Lundberg 分类标准，脑室内压力 0 ～ 1.33 kPa 为正常压力，1.47 ～ 2.67 kPa 为轻度增高，2.8 ～ 5.33 kPa 为中度增高，大于 5.3 kPa 为重度增高。

(1) 动脉瘤破裂后颅内压的变化类型：按照 Nornes 和 Voldby 的观察，动脉瘤破裂后可出现以下几种压力变化类型。

1) 蛛网膜下隙出血 I 型：在动脉瘤破裂出血后硬膜外压力垂直上升到 8.64 ～ 21.12 kPa，随后在几分钟内又降到相当低的水平。这种高峰持续 8 ～ 10 分钟，然后在数小时内缓慢升高到较高水平，如病情好转则压力逐渐下降至正常，少数患者则保持较高水平压力直至死亡。

2) 蛛网膜下隙出血 II 型：动脉瘤破裂出血后可观察到硬膜外压力急骤升高到 17.76 ～ 21.12 kPa，以后持续稳定在这一水平，对过度换气和脱水剂均无反应，直至死亡。

3)B 波：动脉瘤破裂后，在观察脑室内压力变化时，可发现在任何水平上都可持久地记录到 B 波。其波动范围为 0.67～6.67 kPa，B 波波幅的大小与病情的恶化与好转有关。通过脑室引流、过度换气、脱水剂及地塞米松的应用，B 波可减少或消失。动脉瘤破裂出血后早期颅内压升高可能与脑脊液循环通路障碍引起脑积水、动脉瘤破裂后急剧压力升高致缺血性脑肿胀以及颅内血肿形成有关，而晚期出现的持续性颅内压增高可能是脑血管痉挛引起的脑缺血、脑水肿所致。

(2) 动脉瘤破裂后的病情分级与颅内压的关系：一般认为级别越高，颅内压也越高。Voldby 的报道中对 52 例动脉瘤破裂后患者，连续监测 8 天脑室内压力，结果发现：Ⅰ～Ⅱ级，平均脑室内压力为 (1.37±0.12)kPa(正常或轻度增高)，Ⅱ～Ⅲ级，平均为 (2.63±0.187) kPa(轻、中度增高)；Ⅲ～Ⅳ级，平均为 (3.813±0.173)kPa(中度增高)。而 Hayes 则观察到Ⅲ级患者平均脑室内压力为 2～5.33 kPa，Ⅳ级平均为 4～10 kPa，Ⅴ级大于 10 kPa。Voldby 观察到Ⅰ～Ⅱ级患者的 B 波波幅为 0.53～1.07 kPa，Ⅱ～Ⅲ级为 0.67～2 kPa，Ⅲ～Ⅳ为 1.33～4 kPa，个别Ⅳ～Ⅴ级病例可达 5.3～6.67 kPa。

(3) 动脉瘤破裂后颅内压变化与再出血的关系：动脉瘤破裂出血后再出血者在出血前脑室内压力比没有再出血者高得多。Voldby 报道中有再出血的患者平均脑室压力为 4 kPa，而没有再出血者平均脑室内压力为 2.67 kPa。动脉瘤再出血后均可发生颅内压升高，而颅内压力变化的类型为蛛网膜下隙出血Ⅰ型和蛛网膜下隙出血Ⅱ型。有关降低颅内压力是否会引起再出血，各学者观点不一。Nornes 认为颅内压下降常引起再出血，而 Voldby 认为降低脑室内压力不增加再出血率，反而再出血往往发生在脑室内压力较高的患者中。Lundberg 和 Voldby 在降低脑室内压力的研究中发现，再出血率分别为 16% 和 17%，与动脉瘤再出血率 14%～30% 相比无显著差异。

3. 动脉瘤破裂后水电解质的变化

动脉瘤破裂后约 21.9% 的患者发生水电解质紊乱，最常见的是低钠血症 (114～130 mmol/L)，占 72%，其次为尿崩症。官坂 (1984) 报道了 114 例动脉瘤破裂后水电解质紊乱的资料，男 50 例，女 64 例，年龄为 12～83 岁，平均 49.8 岁。低钠血症和尿崩症的发生率分别为 15.8% 及 6.1%。低钠血症发生于病后 13.5(6～26) 天，平均持续 9.3(4～18) 天。尿崩症发生在病后 26.5(15～35) 天，平均持续 20.1(5～41) 天。

脑动脉瘤破裂后发生水电解质紊乱的机制如下。

(1) 血肿与出血压迫或破坏了下丘脑。

(2) 由于脑血管痉挛，使下丘脑垂体系统产生了缺血性改变。

(3) 蛛网膜下隙出血后产生脑积水导致第三脑室扩大，压迫下丘脑。

(4) 低钠血症除下丘脑功能障碍以不同途径引起外，尚与脱水及盐消耗有关。蛛网膜下隙出血后因下丘脑功能障碍，导致心钠素分泌，引起肾脏盐消耗。

一般认为影响水电解质紊乱发生的因素如下。

(1) 破裂的动脉瘤的部位：破裂的动脉瘤位于颈内动脉、前交通动脉及大脑前动脉者，水电解质紊乱多见。据报道，颈内动脉破裂后发生水电解质紊乱的概率为 29.4%，在大脑前动脉及前交通动脉瘤破裂者，发生率为 26.8%，均明显高于大脑中动脉瘤 (9.6%)。

(2) 意识分级：分级在Ⅲ、Ⅳ级者，发生水电解质紊乱 (分别为 21.4% 和 54.1%) 明显多于Ⅰ、

Ⅱ级者 (6.2%)。

(3) 脑池内血量：无脑池内积血者，水电解质紊乱的发生率低，有积血者发生率高。宫坂报道，CT 扫描显示蛛网膜下隙无高密度者 10 例均无水电解质紊乱发生，而有高密度者 30% 发生水电解质紊乱；额叶底部纵裂发生小血肿者，66.7% 出现水电解质紊乱。

(4) 脑血管痉挛：有脑血管痉挛者发生水电解质紊乱者多见，并且脑血管痉挛越重，发生水电解质紊乱的概率越大。严重脑血管痉挛者 (管腔狭窄达 50% 以上) 水电解质紊乱的发生率达 38.4%。

(5) 脑积水：无脑积水者仅 4.4% 发生水电解质紊乱，而出现轻、重度脑积水者，其发生率高达 32.4% 及 73.3%。据 Wijdicks(1988) 报道，低钠血症，在三脑室扩大者的发生率为 48.8%，而无三脑室扩大者仅为 26.1%，在经脑室引流后，三脑室恢复正常者，低钠血症亦恢复正常，而三脑室持续扩大者，血钠未恢复正常。

4. 动脉瘤破裂后循环免疫复合物和补体活性的变化

动脉瘤破裂出血后，约 72% 的患者出现免疫复合物阳性。阳性的出现多发生在出血的早期，甚至在动脉瘤破裂之前即已形成，有些病例在发病的最初 10 小时即出现。大多数患者在大出血前数天或数月即有报警症状，说明已有少量血液渗漏至蛛网膜下隙，同时损伤脑组织，作为自体抗原可刺激产生免疫复合物。免疫复合物的致病作用视其能否在组织内沉积和能否激活补体而定。在发生脑血管痉挛的患者中，C_{3d}(为补体激活的一种敏感标记) 为无血管痉挛者的 2 倍，并且 C_{3d} 的增加与免疫复合物的阳性率呈正相关，说明免疫复合物激活补体的产生；但 C_{3d} 也可因受累血管周围的抗原抗体反应而局部产生。在脑血管痉挛的患者中，发病 3 天后，血 C_{3d} 的平均值明显大于 22.2 mU/mL，并持久增高，发病后 2 周仍持续保持高水平。曾有人报道慢性血管痉挛者循环免疫复合物增加而且脑动脉壁内有 IgG 和补体 C_{3d} 沉积，说明免疫反应参与脑血管痉挛的发生。

(六) 不同部位及特殊类型的动脉瘤的临床特点

有些部位的动脉瘤常引起特定的表现，认识这些临床表现对于临床诊断有很大的帮助。现将不同部位的动脉瘤及特殊类型的动脉瘤的临床特点叙述如下。

1. 颈内动脉瘤

颈内动脉瘤占动脉瘤的 40% 左右。最常见的部位为后交通动脉，其他部位有颈内动脉海绵窦段、眼动脉起始处、颈内动脉分叉处、脉络膜前动脉等。发生在破裂孔到海绵窦一段的颈内动脉上的动脉瘤，极为少见。以往以床突为界将颈内动脉瘤分为两类，即床突上动脉瘤和床突下动脉瘤。床突上颈内动脉瘤包括眼动脉瘤、后交通动脉瘤、脉络膜前动脉瘤及颈动脉分叉处动脉瘤；床突下颈内动脉瘤包括海绵窦段颈内动脉瘤和部分眼动脉瘤及岩骨部颈内动脉瘤。

(1) 后交通动脉瘤：占动脉瘤总数的 25% 以上。完全位于后交通动脉者很少见，仅占 4.4%；一般位于与颈内动脉相接处或与大脑后动脉相接处，占 95.6%。其左右分布无明显差别，性别分布女性显著多于男性，并且还有对称发生的倾向。小型后交通动脉瘤可刺激三叉神经眼支引起前额痛、眼眶痛，或出现动眼神经麻痹，并较易破裂出现颅内出血的症状。大型后交通动脉瘤常引起动眼神经麻痹，是后交通动脉瘤最有价值的定位症状，患者出现复视、眼睑下垂、眼球外展、瞳孔散大、光反射消失等。还可压迫视神经和视交叉而引起一侧视力障碍、视神经萎缩、同向性或双颞侧偏盲等。

(2) 眼动脉瘤：占动脉瘤的 1.5% ～ 8%，女性多见，多起自眼动脉起始部，瘤颈位于眼动脉上方与颈内动脉的夹角中，少数由眼动脉直接长出。眼动脉瘤往往同时发生在双侧对称部位，即所谓的"影子动脉瘤"，常为多发性动脉瘤的一个。21% ～ 64% 的眼动脉动脉瘤为多发性动脉瘤，且常常长成巨大型。Yasargil 报道的 25 例眼动脉瘤中，16 例为多发性动脉瘤。Guidetti 报道的 25 例眼动脉瘤中 15 例为巨大型。

由于眼动脉瘤与视神经、视交叉、颈内动脉前床突、海绵窦等解剖关系密切，不仅手术困难，而且可压迫这些邻近结构，出现病侧视力进行性减退以致失明、视神经萎缩、视野缺损等。部分患者可无明显症状，仅偶然发现。有时可侵蚀视神经孔造成视神经孔扩大。极少数病例，动脉瘤可突入蝶窦，破裂出血时反复出现大量鼻出血。

按其解剖形态可分为 4 型。

1) 视下型：最常见，瘤体水平突向中线方向，与颈内动脉垂直，位于视神经和视交叉下方。

2) 视外型：次之、瘤体突向前上方，位于视神经和视交叉的外侧。

3) 视上型：较少见，瘤体向内、向上突出，位于视神经与视交叉的上方。如为巨大型可突入鞍内，占据整个鞍区，类似于鞍区肿瘤，有人将之单独列为一型，即球型。

4) 窦内型：少见，瘤体位于海绵窦内。

(3) 脉络膜前动脉瘤：占动脉瘤的 2% ～ 4.5%。多位于脉络膜前动脉的起始部及其附近，30% 的患者为多发性，另一个动脉瘤常常是后交通动脉瘤。并且两个动脉瘤常互相靠近，形似单个动脉瘤。其临床表现与后交通动脉瘤相似，诊断较困难，只能通过脑血管造影才能鉴别。

(4) 颈内动脉分叉处动脉瘤：并不多见，占动脉瘤的 4.4% ～ 7%。男性多见，儿童动脉瘤常发生在此部位。有人报道儿童动脉瘤 34% 发生在该处。瘤颈与瘤体多向后、向上、向内突起，瘤颈多从颈内动脉和大脑前动脉的后方突出，并与大脑前动脉粘连。小的动脉瘤可无症状，大型或巨大型者可表现为进行性病侧视力障碍和视神经萎缩。

(5) 海绵窦段颈内动脉瘤：占全部动脉瘤的 2% ～ 5%，占颈内动脉瘤的 14%。在脑血管造影上相当于颈内动脉的 C3 段处。此处的动脉瘤 93% 呈囊状，大型者占 34%，中型占 48%，巨大型占 3% ～ 45%，双侧同时发生者亦不少见，占 21%。

海绵窦段颈内动脉瘤的临床特点为：① 发病年龄多在 51 ～ 58 岁，男女之比为 1 ：(4.3 ～ 23.3)；② 6% ～ 50% 的患者伴有高血压，有些患者可能伴有 Marfan 综合征、动脉狭窄等先天性疾病；③ 海绵窦段颈内动脉瘤最常见的起源部位依次是前曲段 (47%)、水平段 (34%) 及后曲段 (9%)；④ 无症状的海绵窦段颈内动脉瘤占 34% ～ 40%；⑤ 其临床表现包括压迫性症状及血管性症状两类，57% ～ 79% 的患者出现压迫性症状；由于海绵窦内含有Ⅲ、Ⅳ、Ⅴ、Ⅵ颅神经及其周围特殊结构，动脉瘤可压迫上述颅神经及其邻近结构，而出现眼眶及前额疼痛、复视，以及动眼神经、滑车神经、展神经部分或完全麻痹，其中以展神经麻痹出现最早；缩瞳纤维受累出现瞳孔散大、光反射消失、交感纤维受累表现为瞳孔缩小，大型动脉瘤可压迫视神经、视交叉、下丘脑而出现视力、视野障碍及垂体功能不全等。海绵窦段颈内动脉瘤可分前、中、后三段，前段动脉瘤产生眼支症状，表现为额区感觉减退，角膜反射迟钝；中段动脉瘤产生眼支和上颌支症状，除眼支症状外尚有面颊部感觉障碍；后段者产生完全的三叉神经症状，表现为张口时下颌歪向病侧，病侧咀嚼肌无力或萎缩等。症状的轻重多与动脉瘤的起源部位、生长方向及大小有关。向前生长者可导致眶上裂综合征；向后外侧生长者侵及岩骨可产生耳聋及出血性耳炎；向内侧生长者可压迫垂体柄而出现泌乳素分泌失调等；向外侧生长则出现典型的海绵窦综合征。14%～19%的患者出现血管性症状，包括蛛网膜下隙出血(6%～75%)、颈内动脉海绵窦瘘、鼻出血(2.25%)、硬脑膜下血肿及动脉瘤迹侧脑梗死或缺血症状等。约9.2%的颈内动脉海绵窦段动脉瘤破裂形成颈内动脉海绵窦瘘，表现为额部疼痛、搏动性突眼、眼底静脉增粗、出血、球结膜水肿等。另外，80%～90%患者在额部或眼眶部可听到血管性杂音，压迫同侧颈动脉杂音减弱或消失。如破入蝶窦可导致大量鼻出血，颈内动脉瘤突入蝶窦者占71%，而在颈内动脉瘤与蝶窦黏膜间无骨质者仅占4%。该处动脉瘤发生蛛网膜下隙出血的概率为0～40%，发生硬膜下血肿者少见。3.4%～4.5%的海绵窦段颈内动脉瘤巨大型因血栓形成而致颈内动脉或其远侧栓塞而产生脑缺血症状。约38%的患者颅骨X线片有异常，多表现为瘤壁上有弧形钙化影，前床突、眶上裂或鞍背、鞍底骨质破坏等。4%～15%的眼动脉发生在海绵窦内，因此，一些眼动脉分支或其稍远侧床突旁颈内动脉瘤可能完全位于海绵窦内，手术时要注意。

(6) 岩骨部颈内动脉瘤：岩骨部颈内动脉瘤罕见。其主要临床症状为听神经受损，约50%的患者有此症状，表现为耳鸣、耳聋或听觉过敏等，有时可有面神经及三叉神经受累的症状。多数患者可在鼓膜下发现有一紫色搏动性肿物。破裂出血时而表现为鼻或耳中喷出大量动脉血。

2. 大脑前动脉瘤

占动脉瘤的31.5%～36%。可引起单侧失明、嗅觉障碍等，亦可完全无症状，破裂出血形成额叶血肿可出现精神症状及对侧下肢瘫痪。其中以前交通动脉瘤最常见，其次为大脑前动脉远端动脉瘤，大脑前动脉主干上动脉瘤少见。

(1) 前交通动脉瘤：占全部动脉瘤的28%～30%，是动脉瘤的好发部位之一。其特点为：①85%的患者可伴有Willis环发育异常；②由于前交通动脉仅3～4mm长，故常累及双侧大脑前动脉；③小型动脉瘤可无症状，破裂后可产生额部头痛、昏迷、智能障碍、精神错乱，有时可引起Korsakoff综合征；④大型或巨大型动脉瘤可直接压迫视交叉、下丘脑而出现相应症状，有时可类似颅底脑膜瘤的表现；⑤透明隔腔出血是前交通动脉瘤破裂的特异CT表现之一。

(2) 大脑前动脉远端动脉瘤：占动脉瘤的2%～4.5%。常发生在胼周动脉上，少数在额极动脉或胼缘动脉上。未破裂者多无症状，破裂后可出现相应的表现。有时胼周动脉瘤可同时累及两侧动脉，类似前交通动脉瘤，这类患者的前交通动脉可以缺失。Sindon(1988) 报道的19例胼周动脉动脉瘤，女12例，男7例，年龄29～65岁。18例经腰椎穿刺证实有蛛网膜下隙出血，按Hunt-Hess分级，0级1例，Ⅰ级2例，Ⅱ级4例，Ⅲ及Ⅳ级各6例；其中单发胼周动脉瘤12例，7例为多发性动脉瘤，动脉瘤均呈囊状，6例于邻近血管处可见到血管痉挛。9例经CT扫描见动脉瘤同侧有血肿。

(3) 大脑前动脉主干动脉瘤：较少见，仅占全部动脉瘤的 0.76% ～ 1.5%。常位于视交叉上方，体积往往较小。小型者无症状，大型或巨大型动脉瘤可压迫视神经、视交叉、嗅束而出现视力障碍、视野中心暗点或失明、额侧上 1/4 视野缺损、嗅觉障碍，有时还会出现视盘水肿。其多发性为大脑前动脉主干动脉瘤的特点之一，此段动脉瘤多发性高达 24.1% ～ 44.1%。

3. 大脑中动脉瘤

并不少见，占动脉瘤的 11.7% ～ 33%。大多数位于侧裂内主干的分叉处，少数在其主干或远端分支上。多以蛛网膜下隙出血为首发症状，有时以癫痫或进展性偏瘫为主要表现，常无动眼神经麻痹。破裂后易形成脑内或硬膜下血肿，达 49.8%，可出现偏瘫、失语、同向偏盲等。

(1) 大脑中动脉主干动脉瘤：发生率为 3.6%。其动脉瘤体积较小。多无症状，有时可出现偏头痛。由于这段动脉有重要动脉供应基底节和内囊，故破裂出血后常发生严重偏瘫、失语、偏盲等。

(2) 大脑中动脉分叉处动脉瘤：占动脉瘤的 12% 左右，是大脑中动脉最常发生动脉瘤的部位。破裂前无症状，若动脉瘤内血凝块脱落可造成大脑中动脉栓塞而突发偏瘫、抽搐等。此处动脉瘤常长成巨大型。破裂后可引起相应症状及体征。

(3) 大脑中动脉周围支动脉瘤：很少见，约占 14%。破裂前无明显症状，破裂后可出现抽搐、偏瘫等。

4. 大脑后动脉瘤

较少见，占全部动脉瘤的 0.6% ～ 4%，占椎 - 基底动脉瘤的 1% ～ 15.4%。常发生在与后交通动脉及额前支交接的两个部位。其特点为：①与后交通动脉交接处的动脉瘤可产生动眼神经麻痹或动眼神经交叉瘫；②与额前支交接处的动脉瘤可出现同向性偏盲、额叶癫痫等；③ 3/4 的患者以蛛网膜下隙出血为首发症状，其他症状尚有偏瘫，Weber 综合征，滑车、展、面神经麻痹等；④约 80% 长成巨大型动脉瘤而压迫脑干出现对侧偏瘫、延髓性麻痹或精神症状等；⑤常伴有胚胎型大脑后动脉。

5. 基底动脉瘤

占全部动脉瘤的 5% ～ 8%。基底动脉瘤的发生部位分基底动脉分叉部、基底动脉主干及基底动脉起始部等。

其临床特点如下。

(1) 基底动脉分叉部动脉瘤 (占 2%)，以两侧大脑后动脉的分叉部最常见，占 34% ～ 51%，由于其位置深在，手术极为困难；损伤其穿动脉时可引起昏迷、视力障碍、内分泌紊乱及自主神经失调等；此部位的动脉瘤瘤顶 70% 指向上方，10% ～ 15% 指向腹侧，其余指向背侧。

(2) 基底动脉主干上的动脉瘤占椎 - 基底动脉系动脉瘤的 15% ～ 25%，多发生在小脑上动脉和小脑前下动脉。小脑上动脉瘤可压迫动眼或滑车神经出现颅神经麻痹，也可累及三叉神经而引起三叉神经痛；小脑前下动脉瘤可引起同侧面肌抽搐或类似桥小脑角肿瘤的表现或出现梅尼埃综合征。

(3) 大型动脉瘤除引起上述症状外，尚可梗阻中脑导水管和第四脑室而出现脑积水，甚至视盘水肿，压迫双侧大脑脚和动眼神经而出现下肢无力或瘫痪、动眼神经交叉瘫；压迫丘脑可出现自主神经功能紊乱。

(4) 基底动脉瘤很少发生破裂，但破裂时，患者出现剧烈枕部疼痛、昏迷、角弓反张、去脑强直、延脑麻痹等。

6. 椎动脉瘤

少见，占全部动脉瘤的 3%～5%，占椎－基底动脉瘤的 20%～30%。主要发生在颅内段，以椎动脉汇入基底动脉或小脑后下动脉交接处较常见，分别占 37% 及 60%。其特点为：①以小脑后下动脉连接处动脉瘤最常见，可出现小脑动脉闭塞的症状，如共济失调、延脑损害等，有时出现头晕、耳鸣等类似梅尼埃综合征表现；②如动脉瘤突入颈管内可产生高颈髓及延髓受压的症状。

7. 多发性动脉瘤

占全部动脉瘤的 4.2%～31%，平均 20% 左右。而发生在同一条动脉上的多发动脉瘤仅占全部动脉瘤的 2.8%，占多发性动脉瘤的 16.9%。

其临床特点为：①女性多见，男女之比为 1：5，3 个以上动脉瘤的男女之比为 1：11；②患者好发年龄为 43～70 岁；③74% 的病例动脉瘤为 2 个，3 个动脉瘤者占 18.6%，4 个以上者占 7.5%，少数在 5 个或 5 个以上；④均位于幕上者占 80%，均位于幕下者占 9%，幕上、下者占 11%；47% 患者其 2 个动脉瘤位于对侧对称部位，21% 患者的 2 个动脉瘤位于同侧，29% 的患者 1 个动脉瘤发生在中线部位，另 1 个在一侧；⑤多发性动脉瘤常见的部位依次为颈内动脉、大脑中动脉、前交通动脉、椎－基底动脉，但易破裂的动脉瘤部位却是前交通动脉 (62%)、大脑中动脉 (27%)；其他动脉瘤破裂率发生较高的有基底动脉、小脑后下动脉和后交通动脉等；⑥动脉瘤多数在 5 mm 或更小，而破裂动脉瘤多在 6 mm 或更大；⑦根据临床体征难以定出破裂动脉瘤的部位；⑧发生在同一条动脉上的多个动脉瘤，以颈内动脉最多，占 70%，大脑中动脉次之，占 20%，再次为前交通动脉占 10%，同一动脉上多发动脉瘤数目多为 2 个，可同时伴有其他动脉上的动脉瘤。

8. 未破裂的动脉瘤

未破裂的脑动脉瘤在临床报道中占 10%，而在尸检资料中占 2%。其特点为：①年龄主要在 40～69 岁，女性稍多于男性；②动脉瘤大部分位于 Willis 环的前部，在床突下的动脉瘤多位于交通动脉、大脑中动脉及大脑前动脉；③一般认为动脉瘤直径在 7～8 mm 时出现症状，而达 10 mm 时则破裂；④临床上多表现为急性发作单侧血管性偏头痛，可在 24 小时内自行缓解，亦可表现为迟发性癫痫、进行性脑缺血及假脑瘤 (伴动眼神经麻痹及视盘水肿)；⑤未破裂的动脉瘤手术危险性比破裂者小，术后极少发生脑血管痉挛。未破裂的脑动脉瘤的总危险率 (可能破裂的危险及手术的危险) 为 1%～5%，其 10 年内出血及致死性出血的危险性分别为 11.5% 和 6.6%。Jomin(1987) 报道未破裂的动脉瘤，术后死亡率为 4%，治愈率为 86%；Helsknen(1986) 报道的 43 例未破裂的多发性动脉瘤，术后致残率及死亡率均为 2.3%。亦有人报道未破裂的动脉瘤手术无死亡，手术致残率很低，6%～12% 的患者遗留有永久性神经功能缺失；Rice(1980) 报道了一组 167 例未破裂的后循环动脉瘤患者，其中基底动脉瘤 150 个，大脑后动脉瘤 18 个，椎动脉瘤 11 个，总死亡率为 0.6%，总病残率为 3.6%。因此，对于未破裂的动脉瘤多主张手术治疗。

四、辅助检查

(一) 血常规、血沉及尿常规

一般无特异性变化。动脉瘤破裂出血早期，白细胞常超过 $10 \times 10^9/L$，血沉也常轻度到中度增快，其增快程度与白细胞增多的程度相一致。早期可出现蛋白尿、糖尿，严重者可出现管型尿，蛋白尿持续较短，一般数天后即恢复正常。

(二) 腰椎穿刺

动脉瘤未破裂时，腰椎穿刺脑脊液检查多无异常变化。在破裂出血时，腰椎穿刺是诊断动脉瘤破裂后蛛网膜下隙出血的直接证据。腰椎穿刺压力多在 $1.96 \sim 2.84\ kPa$，但腰椎穿刺的时间与压力的变化亦有关，有人发现动脉瘤破裂后，颅内压可急骤升高到 $8.8 \sim 19.6\ kPa$，半小时后颅内压下降。腰椎穿刺脑脊液常呈血性，镜检可见脑脊液中含大量红细胞，反复腰椎穿刺检查，可根据脑脊液内新鲜和陈旧性红细胞的多少，判断出血是否停止，但颅内压很高时，腰椎穿刺要慎重进行，缓慢放液，以免诱发脑疝。如果出血不多，又单纯破入脑实质内或硬膜下或蛛网膜下隙粘连，脑脊液内可无红细胞。一般在出血后2小时腰椎穿刺才能发现脑脊液内有血液或离心后上清液变黄，出血最初脑脊液中白细胞与红细胞成比例，即每1万个红细胞就有1个白细胞；出血12小时后脑脊液中白细胞开始增加，早期以中性为主，晚期以淋巴细胞为主，在脑脊液变黄2周后恢复正常，有时淋巴细胞可持续存在长达48天之久。出血后 $1 \sim 2$ 周红细胞消失，3周后脑脊液变黄。脑脊液中的细胞用特殊染色可发现含铁细胞，这种细胞在出血4周后增多，持续存在17周，用这种方法可在蛛网膜下隙出血4个月后仍能判断是否有过出血。

脑脊液生化检查，糖和氯化物多正常，蛋白增高。这是由于红细胞溶解后释放出大量血红蛋白及出血后渗出反应所致，通常在 $1\ g/L$ 左右。有人认为脑脊液中每1万个红细胞溶解可增高 $150\ mg/L$ 的蛋白质。一般在出血后 $8 \sim 10$ 天蛋白质增高幅度最大，以后逐渐下降。另外，应注意区别腰椎穿刺损伤所致的血性脑脊液，一般腰椎穿刺损伤性血性脑脊液，离心后的上层液体无红色或黄色变化，对联苯胺无阳性反应。

(三) 心电图

动脉瘤未破裂之前，心电图常无明显异常改变，当发生破裂出血后可导致脑心综合征而出现心电图异常，表现为心律失常及类心肌梗死的改变，心律失常包括窦性心律失常(以窦性心动过速最常见)、房性、结性、室性传导性心律失常。类心肌缺血或梗死的表现为QT间期延长，ST段下移，T波低平等。上述改变多在蛛网膜下隙出血后1小时左右出现，易误诊为心血管疾病。

(四) 脑电图

对脑动脉瘤脑电图无特异性变化。破裂出血后2周内，约95%的患者出现异常脑电波，主要表现为：①一侧电压幅度减低；②出现脑电波减慢；③出现高电压波及局限性波；④出现慢波灶。

(五) 脑超声

近年来由于CT的普及，脑超声已较少采用。但是，由于它操作简便、安全，可反复进行，在没有CT设备的条件下仍不失为一种有价值的检查手段。如发现有中线波移位、第3脑室扩大及血肿波等，则提示有颅内血肿、脑积水的可能，但对脑动脉瘤无特异性诊断价值。

（六）颅骨平片

15% 的动脉瘤在 X 线颅脑平片上显示出动脉瘤的钙化影，呈圆形或线形，多在鞍区附近。其他变化可有蝶鞍破坏、前床突吸收、一侧眶上裂扩大、视神经孔扩大或边缘模糊、颈内动脉管的边缘增生，如有颅内血肿可使松果体钙化斑移位。

（七）气脑造影

目前已极少用来诊断脑动脉瘤，因其用途不大，仅对脑积水的诊断有所帮助。一般无明显改变，有时可在视交叉池及脚间池或第三脑室的前方见到占位性病变。巨大型动脉瘤引起脑积水，气脑造影时可发现。

（八）脑血管造影

脑血管造影是确诊动脉瘤最可靠、最有意义的诊断方法。通过脑血管造影，加之近年来采用的数字减影法，放大法和不同角度的快速连续摄片等方法，不仅能显示动脉瘤的存在，还可确定其部位、形态、瘤体大小、瘤颈宽窄、扩展方向，动脉瘤的数目、与邻近动脉的关系、动脉硬化程度、供应血管、侧支循环好坏、有无脑血管痉挛、颅内血肿、脑积水和是否合并其他先天性脑血管异常等。

1. 脑血管造影的时机

过去认为脑血管造影最好在出血后病情稳定时进行，即在出血后 2～3 周进行。但是，根据动脉瘤再出血的时间及再出血死亡率的研究，加之主张早期手术者日益增多，出血后 2～3 周进行脑血管造影已为时过晚。据调查第二次出血，在 1 周以内者占 31%，2 周以内者占 51%；单发性动脉瘤再出血的时间以 6～8 天为高峰期。因此，出血后 2～3 周造影，必定有一部分患者死于再出血。Rowley 等的研究发现，78% 的蛛网膜下隙出血的死亡病例发生在出血后第 1 周内，如果脑血管造影延迟到出血后 2 周进行，则重症病例都已死亡，对降低死亡率将毫无帮助。另外，出血后 3 天内脑血管造影并发症发生率最低，但造影阳性率稍低，出血后 4 天造影并发症开始增加，2～3 周最高，3 周后又降低。因此，目前多主张只要病情较好，应在蛛网膜下隙出血后 3～24 小时进行脑血管造影。若有颅内血肿和脑疝征象或急性梗阻性脑积水，应做急症造影，确诊后，及时制订处理方案，争取在第二次出血前完成手术，亦有人主张造影后立即手术，总之，脑血管造影不宜太晚。

2. 脑血管造影的方法

严格来讲，所有蛛网膜下隙出血患者均应行全脑造影，至少应做双侧颈动脉造影。直接颈动脉穿刺造影或股动脉插管行选择性血管造影均可。有定位体征者，先行病灶侧造影。一般应行双侧脑血管造影，这样可提高诊断率，单侧颈动脉造影阳性率为 45%，双侧颈动脉造影阳性率为 67%。由于动脉瘤不一定都有定位体征以及 20% 的患者为多发性动脉瘤，加之造影阴性的部分患者，经过第二次双侧造影，又可发现 23% 患者有动脉瘤，因此，最好行颈动脉插管造影，便于一次做双侧颈动脉及双侧椎动脉全脑造影，这就是近年来兴起的"四条血管造影"，已成为常规方法。四条血管造影的假阴性率大大降低，仅为 1.8%。为观察患侧是否有来自对侧的血供以及有无脑动脉先天变异等情况，应行脑血管交叉造影试验，即选择患侧造影，发现动脉瘤后再做对侧造影，此时将患侧颈总动脉用手压住，再注药摄片。

脑血管造影常因为脑动脉痉挛、动脉瘤颈狭小、动脉瘤内有血栓形成以及技术上的问题，而出现假阴性，即患者有动脉瘤，而脑血管造影未能显示出来。据统计第一次造影假阴性率为38%，第二次造影发现动脉瘤者占23%。而第一次造影阴性死亡的尸检患者中，发现有动脉瘤者占10.4%，经两次造影阴性者，极少尸检再发现有动脉瘤。为减少漏诊率，重复造影很有必要，至少要连续二次造影。术前在动脉内注入少量0.5%普鲁卡因可解除脑血管痉挛，降低假阴性率。当第一次造影未发现有动脉瘤而存在脑血管痉挛者，应隔2周左右等脑血管痉挛消退后再行第二次血管造影。若第二次造影仍阴性，则不必再做造影，除非有再出血。

在多发性动脉瘤患者中，脑血管造影尚能定出哪一个动脉瘤出血。即：①破裂的动脉瘤的载瘤动脉近端或远端附近有局限性动脉痉挛；②破裂的动脉瘤多较大且瘤底都常有小突起或瘤腔不规则；③载瘤动脉由于出血形成血肿或出现脑水肿而产生移位。

3. 脑血管造影术中动脉瘤再破裂

脑血管造影术中动脉瘤再破裂是脑血管造影术最严重的并发症，多发生在有高血压的患者。

(1) 发生率：脑血管造影术中动脉瘤再破裂，文献中报道其发生率在0.01%～4.4%，差别很大，这主要是由于各个学者搜集的病例数目相差很大的缘故。一般为这一并发症是罕见的，Niizuma报道在939例囊状动脉瘤脑血管造影期间再出血者只有1例(0.106%)；美国5484例脑血管造影中，发生再出血者仅1例(0.02%)；Tsementzis报道840例蛛网膜下隙出血脑血管造影，再出血者4例(0.48%)；伊东亦认为动脉瘤在脑血管造影术中再破裂属罕见，但他报道的295例动脉瘤患者在造影中有13例(4.4%)发生再破裂。Aoyagi综合文献资料64例，指出脑血管造影术中动脉瘤再破裂的发生率为0.01%～0.35%。

(2) 发生时间：大多数发生在第一次出血的早期，约90%的造影术中再破裂发生在最近一次破裂至造影时间的24小时之内。但Dublin综合的31例资料中，从前次出血到造影的时间平均为4.7天。

(3) 性别与年龄：据Aoyagi对70例由脑血管造影引起的动脉瘤再破裂的研究报道，男性21例(31%)，女性47例(69%)，性别记录不详2例。年龄在22～87岁，平均45岁。

(4) 诱因与危险因素：脑血管造影术中动脉瘤再破裂的诱因归纳起来可为以下三方面。①机械和血流动力学因素：包括注入造影剂时局部动脉内压增高和全身血压升高等因素；②化学因素：主要指造影剂的化学刺激，以及肝素溶液的反复冲洗；③患者因素：即存在的危险因素，包括患者的年龄、性别、第一次破裂至造影的间隔时间、临床分级、破裂动脉瘤的部位、有无脑血管痉挛等。

脑血管造影术中动脉瘤再破裂的危险因素如下。

1) 最近一次破裂出血至脑血管造影的时间：约90%的再破裂病例发生在最近一次破裂至造影时间的24小时之内。24小时内的再破裂率为9.8%，24小时后的再破裂率为0.5%，两者差异显著。最近一次破裂至造影的时间越短，造影术中发生再破裂的机会越多，最近一次破裂3小时内造影术中的再破裂率为29.6%～37%，5小时内者为20%。

2) 脑血管造影时临床分级情况：根据Hunt-Hess分级，Ⅰ、Ⅱ级患者发生造影术中再破裂少见，Ⅲ、Ⅳ、Ⅴ级较多。

3) 动脉瘤的部位：伊东报道的13例中，发生在大脑中动脉者6例(46.15%)，前交通动脉5例(38.46%)，颈内动脉及大脑前动脉各1例(7.69%)；故以大脑中动脉和前交通动脉易发生造影术中再破裂。但也有人报道颈内动脉瘤造影术中易发生再破裂。

4) 造影的侧别：同侧造影比对侧造影易发生动脉瘤再破裂，约 94% 的再破裂病例发生在同侧造影时。

5) 年龄与性别：造影术中再破裂的频率各年龄组及男女之间无显著差异。

6) 动脉痉挛：约 71% 的造影术中再破裂的患者在造影时存在动脉痉挛。

(5) 发生原因及防治方法如下。

脑血管造影术中动脉瘤再破裂有三种可能的原因。

1) 可能为两者的巧合。造影多在发病的早期进行，当时是否为再出血或是第一次出血的继续难以判定，有 13% 以上造影中再破裂的病例发生在发病后 7 ～ 10 天（动脉瘤自发再破裂高峰期），显而易见两者的巧合的可能性极大。

2) 脑血管造影本身引起的再出血。造影时引起的血压升高而使早期动脉瘤破裂处的纤维蛋白网覆盖脱落是引起动脉瘤在造影中再破裂的主要原因。造影时造影剂的剂量、注入压力，尤其是注入速度是引起动脉瘤再破裂的关键因素。出血早期由于血管痉挛致使血管壁张力能力下降，颅内压增高使血管对增高的血压缓冲能力下降，Hunt-Hess 分级高的患者耐受能力亦差，更易破裂。当造影时直接冲击瘤颈部时可导致位于缺乏脑组织支持的颈内动脉瘤发生再破裂出血，但到目前为止，仍未获得注射造影剂时动脉瘤内压力也有短暂升高的直接证据。Bergleiter 认为若在 1.2 秒内将 8 ～ 10 mL 的造影剂注入颈内动脉，可使颈内动脉远端的压力升高 0.67 ～ 4.67 kPa。伊东报道的 13 例造影时动脉瘤再破裂的病例中，造影剂采用 65% 的泛影葡胺，颈内动脉造影剂量为 10 ～ 12 mL，注入压力 303 kPa，速度为 10 mL/s；经前臂动脉逆行造影剂量为 30 ～ 33 mL，注入压力 392 kPa，速度 21 mL/s；椎动脉造影剂量为 6 ～ 8 mL，注入压力为 245 kPa，速度为 8 mL/s，结果再破裂率高达 4.4%，其中 10 例可以从脑血管造影片上看出造影剂由动脉瘤处漏出血管外，2 例造影后因麻醉未醒行 CT 扫描发现血肿，1 例造影后压迫穿刺部位，患者突然昏迷，脑室引流出血性液体而确诊。

3) 麻醉诱导使动脉压升高而引起动脉瘤再破裂。脑血管造影术中动脉瘤再破裂与非造影发生的再破裂，两者死亡率和病残率有显著差异，前者明显高于后者。因此，预防造影术中动脉瘤再破裂至关重要。为防止这种严重并发症的发生，可在造影前给予镇静剂、麻醉药以减轻患者术中的疼痛和紧张，高血压者给予适当降压药，但主要预防措施是减轻造影剂注入时所引起的脑动脉内压的升高，即采用造影剂总量为 4 mL，用 1.3 秒注入，造影剂注入速度为 3 mL/s。

(6) 预后：脑血管造影术中动脉瘤再破裂的病例，尤其是造影剂外渗者，由于造影剂对脑组织具有强烈的毒性作用，因此预后极差。据文献报道 86 例造影术中再破裂的病例，有 66 例死亡，死亡率为 74%；Tsemcntzis 综合文献中 34 例造影术中再破裂的动脉瘤患者，23 例死亡，死亡率 68%，生存者 4 例偏瘫，1 例动眼神经麻痹，3 例 (8.8%) 无神经系统改变；伊东报道的 13 例中 11 例死亡，死亡率为 85%，幸存 2 例中有 1 例致残。

(九) CT

CT 扫描虽然在确定动脉瘤的存在、大小或位置等方面不如脑血管造影，但是，它却安全、迅速，患者无痛苦，不影响颅内压，可以随时采用，并能反复多次随诊观察。高分辨力的 CT 诊断动脉瘤有以下优点：①"小剂量快速注射法"强化扫描可显示直径在 5 mm 以上的动脉瘤，对颅底动脉瘤的诊断率可达 50% ～ 60%；巨大型动脉瘤，CT 平扫或强化扫描均可发现，表现为动脉瘤周围有脑水肿或脑软化，呈低密度区，瘤壁可因钙化而呈高密度，瘤内因层状血栓而呈高密度，瘤腔中心流动的血流密度又有差别，因此，可见密度不同的同心环状图像，称之为"靶环征"。②除显示动脉瘤外，尚能显示其伴发的蛛网膜下隙出血、脑内脑室内或硬膜下血肿、脑梗死、脑积水等，并能显示出血肿的大小、梗死的范围、脑积水的程度、是否有再出血等，因此避免了反复腰椎穿刺及反复脑血管造影。③可以发现多发性动脉瘤，并能显示出哪一个动脉瘤破裂。④根据蛛网膜下隙出血的分布及密度的情况可估计出血的来源。例如，大脑正中裂和额叶底部以及脑室内积血多提示为前变通动脉瘤出血；外侧裂积血提示大脑中动脉瘤破裂出血；颞叶出血可能为颈内动脉及大脑中动脉瘤出血等。⑤可以了解蛛网膜下隙内局限性和弥漫性积血的情况，预测脑血管痉挛的发生，如蛛网膜下隙，尤其是脑池内存在 3 mm×5 mm 以上人小的血凝块或弥漫性积血达 1 mm 厚时，常提示将可能发生严重的脑血管痉挛。⑥CT 扫描可对动脉瘤进行动态追踪观察，以便及时掌握手术时机及判断预后等。但是，CT 扫描不能完全替代脑血管造影，最终还是需要脑血管造影来证实。

（十）MRI 与 CT 扫描及脑血管造影相比有以下特点

(1) 在动脉瘤出血急性期应先做 CT 扫描，MRI 难以查出很早期的急性脑内血肿与蛛网膜下隙出血，但高场强及重度 T_2 加权像时，MRI 也能发现很早的急性出血。

(2) 对于无症状的有少量渗血而未破裂的动脉瘤，MRI 可以查出并对预测动脉瘤破裂有重要价值。

(3) 对于蛛网膜下隙出血脑血管造影阴性者，MRI 诊断价值最大，因为这类动脉瘤体积小，属于血栓性动脉瘤，脑血管造影难以充分显影，MRI 却能准确地显示出动脉瘤的位置。

(4) 怀疑蛛网膜下隙出血而 CT 扫描阴性者，MRI 十分有用，因为亚急性（出血量少）与慢性蛛网膜下隙出血（等密度）后释放的正铁血红蛋白在 T_1 与 T_2 加权像上均呈高信号。

(5) 对于多发性动脉瘤出血，CT 能显示出血但不能指出出血的具体动脉瘤、脑血管造影对判断出血的动脉瘤亦不够准确，而 MRI 则能显示出出血的动脉瘤。

(6) 对于动脉瘤破裂造成的陈旧性蛛网膜下隙出血，MRI 也能显示出，表现为脑表面铁末沉积征，即在 T_2 加权像上呈明显的线样"镶边"影。而 CT 则不能明确地显示出是否有过蛛网膜下隙出血或动脉瘤是否有过破裂出血。

(7)MRI 可直接显示动脉瘤，并可显示动脉内的血流。在 T_1 与 T_2 加权像上，瘤体是无信号，动脉瘤内血栓在 T_1 与 T_2 加权像上呈高信号，瘤壁呈环状低信号。

(8) 巨大型动脉瘤在 MRI 上呈混杂信号，即血流与涡流呈无信号，钙化呈无信号，血栓呈高信号，含铁血黄素呈低信号等。

（十一）其他检查

包括单光子发射计算机断层扫描 (SPECT)，放射性核素脑灌注闪烁图可直接了解脑局部血流量 (rCBF) 的情况，反映脑血管痉挛的程度及预测病情发展的情况。另外，正电子发射计算机断层扫描 (PET) 可测定大脑的局部代谢情况。

五、诊断

对自发性脑蛛网膜下隙出血患者或经常出现发作性头痛并出现脑神经特别是动眼神经麻

痪者，应高度怀疑颅内动脉瘤的可能。颅脑 CT、MRI、MRA 或脑血管造影可助确诊。

六、鉴别诊断

主要与下述疾病进行鉴别。

(一) 血管性头痛

绝大多数是由血管收缩功能障碍引起，只有极少数是由于颅内动脉瘤所致，脑 CT、MRI、MRA 检查有助于鉴别，如确疑有颅内动脉瘤者应行脑血管造影检查。

(二) 脑血管畸形

虽有血管性头痛及蛛网膜下隙出血，但脑血管造影可助确诊。

(三) 颅内钙化灶

脑 CT 扫描有时可在颅底部发现圆形或卵圆形钙化灶，应注意与颅内动脉瘤区别，前者的 CT 值较高，MRA 或 DSA 检查更有助于鉴别。

七、治疗

(一) 内科治疗

主要在于防止再出血和控制动脉痉挛。

1. 一般处理

如绝对卧床、镇痛、镇静、抗癫痫、止血等。使患者保持安定，避免情绪激动。同时加强营养，维持水电解质平衡，监测心血管功能等。

2. 调整血压

控制性低血压是预防和减少动脉瘤再次出血的重要措施之一。但不宜降得过低，以免造成脑灌注量不足，通常将原有血压降低 10% ～ 20% 即可，高血压患者可至 30% ～ 35%。

3. 降颅内压

20% 甘露醇 (125 ～ 250 mL 每 8 小时静滴一次) 不仅能降低颅内压，增加脑血流量，推迟血 - 脑屏障损害并减轻脑水肿，还能增加手术中临时阻断脑动脉的时间。如与呋塞米合用效果更佳。因甘露醇能增加血容量、升高平均血压，有导致动脉瘤破裂的危险值得注意。

4. 解除脑血管痉挛

对脑蛛网膜下隙出血后的各种理化因素所引起的脑血管痉挛。目前尚无特效疗法。尼莫地平现较常用，每日 10 mg(50 mL) 以每小时 2.5 ～ 5.0 mL 速度经静脉泵入，持续 1 ～ 3 周后，改用尼莫地平 10 ～ 20 mg，3 次 / 日，口服，维持 2 ～ 3 周。

5. 脑脊液引流

在颅内动脉瘤出血后的急性期，脑表面可有大量积血而引发颅内压增高。或因小的血肿或凝血块阻塞室间孔或中脑导水管引起急性梗阻性脑积水而出现意识障碍；或在颅内动脉瘤出血后的慢性期，由于基底池等的粘连引起脑积水而使脑室扩大时，均可考虑脑室引流以改善症状。

(二) 动脉瘤栓塞或外科手术摘除

目的在于防治动脉瘤的出血或再出血。一旦诊断明确且患者一般情况较好者，应及早进行为好。

八、预后

其预后与是否发生蛛网膜下隙出血有关。出血次数越多死亡率越高，每次出血的死亡率为

1/3，故第三次出血时的死亡率极高。部分患者由于蛛网膜下隙出血量不大和得到及时的内外科治疗，也可完全恢复，不留后遗症和不再复发。

第三节 颅内血管畸形

颅内血管畸形是脑血管先天发育异常性病变。由于胚胎期脑血管胚芽发育障碍形成的畸形血管团，造成脑局部血管的数量和结构异常，并影响正常脑血流。此病可发生在任何年龄，多见于 40 岁以前的青年人，占 60% ~ 72%。可见于任何部位，但大脑半球发生率最高，为 45% ~ 80%，8% ~ 18% 在内囊、基底节或脑室；也有国外学者报道脑室内及其周围的血管畸形占所有血管畸形的 8%，发生于颅后窝的血管畸形占 10% ~ 32%。有 6% 为存在两个以上同一种病理或不同种病理的多发性颅内血管畸形，有的甚至同时存在十多个互不相连的海绵状血管瘤。

由于颅内血管畸形的临床和病变的多样化，其分类意见亦不同，目前临床主要采用 Russell 和 Rubmstein 分类方法将颅内血管畸形分为 4 类：①脑动静脉畸形；②海绵状血管瘤；③毛细血管扩张；④脑静脉畸形。这些血管畸形的组成及血管间的脑实质不同。

一、脑动静脉畸形

脑动静脉畸形是一种先天性局部脑血管发生的变异，在病变部位脑动脉与脑静脉之间缺乏毛细血管，致使动脉直接与静脉相接，形成了脑动静脉之间的短路，产生一系列脑血流动力学上的紊乱，临床上可表现为反复的颅内出血，部分性或全身性抽搐发作，短暂脑缺血发作及进行性神经功能障碍等。本病是引起自发性蛛网膜下隙出血的另一种常见原因，仅次于颅内动脉瘤。

（一）病因及发病机制

脑动静脉畸形是胚胎发育过程中脑血管形成发生变异所致。一般认为，在胚胎第 45 ~ 60 天时发生。脑血管来源于中胚层，当胚胎形成神经槽时，中胚层内分化出血管母细胞，这些细胞排列成条索状，条索的中央出现管道，形成原始的血管。胚胎第四周，原始的血管连成脑原始血管网，攀附于神经管表面并伸入神经管壁内，此时原脑中出现原始的血液流动。以后原始血管网再分化出动脉、静脉和毛细血管。随着胚胎发育，血管又发展成为颅外血管、脑膜血管及脑血管，同时部分血管退化闭塞。

脑血管的发生大致可分为下列几期。

1. 原始血管芽胚期

在这一时期如出现障碍，可产生血管网状细胞瘤，又称血管网织细胞瘤或血管内皮细胞瘤，是一种新生物，具有肿瘤的生物学特性。

2. 原始血管网期

血管内已有血液流动，随着血液流过的多少，血管分化出动脉、毛细血管及静脉。在这时期出现障碍产生脑动静脉畸形。

3. 血管分层期

出现颅外血管、脑膜血管和脑血管三层。在这个时期出现障碍产生面 – 脑膜 – 脑血管瘤病 (Sturge–Weber 综合征)。

4. 脑血管成型期

组成脑血管的定型通道，如颈内动脉、大脑中动脉、大脑前动脉、大脑后动脉、前交通动脉、后交通动脉及脑底动脉环等。在这个时期出现的畸形一般为脑血管排列上的异常。如前交通动脉缺失，原始三叉动脉或舌下动脉未闭，动脉窗的形成等。

5. 血管壁成熟期

血管壁在组织学上成熟完善，不论动脉还是静脉，都具有较完整的内膜、中层与外膜。中层内有肌肉装置，以便控制管腔的大小。在这一时期出现的畸形为血管壁上的缺陷，成为动脉瘤形成的重要因素之一。

(二) 病理生理

1. 分布

位于幕上者约占 90%，幕下者约 10%，左右半球的发病率相同。幕上的动静脉畸形大多数累及大脑皮质，以顶叶受累为最多，约占 30%，其次是颞叶约占 22%，额叶约占 21%，顶叶约占 10%。脑室、基底节等深部结构受累约占 10%，胼胝体及其他中线受累者占 4% ～ 5%。幕上病变多由大脑中动脉和大脑前动脉供血，幕下者多由小脑上动脉供血、小脑前下动脉或后下动脉供血。

2. 大小和形状

脑动静脉畸形的大小差别很大，巨大者直径可达 10 cm 以上，可累及整个大脑半球，甚至跨越中线；微小者直径在 1 cm 以下，甚至肉眼难以发现，脑血管造影不能显示。畸形血管团的形状不规则，血管管径粗细不等，有时细小，有时极度扩张、扭曲，甚至走行迂曲呈螺旋状。大多数表现为卵圆形、球形或葡萄状，约有 40% 的病例表现出典型形状，为圆锥形或楔形。畸形的血管团一般成楔形分布，尖端指向脑室壁。

3. 形态学

脑动静脉畸形是一团发育异常的，由动脉、静脉及动脉化的静脉组成的血管团，无毛细血管存在，病变区内存在胶质样变的脑组织是其病理特征之一。镜下见血管壁厚薄不等，偶有平滑肌纤维多无弹力层。血管内常有血栓形成或机化及钙化，并可伴有炎性反应。血管内膜增生肥厚，有的突向管腔内，使之部分堵塞。内弹力层十分薄弱甚至缺失，中层厚薄不一。血管壁上常有动脉硬化样斑块及机化的血凝块，有的血管可扩张成囊状。静脉可有纤维变或玻璃样变而增厚，但动静脉常难以区别。

病变血管破裂可发生蛛网膜下隙出血、脑内或脑室内出血，常形成脑内血肿，偶可形成硬膜下血肿。因多次反复的小出血，病变周围有含铁血黄素沉积使局部脑组织发黄，邻近的甚至较远的脑组织因缺血营养不良可有萎缩，局部脑室可扩大；颅后窝病变可导致水管或第 4 脑室阻塞产生梗阻性脑积水。

(三) 临床分级

脑动静脉畸形差异很大，其大小、部位、深浅及供血动脉和引流静脉均不相同。为便于选择手术对象、手术方式、估计预后及比较手术治疗的优劣，临床上将动静脉畸形进行分级，常用的分级方法有以下几种。

Spetzler 分级法从 3 个方面对脑动静脉畸形评分，共分 5 级：①根据畸形团大小评分；②根据畸形团所在部位评分；③根据引流静脉的引流方式评分。将 3 个方面的评分相加即为相应级别，见表 4-1。

表 4-1 Spetzler-Martin 的脑动静脉畸形的分级记分表

AVM 的大小	计分	AVM 部位	计分	引流静脉	计分
小型 (最大径＜ 3 cm)	1	非功能区	0	仅浅静脉	0
中型 (最大径 3～6 cm)	2	功能区	1	仅深静脉	1
大型 (最大径＞ 6 cm)	3				

（四）临床表现

(1) 颅内出血。患者头痛呕吐、意识障碍，小的出血症状不明显。出血多发生在脑内，占 SAH 的 9%，仅次于颅内动脉瘤。文献报道 30%～65% 的 AVM 首发症状是出血，高发年龄为 15～20 岁，年轻患者出血的危险高于老年患者，AVM 每年出血率为 2%～4%，再出血率和出血后死亡率都低于颅内动脉瘤。这是由于其出血源多为病理循环的静脉，压力低于脑动脉。另外，出血较少发生在基底池，出血后脑血管痉挛也少见。影响 AVM 出血的因素尚不十分明确。一般认为，单支动脉供血、体积小、部位深以及后颅窝 AVM 易出血。出血与性别和头部外伤关系不大。妇女妊娠期，AVM 出血的危险性增大。癫痫对出血无直接影响。

(2) 癫痫。年龄越小出现的概率越高，约 1/3 发生在 30 岁前，多见于额、颞部 AVM。体积大的脑皮层 AVM 较小而深在的 AVM 容易引起癫痫。额部 AVM 多伴癫痫大发作，顶部以局限性发作为主。发生癫痫与脑缺血，病变周围胶质增生，以及出血后的含铁血黄素刺激大脑皮层有关。14%～22% 出过血的 AVM 会发生癫痫。癫痫发作并不意味出血的危险性增加。早期癫痫可服药控制发作，但最终药物治疗无效。由于长期癫痫发作，脑组织缺氧不断加重，致使患者智力减退。

(3) 头痛。50% 的患者有头痛史，为单侧局部或全头痛，间断性或迁移性。头痛可能与供血动脉、引流静脉以及窦的扩张有关，或因 AVM 小量出血、脑积水和颅内压增高引起。

(4) 神经功能缺损。脑内血肿可致急性偏瘫、失语。4%～12% 未出血 AVM 患者呈进行性神经功能缺损，出现运动、感觉、视野以及语言功能障碍，多因 AVM 盗血作用或合并脑积水。个别患者可有三叉神经痛或头颅杂音。

(5) 儿童大脑大静脉动脉瘤可以导致心力衰竭和脑积水。

（五）实验室检查

1. 脑脊液

出血前多无明显改变，出血后颅内压大多在 1.92～3.84 kPa，脑脊液呈血性。

2. 脑电图

多数患者有脑电图异常，发生在病变同侧者占 70%～80%，如对侧血流紊乱缺血时，也可表现异常；因盗血现象，有时一侧大脑半球的动静脉畸形可表现出双侧脑电图异常；深部小的血管畸形所致的癫痫用立体脑电图可描记出准确的癫痫灶。脑电图异常主要表现为局限性的不正常活动，包括节律的减少或消失，波率减慢，波幅降低，有时出现弥漫性波，与脑萎缩或脑退行性改变的脑电图相似；脑内血肿者可出现局灶性波；幕下动静脉畸形可表现为不规则的慢波；约50%有癫痫病史的患者表现有癫痫波形。

3. 核素扫描

一般用 ^{99m}Tc 或 Hg 做闪烁扫描连续摄像，90%～95%的幕上动静脉畸形出现阳性结果，可做定位诊断。直径在2 mm以下的动静脉畸形不易发现。

(六) 影像学检查

1. 头颅 X 线平片

有异常发现者占22%～40%，表现为病灶部位钙化斑、颅骨血管沟变深加宽等，颅底平片有时可见破裂孔或棘孔扩大。颅后窝动静脉畸形致梗阻性脑积水者可显示有颅内压增高的现象。出血后可见松果体钙化移位。

2. 脑血管造影

这是 AVM 最重要的诊断方法。无论在国外还是国内，数字减影血管造影 (DSA) 技术已广泛应用，不仅损伤较少而且可获得较清楚的连续摄片的图像。在动脉期摄片上，AVM 呈一堆不规则的血管团，有一根或数根粗大而显影较深的供血动脉进入血管团。动脉期早期即出现扩张扭曲的引流静脉，导入颅内静脉窦。幕上 AVM 可由同侧颈内动脉的大脑前动脉、大脑中动脉的分支，或椎－基底动脉的大脑后动脉的分支供血，也可接受通过 Willis 环来自对侧颈内动脉系统或椎－基底动脉系统的血流。幕下 AVM 主要由椎－基底动脉系统的分支供血。位于皮质附近的 AVM，常由浅表的引流静脉汇入上矢状窦、下矢状窦、横窦、乙状窦等处，位于深部的病灶由深静脉引流入直窦，再到横窦。DSA 摄片中，有时可显示并发的动脉瘤，多位于畸形团内和供血动脉上。脑血管造影的动脉早期尚未出现引流静脉时，畸形血管团内在两个不同的投影角度都可以发现的不规则圆形造影剂浓集点则为动脉瘤。动脉瘤还可发生在与供血动脉无关的脑血管上。因此，AVM 患者，常规做全脑四血管造影是必需的。此外，部分 AVM 还接受颅外动脉系统的供血，必要时应做全脑六血管造影。

AVM 远侧的脑动脉常因盗血而充盈不良或不显影；病灶切除或栓塞后，这些正常血管才显示出来。如有较大的脑内血肿时，局部可出现无血管区，正常脑血管发生移位。较小的 AVM 血管团被血肿压迫可不显影，待血肿吸收后再做脑血管造影时才出现。因此，在出血急性期脑血管造影未显示畸形血管团的患者，1～2个月后应再做 DSA 检查，以免漏诊。

3. CT 扫描

平扫时未出血的 AVM 表现为不规则的低等或高密度混杂病灶，高密度可为血栓、钙化或胶质增生等，常呈条索状或斑点状，低密度可能是梗死灶或出血后遗留的无效腔。周围无明显的脑水肿带，无占位效应。注射造影剂后，表现为明显的片状或团块状强化，边界较清晰但不规则，有时在血管团附近可见异常增粗的血管影，为 AVM 的供血动脉或引流静脉。病灶周围可出现脑萎缩、脑室扩大或脑积水等。AVM 出血时，头颅 CT 扫描在蛛网膜下隙、脑内或脑室内可见高密度的积血或血肿。血肿密度随着时间推移由高密度转为等密度和低密度。脑内血肿常有占位征象，周围脑水肿明显，脑室受压、移位，甚至中线亦可推向对侧。

4.MRI 及 MRA

血管内快速流动和呈涡流的血液在 MRI 图像的 T_1 加权或 T_2 加权上均呈低信号或无信号的条管状或圆点状的血管影，因此，AVM 表现为由这类"流空"血管影组成的团块状或斑点状病灶，边界可不规则。周围组织可显示出血形成的血肿或血肿吸收后的无效腔，脑组织中常有粗大的供血动脉或引流静脉与血管团相连。注射增强剂后，部分血管影可强化。由于 MRI 图像中无颅骨伪迹的干扰，因此对颅后窝病灶的显示明显优于 CT。同时，MRI 可清晰地描绘病灶与邻近重要结构的关系，是对脑血管造影检查的补充有助于治疗方案的制订和预后的估计。

5. 经颅多普勒超声 (TCD)

经颅多普勒超声是运用定向微调脉冲式多普勒探头直接记录颅内一定深度血管内血流的脉波，经微机分析处理后计算出相应血管血流波形及收缩期血流速度、舒张期血流速度、平均血流速度及脉搏指数。通过颞部探测大脑中动脉、颈内动脉末端、大脑前动脉及大脑后动脉；通过枕骨大孔探测椎动脉、基底动脉和小脑后下动脉；通过眼部探测眼动脉及颈内动脉虹吸部。正常人脑动脉血流速度从快到慢的排列顺序是大脑中动脉、大脑前动脉、颈内动脉、基底动脉、大脑后动脉、椎动脉、眼动脉、小脑后下动脉。随着年龄的增长血流速度减慢；脑的一侧半球有病变则两个半球的血流速度有明显差异，血管痉挛时血流速度加快，血管闭塞时血流速度减慢，动静脉畸形时供血动脉的血流速度加快。术中利用多普勒超声帮助确定血流方向和动静脉畸形血管结构类型，区分动静脉畸形的流入和流出血管，深部动静脉畸形的定位，动态监测动静脉畸形输入动脉的阻断效果和其血流动力学变化，有助于避免术中因血流动力学变化所引起的正常灌注压突破综合征等并发症。经颅多普勒超声与 CT 扫描或磁共振影像结合有助于脑动静脉畸形的诊断。

（七）诊断与鉴别诊断

1.诊断

青年人有自发 SAH 或脑内出血史时应想到有本病可能。如病史中还有局限性或全身性癫痫发作则更应怀疑本病。头颅 CT 扫描是重要的诊断依据，MRI 检查基本可确诊。全脑血管造影是不可缺少的诊断手段。在出血急性期，尤其是出现脑疝危象，来不及做脑血管造影而又急需手术者，3 D-CTA 检查是有很大帮助的。

2.鉴别诊断

(1) 与血供丰富的颅内肿瘤鉴别：如恶性胶质瘤、血管外皮瘤、转移瘤、实体型血管网状细胞瘤等。上述肿瘤有丰富的血供，可出血引起 SAH 或脑内血肿。出血前常伴有明显的颅内压增高征，神经功能障碍进行性发展较快，病程较短，特别是出血时。脑血管造影显示异常血管团，但不如 AVM 成熟，供血动脉不增粗，引流静脉可早现或不出现，即使出现也不扩张不扭曲。此外，各类肿瘤的 CT 和 MRI 表现均有特征性，可以鉴别，参见颅内肿瘤章节。

(2) 与其他常见的出血性脑血管病鉴别：如海绵状血管瘤、颅内动脉瘤及高血压脑出血等。海绵状血管瘤，是青年人出现反复 SAH 的原因之一。患者出血前可无明显症状与体征。出血可以是 SAH 或脑内出血，一般来说出血量较少，不出现明显症状，而位于功能区或脑干的病灶出血可有相应的体征出现。不少患者以癫痫发作起病。脑血管造影常不显影。CT 平扫时呈边界清晰的圆形或类圆形高密度灶，内有钙化，增强后明显强化。出血时病灶可扩大，周围出现脑水肿，随着血肿吸收病灶缩小，水肿亦消退，但海绵状血管瘤不会消失。MRI 的 T_1 加权图像上，海绵状血管瘤呈等信号或稍高信号，出血时为明显高信号，T_2 加权图像上为不均匀的高信号夹杂部分低信号；无论是 T_1 或 T_2 加权，病灶周围有环状的低信号区，为慢性出血形成含铁血黄素沉积所致。增强时病灶可强化。

颅内动脉瘤是引起 SAH 的最常见的病因，常发生于中老年人，发病高峰年龄在 40～60 岁。由于动脉瘤好发于脑底 Willis 环，多引起 SAH 伴有严重的脑血管痉挛，因此病情较重，意识障碍者较多见；常有动眼神经麻痹，而其他神经系统阳性体征少见，以癫痫起病更少见。除非是大型或巨大型动脉瘤，一般 CT 与 MRI 检查除显示 SAH 外，很难发现动脉瘤本身；CTA 对颅内动脉瘤有较高的检出率，但可有假阳性和假阴性，因此须做脑血管造影以确诊。

高血压脑出血多数发生于 50 岁以上的高血压患者，出血部位常见于基底节丘脑区，故很快出现偏瘫、偏身感觉障碍和同向偏盲的三偏征，患者轻则剧烈头痛伴呕吐，重者即刻昏迷，病情发展较快。

烟雾病，又称脑底异常血管网症。症状可与 AVM 相似，好发于幼儿和青年，15 岁以下的儿童主要表现为颈内动脉系统缺血，成年患者多为蛛网膜下隙出血、脑室内出血或脑内出血。CT 扫描可有脑缺血、脑梗死所引起的低密度病灶，常多发和双侧均有；有脑萎缩和脑室扩大；出血时可见 SAH、脑内血肿或脑室内出血。增强扫描，病灶不能强化。MRI 可见广泛分布的多发性脑梗死灶，T_1 加权时为低信号，T_2 加权时高信号。新鲜出血在 T_1 与 T_2 加权图像上均为高信号。单侧或双侧大脑中动脉主干的"流空"信号减弱或消失，基底节区出现异常的网状低信号或无信号，为增生的穿支动脉形成的血管网。脑血管造影可见单侧或双侧颈内动脉和大脑中动脉完全或不全闭塞，脑底部有异常血管网，但没有早现的扩张的回流静脉。

（八）治疗

脑动静脉畸形的主要危害是出血和"盗血"，两者都可导致严重后果。最合理的治疗应做手术切除，以杜绝后患。切除后由于脑血流动力学的紊乱得到纠正，脑的血供得到改善，原有的神经功能障碍可逐渐好转，癫痫发作也可望减少或减轻，亦得以阻止智力障碍继续恶化。但不是每一例 AVM 都可以做全切除。级别高的 AVM 由于病变范围过于广泛或部位险要，彻底切除不仅技术上有困难，还具有较大的病死率和病残率。因此对每一个 AVM 病例，必须根据其具体情况，权衡手术的利弊，慎重对待。实际上确有不少病例虽病变很广泛，但通过长期随访仍能正常生活，有的甚至还能担任较正常的工作。对这种病例不应单纯为抽搐或轻度的局灶性神经功能障碍而列为手术指征。只有病变的反复出血才应作为手术指征。对于级别低的 AVM 病例做切除术的危险性很小，只要患者有决心都可考虑做全切手术。

1. 非手术治疗

目的是防止或制止出血，控制癫痫发作及缓解已经存在的神经症状。

一般适用于：①3～4 级或 4 级 AVM 病例；②未出血的其他病例；③因故暂时不适合做手术的病例。

（1）调剂日常生活：避免剧烈的情绪波动，禁烟、酒，疏通大便，改善睡眠状况，适当降低血压。如已出血应完全卧床休息 4～6 周，并按 SAH 或脑内血肿进行治疗。

(2) 控制癫痫：根据发作类型选择抗痫药物。全身性和部分性发作，首选药物是苯妥英钠、苯巴比妥或扑米酮。对精神运动性发作可选用苯妥英钠、卡马西平、硝西泮或扑米酮、丙戊酸钠。对失神小发作可选用乙琥胺、丙戊酸钠、氯硝西泮、双酮类药物。

(3) 对症治疗：根据患者的症状给予药物以缓解或减轻其症状。

2. 手术治疗

目的在于杜绝病变破裂出血的危险，减轻或消除"脑盗血"现象，以改善脑部血供。常用的手术方法：① AVM 全切除术；② AVM 的供血动脉结扎术。间接手术包括结扎颈部的颈动脉或颈静脉，旨在减少 AVM 的血供，实践证明这类手术是有害的，因这种手术没有消除或闭塞动静脉之间的短路，不仅不能改善脑的血供，反因结扎脑的供血动脉后，使原来依靠侧支循环所提供的血流量亦被 AVM 所盗去，加重了脑的缺血范围，故已被废弃不用。

(1) AVM 全切除术：是最合理的治疗方法，不仅能杜绝出血的后患，而且去除了脑盗血的根源，在 AVM 的治疗中应作为首选方法来考虑。凡属于1至3级的 AVM 均适合做这种治疗。4级 AVM 由于切除的危险性太大，不宜采用。介于3级与4级之间的病例则应根据具体情况考虑。

(2) 供血动脉结扎术：适用于3～4级、4级 AVM 及其他不能手术切除的但又经常出血的 AVM 病例。目的在于减少 AVM 的血供，使 AVM 内血流减慢，增加自行血栓形成的机会。但因这手术未把动静脉之间的沟通点完全消除，因此无论在防止出血及减少盗血方面，它的疗效都不及切除术。另外，当 AVM 的主要供血动脉被结扎以后，畸形血管区的血管内压力更低，且吸引四周较小的供血动脉向 AVM 供血，日久以后这些周围动脉亦都扩大，使病变范围变得更大。实践证明，在结扎术后当时做脑血管造影可见 AVM 有较明显的缩小，甚至不再显影，但经过一段时间随访，患者仍有再出血的机会。如再做脑血管造影检查，常可见有更多的供血动脉从其他脑动脉延伸过来。因此这种手术不是彻底的治疗方法。只有在不能做切除的患者中作为一种姑息性手术，或作为巨大 AVM 切除术的前驱性手术。

3. 介入治疗

介入放射治疗应用于 AVM 创始于1960年，Luessenhop 和 Spence 在 X 线监视下，使用导管技术，经颈外动脉向颈内动脉注入塑料或涂硅的金属栓子治疗脑动静脉畸形。随着放射影像设备、导管及栓塞材料的改进和发展，AVM 的血管内栓塞治疗在国内外广泛展开。AVM 畸形血管团内血流量大，阻力低，供血动脉管腔较粗大，因此微导管凭借血流冲击及正确的手法操作，能较顺利地进入供血动脉，并接近畸形血管团，然后通过导管注入栓塞物质，达到人工栓塞的目的。但由于 AVM 的结构复杂，常常不能做到完全栓塞，因此此疗法亦不是根治的手段，目前作为手术切除或放射外科治疗的综合治疗措施之一。

栓塞材料应是无菌和"三不致"(不致癌、不致畸形、不致突变) 的物质，而且要便于操作又不易再通。以前多采用 α- 氰基丙烯酸正丁酯 (NBCA) 作为 AVM 的栓塞剂。NBCA 在血管内聚合后呈海绵状，具柔韧性，不再通，手术时分离亦容易。目前 AVM 栓塞最常用的栓塞材料是 ONYX。ONYX 是由次乙烯醇异分子聚合物 (EVOH)、DMSO(二甲基亚砜) 及钽粉微粒按一定比例组成的混悬液，是一种血管内非黏附性液体栓塞剂。ONYX 中的 EVOH 为非水溶性，但可溶于 DMSO 中，当与水性溶液 (如血液) 接触时 DMSO 快速弥散到水性溶液中，

EVOH 则沉淀为固体而起到栓塞作用。ONYX 和 NBCA 的区别在于：ONYX 是非黏附性栓塞剂，可避免微导管与血管的粘连，使病灶栓塞结束后撤出微导管相对容易，使病灶完全栓塞的可能性得到提高。组织病理评估显示 ONYX 对病灶渗透力强，可永久栓塞微血管，注入病灶后变成海绵状膨胀并闭塞病灶；另外，ONYX 不会迅速凝固堵住导管，允许一定距离的反流，使操作时间得以延长，可一次性注入更多的栓塞物质。目前随着头端可解脱微导管的应用，进一步提高了安全性及治愈率。而 NBCA 是黏附性栓塞剂，在注射后会迅速凝固病变使导管与血管迅速粘连，所以不允许反流，否则微导管就可能被栓塞剂粘在病变局部而无法拔出；而且一根微导管只能注射 NBCA 一次。据统计，使用 ONYX 治疗脑动静脉畸形的一次完全栓塞率可高达 44%，分次治疗完全栓塞率将更高，而 NBCA 则低得多，文献报道最高只能达到 10% ～ 13%。

血管内介入栓塞治疗 AVM 可发生以下并发症，需采取相应措施。

(1) 脑过度灌注现象。对巨大型高流量的 AVM，采取分期逐步栓塞，避免在短时间内造成脑血流分布的急骤改变，预防脑过度灌注的发生。

(2) 颅内出血。其发生率为 7 % ～ 11%。脑过度灌注发生是出血的原因之一，此外亦可由操作手法不当，血管被导管或导丝损伤而出血，因此要求操作者掌握熟练的技巧。如一旦怀疑出血，应停止操作，即刻做头颅 CT 检查，并采取相应的治疗措施。

(3) 脑血管痉挛。术中发现患者神志不清、偏瘫、感觉异常等，在排除颅内出血后，应考虑到脑血管痉挛，即刻注入罂粟碱等解除血管痉挛后再拔除导管。

(4) 误栓正常脑血管。立即停止栓塞，应用扩血管药物、神经营养药物等改善脑供血和神经功能。

(5) 微导管断裂或微导管前端黏着在血管内。多由操作不熟练或手法不当造成，因此操作者必须经过培训，进入临床前反复进行体外操练。

4. 放射治疗

1949 年 Leksell 设想利用立体定向技术将大剂量的高能电子束一次性击中靶点组织毁损之，以达到治疗目的。1972 年 Steiner、Leksell 成功地应用 γ 刀治疗脑动静脉畸形。以后陆续有用 γ 刀、氢离子治疗 AVM 的报道。近年来，国内已有不少单位开展此项工作。AVM 经放射外科治疗后，畸形血管壁发生缓慢的组织病理改变，正常结构破坏，被胶原性物质取代，血管腔变窄，腔内血栓形成而最后闭塞。然而，AVM 的闭塞过程需 2 年左右，在未完全闭塞前仍有出血可能。Colombo 指出 2 年内的出血率亦在 4.1% 左右。

但放射外科治疗后，不少患者的头痛、癫痫等临床症状可缓解或减轻。放射外科治疗最常见的并发症，早期有恶心呕吐、癫痫发作，一般对症处理后能控制；晚期为脑白质放射性水肿和放射性坏死。水肿常发生于治疗后的 1 ～ 1.5 年，以后逐渐消退，3 年后完全消失。并发症的发生与畸形血管团的大小及照射剂量有关。通常认为，AVM 血管团的最大径 ≤ 3 cm，并位于脑深部结构，或经过血管内介入栓塞或开颅手术后仍残留的最大径不大于 3 cm 的 AVM 是合适的病例。照射剂量以一次性 25 Gy 作为中心剂量较完全又有效。治疗后，应每隔 6 个月至 1 年复查 CT 或 MRI 或 DSA，直至脑血管造影证实病灶完全消失。

二、硬脑膜动静脉畸形

硬脑膜动静脉畸形 (DAVM) 是硬脑膜内的动静脉沟通或动静脉瘘，由硬脑膜动脉或颅内动脉的硬脑膜支供血，并回流至静脉窦或动脉化脑膜静脉。本质上是基于硬脑膜的一处或多处动静脉瘘，故以往也称之为硬脑膜动静脉瘘。但动静脉瘘绝大部分属于获得性病变，采用"硬脑膜动静脉畸形"这一名称更能体现部分病变的先天来源的特征。

(一) 病因及发病机制

可能与以下因素有关。

(1) 体内雌激素水平改变：致使血管弹性降低，脆性增加，扩张迂曲，由于血流的冲击而容易形成畸形血管团，所以女性发病率高。

(2) 静脉窦炎及血栓形成。正常情况下脑膜动脉终止于窦壁附近，发出许多极细的分支营养窦壁硬膜并与静脉有极为丰富的网状交通，当发生静脉窦炎和形成血栓时，静脉回流受阻，窦内压力增高，可促使网状交通开放而形成硬脑膜动静脉畸形。

(3) 外伤、创伤、感染：颅脑外伤、开颅手术创伤、颅内感染等，可致静脉窦内血栓形成，发展成硬脑膜动静脉畸形或是损伤静脉窦附近的动脉及静脉，造成动静脉瘘。

(4) 先天性因素：血管肌纤维发育不良，血管弹性低易扩张屈曲形成畸形团。有学者报道，在妊娠 5 ~ 7 周时子宫内环境出现损害性改变，可致结缔组织退变造成起源血管异常而发生硬脑膜动静脉畸形。

(二) 临床表现

由于硬脑膜动静脉畸形位于脑外，常见的症状和体征如下。

1. 颅内血管杂音

最常见的临床表现，呈轰鸣音，持续性，成为患者最不堪忍受的症状。颅内血管杂音的程度与硬脑膜的血流量及部位有关，若椎动脉未参与供血，压迫患侧颈动脉杂音可减弱或消失。

2. 头痛

其原因如下。

(1) 硬脑膜动静脉畸形"盗血"严重，致使硬脑膜缺血。

(2) 颅内压增高。

(3) 颅内出血。

(4) 扩张的畸形血管对脑膜的刺激。

(5) 持续性颅内血管杂音可造成患者精神紧张及休息不良，亦可出现头痛。

3. 颅内压增高

硬脑膜动静脉畸形引起颅内压增高的因素如下。

(1) 脑血流量和硬脑膜窦压力增高，伴随脑脊液吸收减少和脑脊液压力增高。

(2) 颅内外动脉直接与静脉窦沟通，大量动脉血直接入窦，使静脉窦压力增高，由于静脉窦压力增高，使皮质静脉回流障碍、脑出血。

(3) 硬脑膜动静脉畸形直接回流入皮质静脉引起脑出血。

(4) 继发性静脉窦血栓形成。

(5) 巨大硬脑膜下静脉畸形引起的占位效应，或颅后窝动静脉畸形的占位效应引起脑脊液循环障碍，形成阻塞性脑积水。

4. 颅内出血

其是硬脑膜动静脉畸形的另一常见表现，患者以蛛网膜下隙出血为首发症状，主要为皮质引流静脉破裂，这是由于硬脑膜动静脉畸形缺乏毛细血管，动脉压力直接传入硬脑膜的引流静脉，当压力超过静脉壁所承受的负荷时，即破裂出血。不同部位引起颅内出血的发生率也不同。

5. 其他

少数可发生癫痫、耳鸣、轻偏瘫、失语等。海绵窦硬脑膜动静脉畸形可出现额眶或球后疼痛、突眼、视力下降、复视、眼球运动神经障碍等。

(三) 影像学检查

1. 脑血管造影

其是诊断和分型的最重要手段，可以清楚地显示畸形血管自动脉期至静脉期各阶段表现，有利于病变的分型和了解血管造影改变与临床表现和预后间的关系，特别是观察累及的静脉窦有无栓塞和静脉回流的方向，对治疗方案的设计具有决定作用。

2. 磁共振动脉造影 / 静脉造影 (MRA/MRV)

其能无创显示硬膜动静脉的解剖结构。但分辨率较差，不能满足临床诊断要求。仅作为筛选和随访 DAVM 的手段之一。

3. CT 扫描

CT 扫描有助于发现病变和颅内出血。可为以下几种异常改变：①蠕虫状或斑片状的对比增强；②局部占位效应；③大静脉窦的扩张；④脑室扩大，主要为脑脊液吸收不良或颅后窝硬脑膜动静脉畸形引起脑积水所致；⑤脑白质密度明显减低，主要为静脉回流障碍所致脑实质静脉性梗死、水肿等原因；⑥颅骨内板出现血管压迹扩大；⑦有颅内出血者可见蛛网膜下隙或脑内高密度影。三维计算机断层扫描血管重建 (3 D-CTA) 采用螺旋 CT 获得增强颅内血管信息，重建血管类型，能清楚地显示畸形血管的三维空间结构，对治疗方案和手术入路的选择有重要参考价值，越来越受到重视。

4. 磁共振成像 (MRI)

在 MRI 上多数呈无信号的迂曲成团的血管影，呈葡萄状或蜂窝状的黑色影，并能清楚地显示其供血动脉及引流静脉。可显示病变处硬膜厚度以及静脉窦内的血栓，但此类检查不能显示 DAVM 中血流的动态变化，对治疗方法的选择和预后判断帮助不大。

(四) 诊断

选择性脑血管造影是目前确诊和研究该病的唯一可靠手段。选择性颈内动脉和椎动脉造影，可以除外脑动静脉畸形，并确认动脉的脑膜支参与供血的情况；颈外动脉超选择造影可显示脑膜的供血动脉及畸形团的情况，以寻找最佳治疗方法和手术途径；可了解引流静脉及其方向、畸形团大小、有无动静脉瘘和脑循环紊乱情况等。常见部位硬脑膜动静脉畸形有如下几种。

1. 横窦－乙状窦区硬脑膜动静脉畸形

以耳鸣、颅内杂音和头痛最为常见，其次是颅内出血和神经功能障碍，如视力障碍、运动障碍、癫痫、眩晕、脑积水等。其供血动脉主要是来自枕动脉脑膜支、脑膜中动脉后颞枕支、咽升动脉的神经脑膜支和耳后动脉，其次是颈内动脉的天幕动脉和椎动脉的脑膜后动脉，偶尔锁骨下动脉的颈部分支也参与供血。静脉引流是经过硬膜窦或软脑膜血管，大多数患者伴有静脉窦血栓。

2. 海绵状区硬脑膜动静脉畸形

以眼部症状、耳鸣和血管杂音最为常见。可有眼压升高、复视、眼肌麻痹、视力减低、突眼、视盘水肿和视网膜剥离。有时引流静脉经冠状静脉或海绵间窦进入对侧海绵窦，可使对侧眼上静脉扩张，表现为双眼结膜充血，如患侧眼上静脉有血栓形成，可使患侧眼球正常而对侧眼球充血。其供血主要来自颈外动脉，包括颈内动脉的圆孔动脉、脑膜中动脉及咽升动脉神经脑膜干的斜坡分支，也可来自颈内动脉的脑膜垂体干和下外侧干。静脉引流入海绵窦，软脑膜静脉引流较少见，约占 10%。

3. 颅前窝底硬脑膜动静脉畸形

很少见。临床症状以颅内出血最常见，常形成额叶内侧脑内血肿，尚有眼部症状，由于眼静脉回流障碍变粗，出现突眼、球结膜充血、眼压增高、视野缺损和眼球活动障碍；如果病灶破坏嗅沟骨质，破裂后进入鼻腔，可有癫痫和鼻出血的症状；亦常见耳鸣和血管杂音。其供血动脉主要是筛前、后动脉及其分支，其次是脑膜中动脉、颞浅动脉和颌内动脉等。

4. 小脑幕缘区硬脑膜动静脉畸形

常见的症状是颅内出血、脑干和小脑症状及阻塞性脑积水，有的患者因髓周静脉压力高而产生脊髓症状，少见耳鸣和颅内杂音。其供血动脉主要是脑膜垂体干的分支天幕动脉、颈外动脉的脑膜中动脉和枕动脉；此外还有大脑后动脉天幕支、小脑上动脉天幕支、脑膜后动脉、咽升动脉、脑膜副动脉、颈外动脉下外侧干也参与供血。引流静脉多为软脑膜静脉，也可经 Galen 静脉、脑桥静脉和基底静脉引流，部分可引流入髓周静脉网。约 57% 的软脑膜静脉发生瘤样扩张。

5. 上矢状窦和大脑凸面区硬脑膜动静脉畸形

很少见，常见症状是头痛，其次是颅内出血，也可有失明、失语、癫痫、杂音、偏瘫等症状。主要供血动脉是脑膜中动脉、枕动脉和颞浅动脉的骨穿支，眼动脉和椎动脉的脑膜支。经软脑膜静脉引流进入上矢状窦，引流静脉大多有曲张。

（五）鉴别诊断

应注意与脑动静脉畸形相鉴别。年龄在 40 岁以下的突发蛛网膜下隙出血，出血前有癫痫史或轻偏瘫、失语、头痛史，而无明显颅内压增高者，应高度怀疑动静脉畸形。

（六）并发症

部分混合性硬脑膜动静脉畸形患者可出现头皮血管怒张、扭曲，甚至形成血管团。颅后窝硬脑膜动静脉畸形向脊髓静脉引流时，可引起椎管内静脉高压，导致脊髓缺血，出现脊髓损害表现。高血流者还可伴有心脏扩大，心功能衰竭。

（七）治疗

应根据患者过去的临床表现、目前的临床状况和血管造影表现，分别选择和制订治疗方案。

1. 内科治疗

(1) 指征

1) 症状轻微，或偶然发现；

2) 血管造影检查没有脑皮质静脉引流。

(2) 方法

1) 由于 DAVM 破裂出血机会较小，个别患者，MRI 检查，除外皮质引流静脉出现。怀疑出现皮质引流静脉或临床症状改变时可在数年内复查脑血管造影。

2) 疼痛和颅内杂音是影响患者生活质量的最常见的主观症状。轻微时可给予对症处理，如服用非类固醇抗炎药物、卡马西平或短期激素治疗，对缓解疼痛和搏动性杂音有一定疗效。但对于三叉神经分布区的疼痛，不能采用经皮穿刺毁损神经根的方法，以免刺破畸形血管，引起大出血。

2. 非内科治疗

包括经动脉或经静脉内治疗及外科手术和立体定向放射外科等。

(1) 指征

1) 单根皮质引流静脉，特别是引流静脉已有迂曲，呈动脉瘤样扩张，需立即治疗，防止破裂出血；

2) 有颅内出血史；

3) 颅内压增高，视盘水肿，影响视力者；

4) 局灶性神经功能障碍，进行性加重；

5) 影响生活的头痛和颅内杂音。

(2) 方法

1) 外科手术：外科治疗仍是目前治疗 DAVM 的最有效的方法。适用于有皮质引流静脉或近期内出现进行性神经功能障碍的病变。手术的目的是孤立、电凝、切除 DAVM 累及的硬膜瓣和邻近静脉窦，切断动脉化的皮质引流静脉的通路。如受累静脉窦已动脉化或侧支循环已经建立，切除静脉窦不致引起静脉性脑梗死。由于手术操作难度较大，术中止血较困难，据统计横窦乙状窦区 DAVM 的手术死亡率和严重病残率约为 15%。因此术前要进行详尽的血管造影检查和周到的术前准备。如辅以介入方法栓塞供应动脉，以减少术中出血，术中降温和降压麻醉以及严格止血等是手术成功与否的关键。单纯结扎供应动脉，治疗 DAVM 的成功率仅为 8%。因为不可能阻断所有供应动脉。一般病灶在术后数月或数年内复发。此法现已少用。

2) 血管内介入治疗

A. 经动脉血管内栓塞治疗：曾一度广泛应用，希望减少或消除动静脉间瘘口，但是大多数 AVM 有较多动静脉沟通，不可能栓塞所有的供应动脉或瘘口，而且动脉栓塞不全者往往复发。因此，本法目前只适用于下列情况。

a. 手术禁忌、不愿手术患者。

b. 术前或放射治疗前减少畸形血管血流量。

c. 横乙状窦区和海绵窦区 DAVM，但不适用于天幕 DAVM。此类 DAVM 常有许多细小供应动脉，目前导管技术无法到达。

B. 经静脉血管内栓塞治疗：近来临床逐渐广泛应用。其治疗目的是促使畸形血管的静脉侧血栓形成。适用范围如下。

a. 累的静脉窦已丧失正常脑组织静脉回流的功能。

　　b. 累及海绵窦、横窦乙状窦区的 DAVM。对仍与正常静脉结构相通的静脉窦进行栓塞时，应在栓塞前行球囊阻断试验，暂时阻断静脉窦，观察颈内动脉和椎动脉静脉期表现，了解静脉窦阻断后正常脑组织静脉回流有无影响、改道。治疗时可直接穿刺病灶邻近静脉窦或通过扩张引流静脉逆向进入，采用金属丝、弹簧圈、明胶或球囊栓塞瘘口。本法临床效果满意，但病残率仍较高。海绵窦区 DAVM 栓塞后临床治愈率为 81%，约 5% 的患者出现永久性并发症。累及横窦乙状窦区的 DAVM 栓塞后临床治愈或改善率为 35% ～ 90%，约 15% 患者出现暂时神经功能障碍，5% 的患者有永久性并发症。临床并发症来自于静脉窦内血栓形成或栓塞材料对周围结构的压迫作用。静脉回流改道引起周围正常静脉内压力增高，有破裂出血风险。

　　3) 放射外科：近年来，放射外科如 γ 刀、直线加速器等开始应用于某些类型硬膜 AVM 的治疗。如近期无出血的横窦乙状窦、上矢状窦和中颅底处的 DAVM，或其他治疗风险较大的病变。有学者报道硬膜内畸形血管可于 2 年内自行闭塞，但目前对照射剂量和治疗适应证没有定论。治疗后须密切随访，防止血管闭塞前发生出血。

　　4) 其他治疗方法：颅内压增高和交通性脑积水者，可行腰蛛网膜下隙腹腔分流术。脑室腹腔分流术有可能误伤动脉化的皮质静脉或室管膜静脉，引起出血。对不能手术的 DAVM 伴进行性视盘水肿而视力下降者，可行视神经减压术。

　　3. 不同病变部位的治疗策略

　　(1) 前颅底 DAVM：供应动脉通常来自于眼动脉的分支筛前动脉或筛后动脉。因顾及视觉功能，常不采用血管内介入治疗。手术治疗是最佳治疗手段。文献报道约 95.5% 的前颅底 DAVM 能通过手术治疗获得满意效果。除非病灶巨大，一般无须术前做血管内栓塞治疗。

　　(2) 累及横窦乙状窦区的 DAVM：可采用手术方法、血管内介入治疗或手术与介入联合治疗。手术时，如静脉窦已闭塞，可将畸形血管团合并静脉窦一起切除；如静脉窦仍通畅，需仔细分离，孤立并保持静脉窦开放。当 DAVM 的回流静脉可反向引流至软脑膜静脉时，采用手术方法可安全闭塞静脉窦。如果经静脉栓塞治疗或手术方法可以阻塞静脉窦时，不必勉强切除畸形血管团。目前以联合治疗的效果最佳。在较大样本回顾性分析中，有 68% 的患者畸形血管可完全闭塞。单纯血管内栓塞治疗的完全闭塞率为 41%，手术治疗的完全闭塞率为 33%，而结扎供应动脉的成功率为 8%。

　　(3) 累及天幕切迹的 DAVM：此处 DAVM 常引流至软脑膜静脉，自发性颅内出血的概率较高，并以蛛网膜下隙出血为主要临床表现。如果血管造影提示有动脉瘤样静脉扩张并引流至 Galen 静脉，预后更差。因部位深在，全切除病灶较困难，联合治疗 (手术加血管内介入治疗) 是最佳和最安全的治疗方法。手术目的在于阻断皮质引流静脉，防止出血。联合治疗的治愈率为 89%，单纯手术治疗的治愈率为 78%，但单纯血管内介入治疗的有效率只有 25%，供应动脉结扎只能使约 11% 的病灶闭塞。

　　(4) 累及海绵窦的 DAVM：主要由颈外动脉分支供血，并向岩下窦和眼静脉回流，但很少向皮质回流。该区的 DAVM 少有自发出血。根据供应动脉的来源，又可分为 4 种类型：A 型，颈内动脉和海绵窦之间的直接沟通；B 型，由颈内动脉的脑膜支供血；C 型，由颈外动脉的脑膜支供血；D 型，由颈内、颈外动脉的脑膜支供血。血管内介入治疗是本病治疗的最佳方法。B 型 DAVM 可经动脉或经静脉栓塞供应动脉。目前趋向于经静脉栓塞，减少因动脉栓塞引起脑缺血损害。C 型 DAVM 可栓塞供应动脉而达到治愈目的。对于 D 型 DAVM 因兼有颈外和颈内动脉分支供血，完全闭塞畸形血管常有困难。

(5) 累及大脑凸面和上矢状窦的 DAVM：此处 DAVM 少见。手术切除与血管内介入治疗疗效相仿。可根据血管的解剖部位和对治疗手段的熟练程度决定。但如静脉引流以皮质引流静脉为主时，可首先考虑手术切除。

三、海绵状血管瘤

海绵状血管瘤是在出生时即出现的低血流量的血管畸形，又称为静脉畸形。血管损害一般发展较慢，常在儿童期或青春期增大，成人期增大不明显。大多数静脉畸形呈海绵状，故名。病变除位于皮肤和皮下组织外，还可发生在黏膜下、肌肉甚至骨骼。海绵状血管瘤如因外伤或继发感染破溃时，有招致严重失血的危险，文献中有不少关于骨骼特别是下颌骨内海绵状血管瘤切除术中严重出血甚或致命的报道。

(一) 流行病学

过去认为海绵状血管瘤少见发病率在 0.02% ～ 0.53%。近来随着 MRI 的应用，海绵状血管瘤发生率有所增加与尸检报道相仿，占脑血管畸形的 5% ～ 13%，海绵状血管瘤可见于各个年龄，多见于 20 ～ 50 岁。男女发病率相似，有报道男性病例多为 30 岁以下，女性病例多为 30 ～ 60 岁。中颅底病例中女性多见，80% 位于幕上，15% 位于幕下，5% 位于脊髓。海绵状血管瘤多为单发和散发，也可多发，后者占 6% ～ 33%，多有家族史。

(二) 病理

海绵状血管瘤外观呈紫红色，为圆形或分叶状血管团，剖面呈海绵状或蜂窝状，血管壁无平滑肌或弹力组织，由单层内皮细胞组成，多数有包膜。病灶内可含有新旧出血、血栓、钙化或胶原间质，不含脑组织，有时病灶周边可呈分叶状突入邻近脑组织内，病灶周围脑实质常有含铁血黄素沉积、巨噬细胞浸润和胶质增生；少数可能有小的低血流供血动脉和引流静脉。病灶大小 0.3 ～ 4.0 cm，也有报道其直径大于 10 cm 者。病灶大小可在很长时间内无变化，但也有报道病灶随时间而增大，并可能与病灶出血、血栓、钙化和囊肿有关。

(三) 临床表现

位置较表浅的海绵状血管瘤，局部皮肤膨隆，高低错落,起伏不平,皮面微现蓝色或浅紫色，曲张盘旋的血管隐约可见。

海绵状血管瘤位置较深而不累及皮肤者，除局部显现形态不规则的轻、中度膨隆外，肤色并无明显改变。海绵状血管瘤也可见于黏膜下层，黏膜表面呈暗蓝色改变，浅表肿瘤呈现蓝色或紫色。肿物扪之柔软，可被压缩，其体积大小可随体位改变而发生变化。触诊检查有似蠕虫盘绕聚集之感，或可扪出颗粒状静脉石存在，X 线也可显现静脉石，此乃血栓机化钙盐沉着而形成。体位移动试验阳性。

海绵状血管瘤好发于头、面、颈部，四肢、躯干次之。除常见于皮肤皮下组织外，偶见于黏膜下，也可发生在肌肉、骨骼和内脏器官内。多在出生时即已发现，或起病隐伏而难以准确追溯发病年月。海绵状血管瘤还可发生于肌肉组织内，称为肌间血管瘤，以股四头肌最常累及，易被误诊；有时累及骨骼，表面粗糙不平，如虫咬状，累及骨髓腔者，X 线中可见骨小梁被破坏后的多腔空泡样征象。上、下颌骨的海绵状血管瘤发病率虽不高，但应予重视，有时因拔除一个松动的牙齿可导致致命性的大出血。当血管瘤受外界刺激时，可引起血管周围组织炎性反应，患者自觉皮肤发热、肿胀、疼痛，或在病灶表面发生破溃。有血栓或静脉石形成时，也可出现局部疼痛，疼痛往往为一过性，短则一天，长则数周，以后自行缓解。

在受外伤或表面破溃感染时，可引起出血危险。多数海绵状血管瘤是局限性的，少数弥漫地累及大片组织，如四肢的海绵状血管瘤，是血管瘤治疗中的难点。

成人海绵状血管瘤的诊断较为明确，可在婴幼儿期到青少年期发现，多数表现为较稳定而缓慢的发展过程。关于海绵状血管瘤的本质仍然存有争议，近年来的研究日益倾向于其性质为先天性的血管畸形，因此，畸形的血管结构与异常的血流动力学可以解释包括浸润骨骼在内的许多现象。但这一结论与许多传统观察不一致，因此尚未在不同学科间达成共识。

相比较而言，婴幼儿的海绵状血管瘤较为复杂，有些在出生后短期内迅速生长，并对激素治疗有效，还有自然消退的病例；有些则在出生后即发现，并较稳定地持续到成年，即使早期进行激素治疗也无效。因此，以形态学为分类标准，可能难以解释海绵状血管瘤的这些不同的特性，也就是说，在婴幼儿海绵状血管瘤中存在部分病例，其性质属于血管畸形，而其他属于皮肤深部的血管瘤。

在婴幼儿血管瘤中，毛细血管海绵状血管瘤是仅次于草莓状血管瘤的常见类型，也被称为混合型血管瘤。一般认为这是草莓状毛细血管瘤和海绵状血管瘤的混合体，往往出生时即已发现，在以后的几个月内快速生长；有时是先表现为草莓状血管瘤，以后较快地扩展为真皮深层或皮下肿块，有的则反之。其中有少数生长特别迅速，易于侵入周围正常组织，造成破坏容貌、影响进食与呼吸，或器官移位、阻塞甚至损坏等严重后果，称为婴幼儿致命性血管瘤或重症血管瘤。对混合型血管瘤的病理观察证实，所谓的两种血管成分十分难以区分，而以毛细血管瘤的病理特征为主。其自然病程也与草莓状血管瘤相似，有自然消退的倾向，对激素治疗有效，消退的结果有时是不完全的，代之以脂肪和纤维组织。

与海绵状血管瘤相关的综合征，除了上面提及的相对常见的 Klippel-Trenaunay 综合征及 Parkes-Weber 综合征外，还有两种罕见的综合征可伴发多发性海绵状血管瘤。

一种是 Maffucci 综合征，这是累及软骨和血管的先天性发育畸形，往往表现为多发性的海绵状血管瘤伴发一侧肢体末端，如指（趾）骨和掌（跖）骨的骨软骨瘤。Jaffe 的统计表明，此类患者中，50% 的骨软骨瘤将发展为软骨肉瘤。

另一种为蓝色橡皮奶头样痣。这是一种少见的皮肤、肠血管瘤综合征，属于常染色体显性遗传。患儿出生时即有海绵状血管瘤，以后增大、增多为橡皮奶头样中间凸起的独特形态，中心为深蓝色，质软，一般仅为针头或小米大，但最大的可达到 3 cm 以上。体表的这种血疱少可单发，多则达数百个，有时胃肠道尤其是小肠内可广泛累及，破裂时则引起黑便与贫血，甚至还累及肝、脾、胸膜等内脏和中枢神经系统。

（四）影像学检查

1. 颅骨 X 线平片

表现为病灶附近骨质破坏，无骨质增生现象。可有颅中窝底骨质吸收、蝶鞍扩大、岩骨尖骨质吸收及内听道扩大等；也有高颅压征象；部分病灶有钙化点，常见于脑内病灶。

2.脑血管造影

由于海绵状血管瘤的组织病理特点，血管造影很难发现该病，可能与病灶内供血动脉细小血流速度慢、血管腔内血栓形成及病灶内血管床太大、血流缓慢使造影剂被稀释有关。多表现为无特征的血管病变，动脉相很少能见到供血动脉和病理血管；静脉相或窦相可见病灶部分染色。如果缓慢注射造影剂使动脉内造影剂停留的时间延长，可增强病变血管的染色而发现海绵状血管瘤。颅中窝底硬脑膜外的海绵状血管瘤常有明显的染色，很像是一个脑膜瘤，但从影像学特点分析，脑膜瘤在脑血管造影动脉期可早染色及可见供血动脉，有硬脑膜血管和头皮血管增多、扩张。

3.CT 扫描

脑外病灶平扫时表现为边界清楚的圆形或椭圆形等密度或高密度影，也可呈混杂密度影。有轻度增强效应，有时可见环状强化，周围无水肿。脑内病变多显示为边界清楚的不均匀高密度影，常有钙化斑注射对比剂后有轻度增强或不增强。如病灶较小或等密度可漏诊。在诊断海绵状血管瘤上 CT 扫描的敏感性和特异性低，不如磁共振成像。

4.MRI

具有较高的敏感性和特异性，是目前确诊和评估海绵状血管瘤的最佳检查方法。典型的表现是在 T_2 加权像上有不均匀高强度信号病灶，周围伴有低密度信号环，应用顺磁性造影剂后，病灶中央部分有强化效应，病灶周围无明显水肿，也无大的供血或引流血管。当伴有急性或亚急性出血时，显示出均匀高信号影。如有反复多次出血，则病灶周围的低信号环随时间而逐渐增宽。应该注意的是有时海绵状血管瘤与脑动静脉畸形在鉴别诊断上很困难，一些磁共振影像上表现得非常典型的海绵状血管瘤病灶，实际上是栓塞的脑动静脉畸形或是具有海绵状血管瘤与脑动静脉畸形混合性病理特征的脑血管畸形。Zimmerman 等指出，海绵状血管瘤的出血一般不进入脑室或蛛网膜下隙，而隐匿性或小的脑动静脉畸形的出血常进入脑脊液循环系统。因为真正的脑动静脉畸形无包膜，出血常向阻力最小的方向突破而进入脑脊液，海绵状血管瘤出血常进入病灶中的血管窦腔内而不进入周围的脑组织或脑室系统，仔细观察出血的情况有助于诊断。

（五）治疗

1.保守治疗

适用于偶然发现的无症状的患者；有出血但出血量较少不引起严重神经功能障碍者；仅发生过一次出血，且病灶位于深部或重要功能区，手术风险大者；以癫痫发作为主，用药能控制者；不能确定多发灶中是哪个病灶引起症状者以及年龄大体质弱者。在保守期间应注意症状及病灶的变化情况。

2.手术切除

手术指征是有明显出血；有显著性局灶性神经功能缺失症状；药物不能控制的顽固性癫痫；单发的无症状的年轻患者，或是准备妊娠的青年女性，其病灶位置表浅或是在非重要功能区者。

3.放射治疗

应用 γ 刀或 X 刀治疗，可使病灶缩小和减少血供，但易出现放射性脑损伤的并发症。目前仅限于手术难于切除的或位于重要功能区的有明显症状者，并应适当减少周边剂量以防止放射性脑损伤。

四、毛细血管扩张

在日常生活中我们常常看到一部分人面部皮肤泛红，并且肉眼就能看见一条条扩张的毛细血管，部分呈红色或紫红色斑状、点状、线状或星状损害的形象，这就是毛细血管扩张症，俗称血红丝。是一种发生在面部或躯干部位的皮肤损害，大多数是后天性的，也有部分患者是先天性的，面部毛细血管扩张是影响美容的主要原因，多发于女性，临床表现为面部的丝状、点状、星芒状或片状红斑。仔细看能见到皮肤上许多红色血管，就像一丝丝红线头。

（一）病理

在皮肤毛细血管扩张区，可见壁薄的扩张的大而不规则的血管。实验室检查贫血，可因反复出血而加重，凝血试验均正常。有肺动静脉瘘，末梢血象显示红细胞增多，凝血时间、血小板均正常，凝血因子Ⅴ可轻度减少。儿童期反复鼻出血，逐渐发展为皮肤黏膜上的毛细血管扩张，以至内脏出血。试验：又无特殊异常，有明显的家族史，一般不难诊断。

(1) 表皮基底细胞老化无力机转释出胶原蛋白、弹力蛋白、张力蛋白、卷尾蛋白、纤维联结蛋白（统称细胞骨架），致使真皮层的毛细血管浮出真皮层跑到表皮层。

(2) 毛细血管弹性纤维缺损造成的。造成毛细血管弹性纤维缺损的因素很多，包括长期的紫外线照射，长期使用皮质激素、换肤、感染或遗传性毛细血管结构异常等。

(3) 角质层及表皮遭到破坏，很多的所谓去斑霜实际上就是化学剥脱制剂，或者本身具有非常强的剥脱作用，容易使面部皮肤出现毛细血管扩张，结果导致敏感性皮肤的形成。这种人不但对很多东西过敏，或不耐受，而且常常是面部毛细血管扩张，治疗非常棘手和困难。

(4) 长期服用降压药，缺少维生素。

（二）临床表现

血管瘤的一种，较为常见，属于血管畸形。可以分为新生儿斑痣、葡萄酒色斑、蜘蛛形痣、草莓状毛细血管瘤、家庭性出血性毛细血管扩张症、肉芽性血管瘤。其临床表现分别如下。

1. 新生儿斑痣

又称橙色斑，常见于前额、上眼睑、眉间、鼻周或颈颌部。橙红或淡红色，不突出皮面，轻压即可褪色，随患儿生长而略增大，但颜色并不加深，大多数在数月后自行消退，无须治疗。

2. 葡萄酒色斑

多见于面部，少部分位于躯干或四肢，呈淡红至暗红色，或呈暗紫色，不高出皮面，病变范围随患儿生长而扩大，不会自行消退。有些患者并发全身性异常，如青光眼等。

3. 细小如针眼

多见于面、臂、手、躯干部。

4. 草莓状毛细血管瘤

少部分患儿出生时即表现为大小不等的圆形或椭圆形由散在红斑点融合或不完全融合的斑块，不高出或略高出皮面。表面稍粗糙，而大部分仅为极小的小红点，扩大并互相融合成块，常高出皮肤 3～4 mm，鲜红色，表面呈许多颗粒状，类似草莓而得名。能自行消退，常在 1～4 岁间消退。

5.家庭性出血性毛细血管扩张症病变

多见于鼻腔黏膜，其次为面、舌、唇、手指等，扩张的毛细血管主要位于真皮及黏膜下，管壁菲薄，仅有一层内皮与表皮相邻，病灶直径一般为 1～3 mm，不规则，平坦或隆起，红色或紫红色，加压时颜色变白。本症有显著的出血倾向，随侵犯部位不同而出现相应的出血症状，如鼻出血、咯血、泌尿系出血和消化道出血等。

(三) 影像学检查

脑血管造影、CT 扫描可无异常表现，磁共振成像上有学者报道表现为低信号，但也有的学者认为在不增强的磁共振成像上也无异常表现。目前看该病在影像学检查方面尚无特异性表现。

(四) 治疗

一般无须治疗，若有出血或癫痫可视病情决定对症或手术治疗。

五、脑静脉畸形

脑静脉畸形又称脑静脉血管瘤、脑静脉瘤。由于它外形异常，但仍为相应的组织提供功能性的静脉引流，所以又称为发育性静脉异常。静脉畸形可分为浅表型和深部型。浅表型指深部髓静脉区域通过浅表髓静脉引流入皮质静脉；深部型指皮质下区域引流入深部静脉系统。

(一) 病因

多数认为脑静脉畸形为先天疾病，源于正常胚胎发育障碍。妊娠 45 天，脑的端脑中有许多称为"静脉水母头"的结构，它们由扩张的中央静脉和许多小的深髓静脉组成。妊娠 90 天，这些静脉结构发育为浅和深静脉系统。如静脉的正常发育受阻则早期的静脉引流形式保留。也有认为发育中的皮质静脉系统部分阻塞，引起代偿性扩张的髓静脉。脑静脉畸形常伴有海绵状血管瘤或其他血管畸形，提示局部血流的增加等血流动力学改变可能会诱发静脉畸形。不管是先天或后天原因，多数人认为脑静脉畸形是脑静脉系统一种正常代偿变异，而非病理学改变。

(二) 病理

脑静脉畸形常合并脑动静脉畸形、海绵状血管瘤、面部血管瘤等。大体见病变主要位于白质，由许多异常扩张的髓样静脉和 1 条或多条扩张的引流静脉两部分组成，髓样静脉起自脑室周围区，贯通脑白质，在脑内有吻合；中央引流静脉向大脑表面浅静脉系统或室管膜下深静脉系统引流；幕下病灶多直接引流到硬膜窦。镜下见畸形血管完全由静脉成分构成，少有平滑肌和弹力组织，管壁也可发生透明样变而增厚；静脉管径不规则，常有动脉瘤样扩张。扩张的血管间散布有正常脑组织，这是该病的特点，不同于脑动静脉畸形和海绵状血管瘤，脑动静脉畸形的血管间为胶质化的脑组织，海绵状血管瘤的血管间无脑组织。

(三) 临床表现

大多数患者临床上很少有症状或出血表现，经常为偶然发现脑内病灶，但后颅窝的脑静脉畸形常引起临床表现。症状的发生依其部位而定，幕上病灶多有慢性头痛、癫痫、运动障碍或感觉障碍。幕下病灶多表现为步态不稳或其他后颅窝占位症状，小脑病灶更容易出血。脑静脉畸形发生的出血主要为脑内和脑室内出血。

主要临床表现如下。

1.癫痫

是最常见的临床表现，主要为癫痫大发作。

2. 局限性神经功能障碍

表现为单侧肢体轻瘫，可伴有感觉障碍。

3. 慢性头痛

4. 颅内出血

一般认为脑静脉畸形出血率在 15% ～ 20%，幕下病灶比幕上病灶更易于出血。患者突然剧烈头痛、昏迷或偏瘫。

（四）影像学检查

1. 脑血管造影

病灶只在静脉期显影，可见数条扩张的髓静脉扇形汇集成一条扩张的中央静脉干，从中央静脉干再向浅静脉系统、深静脉系统或硬膜窦引流。无异常动静脉短路征象。动脉期和脑血流循环时间正常。

2. CT 扫描

平扫多正常。在增强扫描上可见脑实质内一条粗线般的增强影流向皮质和脑深部，其周围无水肿和团块占位。有时也可表现为圆点状病灶。这种粗线状或圆点状影是中央静脉干的影像。

3. MRI 扫描

其表现与 CT 所见相似。在 T_1 加权像上病灶为低信号，在 T_2 加权像上多为高信号，少数为低信号，注射对比剂后，病灶呈现典型的放射样星形或蜘蛛样。

（五）治疗

对有癫痫的脑静脉畸形者，给予抗癫痫治疗效果良好，其他可以给予一般的对症治疗。主张对后颅窝出血的脑静脉畸形给予积极的手术处理。对有出血者，可做开颅血肿清除或脑室内血肿清除引流术，术后患者多能得到较好的恢复。对脑静脉畸形的处理要慎重，由于术后再出血的概率较低，且切除病灶后即刻引起脑组织的静脉性梗死，导致脑组织肿胀、瘀血，甚至脑坏死，故一般只清除血肿，脑静脉畸形不予夹闭或切除。脑静脉畸形对 γ 刀放疗的反应不佳，经治疗后病灶的消失率很低且可引起放射性脑损害。

第四节 脑室内出血

脑室内出血是指由非外伤因素导致颅内血管破裂、血液进入脑室系统引起的综合征。其发病率很高，占自发性颅内出血的 20% ～ 60%。根据其出血部位来源分为原发性和继发性脑室内出血。原发性脑室内出血是指出血部位在脑室脉络丛或室管膜下区 1.5 cm 以内的出血，占脑室出血的 7.4% ～ 18.9%。引起原发性脑室内出血的原因依次为动脉瘤、高血压动脉硬化、烟雾病、脑动静脉畸形、肿瘤、梗死性出血、寄生虫和血液病等。

继发性脑室内出血是指室管膜下区 1.5 cm 以外的脑实质出血破入脑室，约占脑室内出血的 93%。引起继发性脑室内出血的病因依次为高血压动脉硬化、动脉瘤、动静脉畸形、烟雾病、颅内肿瘤、血液病、肝病和梗死后出血等。

不同部位的出血穿破脑室的路径不尽相同,蛛网膜下隙的出血,血液可通过第 4 脑室侧孔及正中孔逆流入脑室系统;丘脑出血多破入第 3 脑室;Willis 环处动脉瘤破裂出血以及壳核出血多破入侧脑室;小脑出血多破入第 4 脑室。另外,血肿可破坏胼胝体进入第 3 脑室。

一般脑室内出血的自然吸收、消失的时间要比脑实质血肿块,平均血肿消失时间为 12 天,少数需较长时间。血肿可造成广泛蛛网膜粘连及蛛网膜颗粒阻塞,引起不同程度迟发交通性脑积水,多在发病后 1 周左右出现,发病后 1 个月左右逐渐消退,少数遗有持续性脑积水。

一、流行病学

一般认为外伤性脑室内出血是由于邻近脑室的脑内血肿破入脑室,或脑穿通伤经过脑室系统,伤道的血流入脑室,并且很少见,而来自脑室壁的出血就更为少见。CT 扫描应用于临床诊断后,改变了以前的观点,发现外伤性脑室出血并非少见,而且常出现在非危重的患者中。

外伤性脑室内出血的发生率占重型颅脑损伤的 1.2%。在行 CT 扫描的重型颅脑外伤患者中占 7.1%。

外伤性脑室内出血有二:其一是因暴力作用在额或枕部,使脑组织沿前后方向猛烈运动时,脑室壁产生剪力变形,撕破室管膜血管而致,称为原发性脑室内出血;其二是外伤性脑实质内血肿,破入脑室而引起,谓之继发性脑室内出血。

二、发病机制

1. 外伤性脑室内出血

外伤性脑室内出血大多伴有广泛性脑挫裂伤及脑内血肿,脑室邻近的血肿穿破脑室壁进入脑室。

2. 单纯脑室内出血

部分患者为单纯脑室内出血伴轻度脑挫裂伤。这是由于外伤时脑室瞬间扩张,造成室膜下静脉撕裂出血。脉络丛的损伤出血极为少见。

在脑室内有少量血液,可被脑脊液稀释而不引起脑室系统梗阻;大量出血者可形成血肿,堵塞室间孔、第三脑室、导水管或第四脑室,引起脑室内脑脊液循环梗阻。

三、临床表现

多数患者在发病前有明显的诱因,如洗澡、情绪激动、用力活动、饮酒等。多为急性起病,少数可呈亚急性或慢性起病。

(一) 一般表现

视出血部位及出血量多少而异,轻者可表现为头痛、头晕、恶心、呕吐、血压升高和脑膜刺激征等;重者表现为意识障碍、癫痫发作、高热、肌张力高、双侧病理反射等。晚期可出现脑疝、去脑强直和呼吸循环障碍以及自主神经系统紊乱。部分患者可伴有上消化道出血、急性肾衰竭、肺炎等并发症。

(二) 原发脑室内出血

除具有一般表现外,与继发脑室内出血相比尚有以下特点:①可亚急性或慢性起病;②多以认识功能、定向力障碍和精神症状为常见;③意识障碍相对较轻;④定位体征不明显。

(三) 继发脑室内出血

除具有一般表现外,还因原发出血部位不同其临床表现各异:①丘脑的出血,表现为意识障碍、偏瘫、一侧肢体麻木、双眼上视困难、高烧、尿崩症、病理反射阳性等；②位于内囊前肢的血肿，极易破入脑室，临床表现相对较轻；③位于内囊后肢前 2/3 的血肿，由于距脑室相对较远，当血肿穿破脑室时，脑实质破坏严重，临床表现为突然昏迷、偏瘫、主侧半球的血肿可有失语、病理反射阳性以及双眼球向病灶侧凝视；④位于内囊后 1/3 的血肿，多有感觉障碍和视野变化；⑤脑干出血，轻者表现为头痛剧烈、眼花、呕吐、后组颅神经损伤和颈项强直等，重者深昏迷、交叉瘫、双侧瞳孔缩小、呼吸衰竭等；⑥小脑的出血表现为头痛、头晕、恶心、呕吐、颈项强直、共济失调等，重者出现意识障碍、呼吸衰竭等。

（四）脑室出血的临床分级

脑室内出血的临床分级或分型对指导治疗和判断预后有着重要的意义。

四、辅助检查

（一）CT 检查

CT 能准确证实出血部位、范围，以及脑室大小，并可重复检查，便于对出血的动态观察及随诊，因此为首选检查手段。

（二）腰椎穿刺及脑室造影

有一定的危险性，或加重病情，目前已不作为常规检查，除非无 CT 条件或某些特殊需要时方可施行，检查应在严格掌握适应证条件下谨慎从事。

（三）脑血管造影

脑血管造影能显示出自发性脑室内出血的病因（如动脉瘤、脑血管畸形、烟雾病和颅内肿瘤等）表现及血肿破入脑室后的某些血管受压、移位的特征性表现。

不同病因的脑室内出血尚有其各自的特点，如高血压脑室内出血的患者大多数有明显的高血压病史，中年以上突然发病，脑血管造影无颅内血管异常，动脉瘤、动静脉畸形及烟雾病性脑室内出血发病年龄较小，脑血管造影可以确诊；颅内肿瘤性脑室内出血发病前多有颅内占位病变的临床表现，强化 CT 可明确诊断。

五、诊断

CT 应用以前，脑室内出血的诊断较困难，多在钻颅和（或）开颅探查中，穿刺脑室后确诊，CT 的出现，不仅使本病能得以确诊，而且可了解出血的来源，血肿在脑室内的分布以及颅内其他部位脑挫裂伤和颅内血肿的发生情况。

需与脑干损伤及丘脑下部损伤相鉴别。原发性脑干损伤往往与脑挫裂伤或颅内出血同时伴发，临床症状相互参错，难以辨明孰轻孰重、何者为主，特别是就诊较迟的患者，更难区别是原发性损伤还是继发性损害。原发性脑干损伤与继发性脑干损伤的区别在于症状、体征出现的早晚。继发性脑干损伤的症状、体征皆在伤后逐渐产生。颅内压持续监护亦可鉴别：原发性颅内压不高，而继发性则明显升高。同时，CT 和 MRI 也是鉴别诊断的有效手段。在显示脑实质内小出血灶或挫裂伤方面，尤其是对胼胝体和脑干的细微损害，MRI 明显优于 CT。脑干听觉诱发电位可以较准确地反映脑干损伤的平面及程度。通常在听觉通路病灶以下的各波正常，病灶水平及其上的各波则显示异常或消失。颅内压监护连续测压亦有鉴别原发性或继发性脑干损伤的作用，虽然两者临床表现相同，但原发者颅内压正常，而继发者明显升高。

六、治疗

本病往往并发严重脑挫裂伤和（或）其他部位的血肿，其危害性尤甚于脑室内出血，应该在及时处理原发性和继发性损伤的同时，行脑室引流术，或在清除颅内血肿及挫碎脑组织之后，切开脑室排出引起脑室阻塞的血凝块。通常，少量脑室出血多能自行吸收，即使有少量血凝块也能在 10 天左右液化，故采用腰椎穿刺引流血性脑脊液数次即可使脑脊液转清；若脑室出血量大，充盈全脑室系统时，则需行脑室切开或钻孔冲洗引流，前者多在剖开术中同时施行，后者则可行双侧额角脑室穿刺，用生理盐水等量交替冲洗，尽量排出积血，必要时亦可应用尿激酶溶解血凝块，以便减少脑室扩张、脑积水，同时，也减轻对丘脑下部和脑干上端的挤压，从而避免该区灰质核团发生缺血、缺氧性继发损害。当患者意识情况好转，脑脊液循环仍不通畅，脑室引流拔除困难时，及时进行分流手术。

七、预后

脑室内出血量的多少、原发脑损伤的严重程度、患者年龄的长幼以及有无早期脑室系统扩大等因素均直接影响预后，病死率为 31.6% ~ 76.6%，幸存者常残留功能缺损及智力障碍。

第五节 缺血性脑血管疾病

缺血性脑血管疾病是一种常见病，其致残率和病死率很高，居人口死亡原因中的前 3 位。各种原因的脑血管疾病在急性发作之前为一慢性发展过程，一旦急性发作即称为卒中或中风。卒中包括出血性卒中和缺血性卒中两大类，其中缺血性卒中占 75% ~ 90%。

一、病理生理

影响脑血流量稳定的因素有全身血压的变动、动脉血中的二氧化碳分压 ($PaCO_2$) 和氧分压 (PaO_2)、代谢状态和神经因素等。

（一）血压的影响

在一定范围内的血压波动不影响脑血流量 (CBF) 的稳定，但超过这种特定范围，则 CBF 随全身血压的升降而增高或减少。这种在一定限度的血压波动时能将 CBF 调节在正常水平的生理功能称为脑血管的自动调节功能。当全身动脉压升高时，脑血管即发生收缩而使血管阻力增加；反之，当血压下降时脑血管即扩张，使血管阻力减小，最终结果是保持 CBF 稳定，这种脑血管舒缩调节脑血流量的现象称为裴立斯效应。脑血管自动调节功能有一定限度，其上限为 20 ~ 21.3 kPa，下限为 8.0 ~ 9.3 kPa。当全身平均动脉压的变动超出此一限度，脑血管的舒缩能力超出极限，CBF 即随血压的升降而增减。很多病理情况都可影响脑血管的自动调节功能的上限和下限，例如慢性高血压症、脑血管痉挛、脑损伤、脑水肿、脑缺氧、麻醉和高碳酸血症等都可影响 CBF 的自动调节。有的病理情况下，平均动脉压只降低 30%，也可引起 CBF 减少。

（二）$PaCO_2$ 的影响

$PaCO_2$ 增高可使血管扩张，脑血管阻力减小，CBF 即增加，反之，CBF 即减少。当

$PaCO_2$ 在 $3.3 \sim 8$ kPa 时，$PaCO_2$ 每变化 0.1 kPa，CBF 即变化 4%。当 $PaCO_2$ 超过或低于时即不再随之而发生变化。严重的 $PaCO_2$ 降低可导致脑缺血。

(三) 代谢的调节

局部脑血流量受局部神经活动的影响。在局部神经活动兴奋时代谢率增加，其代谢需求和代谢产物积聚，改变了血管外环境，增加局部脑血流量。

(四) 神经的调节

脑的大血管同时受交感神经和副交感神经支配，受刺激时，交感神经释放去甲肾上腺素，使血管收缩，而副交感神经兴奋时释放乙酰胆碱，使血管扩张。刺激交感神经虽可使血管收缩，但对 CBF 无明显影响，刺激副交感神经影响则更为微弱。

决定缺血后果有两个关键因素：一是缺血的程度；二是缺血持续时间。在 CBF 降低到 18 mL/(100 g·min) 以下，经过一定的时间即可发生不可逆转的脑梗死，CBF 水平愈低，脑梗死发生愈快，在 CBF 为 12 mL/(100 g·min) 时，仍可维持 2 小时以上不致发生梗死。在 25 mL/(100 g·min) 时，虽然神经功能不良，但仍可长时间不致发生梗死。在缺血性梗死中心的周边地带，由于邻近侧支循环的灌注，存在一个虽无神经功能但神经细胞仍然存活的缺血区，称为缺血半暗区，如果在一定的时限内提高此区的 CBF，则有可能使神经功能恢复。

二、病因

颈内动脉和椎动脉系统为好发部位，其主要原因为动脉粥样硬化，高血压、糖尿病起着关键作用。

(一) 心血管疾病

先天性或后天性心脏病均可并发缺血性脑血管病。右向左分流型先天性心脏病，可由于血液黏滞度增高而导致脑血栓特别是静脉系统血栓。心律失常、风湿性心脏病、感染性心内膜炎、血栓性静脉炎、二尖瓣脱垂等疾病，可由于心脏或外周血栓脱落引起脑栓塞。

(二) 血液病和凝血功能障碍

镰状细胞性贫血 (SCA) 是一类最易于发生脑血管病变的血红蛋白病，约 25% 出现脑血管并发症，其中 80% 发生于 15 岁以前。多数表现为血栓形成而致缺血性卒中，也可表现为硬膜静脉窦血栓形成，发热、脱水或血氧分压下降等因素可促发 SCA 患者血栓形成，卒中的发生率增加。原发性或其他原因所致的红细胞增多症可引起血液黏滞度上升，易于形成血栓，其中以静脉 (包括硬膜静脉窦) 血栓形成更为多见。抗磷脂抗体也可引起凝血功能亢进，导致深部静脉血栓或卒中。最常见的两种抗磷脂抗体是狼疮抗凝血抗体和抗心磷脂抗体，可见于系统性红斑狼疮、其他自身免疫性疾病、癌症和慢性感染患者，也可出现于无其他病史者。

(三) 遗传代谢病

同型胱氨酸尿症可引起血小板功能异常，体内积累的同型胱氨酸还可以直接损伤血管内皮，导致血管狭窄、血栓形成，引起脑梗死。尿素循环缺陷，如鸟氨酸氨基甲肽转移酶缺陷，也可导致脑血管病变。线粒体脑病、甲基丙二酸血症、丙酸血症以及 Fabry 病等，也可出现卒中发作。

(四) 感染

细菌性或病毒性脑膜炎常伴有脑动脉炎，部分病例可引起血管闭塞、脑梗死。儿童艾滋病患者约 1% 并发卒中发作。其他如钩端螺旋体病、鼻窦炎、咽后壁脓肿及头面部皮肤感染等也可引起脑血管病变。

(五) 其他

风湿性疾病,如系统性红斑狼疮、结节性动脉周围炎、白塞病、川崎病等均可引起血管炎性病变而导致缺血性卒中发作。

三、分型和临床表现

阻塞性脑血管疾病主要有三种类型。

(一) 短暂性脑缺血发作 (TIA)

指局限性神经功能缺失,持续时间 ≤ 24 小时,约 70% 的患者 ≤ 10 分钟。

(二) 可逆性缺血性神经功能障碍 (RIND)

局限性神经功能缺失持续时间 ≥ 24 小时,但不超过 1 周。

(三) 完全性卒中 (CS)

又称脑血管意外 (CVA),持久性 (不可逆性) 神经功能缺失,由于相应脑部或脑干供血不足所致。颈内动脉是阻塞性脑血管疾病最好发的部位,当眼动脉的分支视网膜中心动脉供血不足时,可出现同侧短暂的单眼失明,大脑中动脉缺血则出现对侧运动或感觉障碍,累及优势半球时可出现语言缺失。椎动脉系统缺血表现为眩晕、耳鸣、听力障碍及步态不稳等。

临床上颈内动脉完全性卒中可根据血管狭窄或闭塞水平不同而分为轻、中、重型,其处理方法也不同,如颈内动脉、大脑中动脉和末梢分支三种部位的缺血有不同的治疗方案。

急性偏瘫是本病最常见、最主要的表现,约占全部小儿脑血管病变的 3/4。意识障碍和惊厥发作在小儿缺血性脑血管病的发生率也较高,占 20% ～ 40%,这可能与小儿脑组织的解剖和生理特点有关。早期出现惊厥是婴幼儿及 4 岁以下儿童的较常见特征之一,有些甚至首先出现惊厥发作。

根据起病开始时的症状及病程,急性偏瘫可分以下类型。

(1) 暴发性起病:较多见。患儿突然偏瘫,常合并惊厥发作和意识障碍。惊厥限于一侧,偶可扩展至全身。偏瘫发展迅速,惊厥停止后即可显现,1 ～ 2 天内达顶点。上肢和面肌瘫痪为主,下肢较轻。开始时呈弛缓性瘫痪,肌张力低,腱反射引不出,但可有病理反射。2 ～ 3 周后变为痉挛性瘫痪,肌张力增高,病理反射明显。如不及时处理,2 ～ 3 个月后往往出现肌腱挛缩。运动功能的恢复多在 6 个月以内,但部分病例留有后遗症。此外,可见偏身感觉障碍、偏盲等,在较大儿童才可能测出。

(2) 急性起病:偏瘫在 3 ～ 7 天 (可达 10 余天) 内发展到顶点,一般不伴惊厥发作,意识障碍不明显或仅为一过性。运动功能恢复较完全,部分有轻度的运动障碍后遗症。

(3) 轻型:只有暂时性一侧肢体软弱无力,于数日内即可恢复。

(4) 复发性偏瘫:指一侧肢体在瘫痪恢复后,该侧又发生多次瘫痪,两次偏瘫之间的间隔时间长短不一,多数病例的运动功能恢复完全。另有一种是交替性偏瘫,反复发生,每次偏瘫见于左侧或右侧不定,多伴有较弥漫的血管供血障碍。

四、检查和诊断分析

（一）脑血管造影

DSA 可显示脑动脉狭窄、闭塞部位的程度。可以直观显示病变血管的影像特点，因而对于脑血管病具有特殊诊断价值。特别是近 20 年来发展起来的数字减影血管造影技术 (DSA) 具有图像清晰、直观、造影剂用量小等优点，与导管技术结合可进行选择性及超选择性造影，并可同时做介入治疗。

缺血性脑血管病的脑血管造影一般可发现以下病变：①管腔狭窄，粗细不均；②血管闭塞；③侧支循环形成等。对这些病变特征进行分析不仅可以明确血管病的类型和部位，对于病因诊断也常能提供重要线索。

（二）超声检查

超声检查是一种非侵袭性检查方法。D 型超声二维成像可观察管腔是否有狭窄、斑块和溃疡；波段脉冲多普勒超声探测可测定颈部动脉内的峰值频率和血流速度，可借以判断颈内动脉狭窄的程度。残余管腔愈小其峰值频率愈高，血流速度也愈快。经颅多普勒超声 (TCD) 可探测颅内动脉的狭窄，如颈内动脉颅内段、大脑中动脉、大脑前动脉和大脑后动脉主干的狭窄。

多普勒超声还可探测眶上动脉血流的方向，借以判断颈内动脉的狭窄程度或闭塞。眶上动脉和滑车上动脉是从颈内动脉的分支眼动脉分出的，正常时其血流方向是向上的，当颈内动脉狭窄或闭塞时，眶上动脉和滑车上动脉的血流可明显减低或消失。如眼动脉发出点近侧的颈内动脉闭塞时，颈外动脉的血可通过这两条动脉逆流入眼动脉，供应闭塞处远侧的颈内动脉，用方向性多普勒探测此两条动脉的血流方向，可判断颈内动脉的狭窄或闭塞。但这种方法假阴性很多，因此只能作为参考。

（三）磁共振血管造影 (MRA)

其是一种非创伤性血管显像方法。随着 MRA 扫描机性能的改善和计算机软件技术的发展，其成像越来越清晰，且不需注射造影剂，故临床应用日益广泛。对于脑血管闭塞、狭窄、畸形等均具有很大诊断价值。

（四）CT 脑血管造影 (CTA)

静脉注入 100 ～ 150 mL 含碘造影剂，然后用螺旋 CT 扫描和三维重建，可用以检查颈动脉的病变，与常规脑血管造影的诊断符合率可达 89%。其缺点是难以区分血管腔内的造影剂与血管壁的钙化，因而对狭窄程度的估计不够准确。

（五）眼球气体体积扫描法

眼球气体体积扫描法 (OPE-Gee) 是一种间接测量眼动脉收缩压的技术。眼动脉的收缩压反映颈内动脉远侧段的血压。当眼动脉发出点近侧的颈内动脉管径狭窄程度达到 75% 时，其远侧颈内动脉血压即下降，而该侧的眼动脉压也随之下降。同时测量双侧的眼动脉压可以发现病侧颈内动脉的严重狭窄。如果两侧眼动脉压相差在 0.7 kPa 以上，表示病侧眼动脉压已有下降。

（六）局部脑血流量测定

测定局部脑血流量 (rCBF) 的方法有吸入法、静脉法和动脉内注入法，以颈内动脉注入法较为准确。将 $2\,mCi(1\,Ci=3.7\times10^{10}\,Bq)$ 的 ^{133} 氙 (^{133} Xe) 溶于 $3\sim5\,mL$ 生理盐水内，直接注入颈内动脉，然后用 16 个闪烁计数器探头放在注射侧的头部不同部位，每 5 分钟记录 1 次，根据测得的数据，就可计算出各部位的局部脑血流量。吸入法和静脉注入法因核素"污染"颅外组织而影响其准确性。

rCBF 检查可提供两方面的资料。

(1) 可确定脑的低灌注区的精确部位，有助于选择供应该区的动脉作为颅外 - 颅内动脉吻合术的受血动脉；

(2) 测定低灌注区的 rCBF 水平，可以估计该区的脑组织功能是否可以通过提高 rCBF 而得以改善。有助于选择可行血管重建术的患者和估计手术的效果。

五、治疗要领

(一) 病因治疗

针对引起缺血性脑血管病的病因进行治疗，不仅有助病情尽快稳定，同时可以防止再次发作。

(二) 改善循环

可给予低分子右旋糖酐，每次 $10\sim15\,mL/kg$，每日 1 次，连续 $10\sim15$ 天。可有效抑制红细胞和血小板凝聚，维持血浆胶体渗透压，降低血液黏稠度，改善脑循环。

(三) 脑血管扩张剂的应用

适用于脑梗死后 $2\sim3$ 周，早期一般不宜采用。因此时扩血管药可导致脑内盗血综合征，同时可由于周围血管扩张引起血压下降，使脑血流下降。常用药物有：盐酸罂粟碱：$1\,mg/(kg\cdot d)$，每日 1 次静脉滴注，连续 $5\sim7$ 日；山莨菪碱 (654-2)，每次 $0.2\sim1\,mg/kg$，静脉滴注；中药制剂如川芎嗪、复方丹参、银杏叶片等。钙通道阻滞剂也可扩张脑血管，增加脑血流。而且由于阻止钙离子过多内流，可保护脑细胞，还可以改善红细胞的变形性。改善微循环和抑制血小板聚集，故比较常用于缺血性脑血管病的治疗。可予尼莫地平每次 $5\sim10\,mg$，每日 3 次，连用 $3\sim4$ 周；或氟桂利嗪每次为 $2.5\sim5\,mg$，$1\sim2$ 次 / 日。

(四) 对症治疗

利尿、脱水减轻脑水肿；止惊、退热等处理。

(五) 溶栓治疗

在成人脑梗死的治疗中已开始采用溶栓剂，如静脉注射链激酶、尿激酶和重组组织型纤溶酶原激活剂 (rtPA)。早期使用 (发病后 6 小时以内) 有可能使血管再通，改善预后和减少后遗症。但不良反应也较明显，常见有过敏及出血倾向，可增加出血性梗死的发生率，用药前应检查凝血功能，或先静脉滴注肾上腺糖皮质激素以防止过敏反应的发生。近年来发展起来的超选择性导管技术可进行局部溶栓治疗，使疗效和安全性进一步提高。但在儿科应用的报道尚不多见。

(六) 脑细胞营养药

急性期过后因脑缺血、脑水肿，多有脑软化而妨碍脑功能，故在恢复期可应用脑细胞营养药物。

（七）康复治疗

缺血性脑血管病发作后一旦病情稳定即应进行康复训练。包括被动运动和功能锻炼等。还可辅以针灸、推拿、理疗等，以减轻神经损伤后遗症。

（八）外科治疗

在内科处理的同时，可根据病情选择以下方法治疗。

(1) 颈内动脉内膜切除术。

(2) 颅外－颅内动脉吻合术。

(3) 对于急性"恶性"大脑中动脉脑梗死和严重出血性脑梗死可采用大骨瓣（直径大于15 cm）减压术。

第六节 高血压性脑出血

脑出血是指原发性非外伤性脑实质内出血，出血可来源于脑内动脉、静脉或毛细血管的坏死、破裂，但以动脉出血最为多见而且重要。脑出血的原因有外伤性和非外伤性两类。非外伤性脑出血又称自发性脑出血或原发性脑出血，其中约50%是由高血压病所致，其他原因包括颅内动脉瘤破裂、脑血管畸形破裂、败血症、脑肿瘤出血、动脉炎、血液病、子痫、抗凝治疗的并发症和维生素 C 缺乏症等。

一、病因

血压增高是其根本原因，通常在活动和情绪激动时发病。

绝大多数学者认为长期高血压可使脑动脉发生玻璃样变性，先使血管内膜下基质肿胀，内膜下有脂质沉淀，在内膜与内弹力层之间形成无结构物质，弹力降低，脆性增加。血管壁张力丧失并有纤维素性坏死，产生局部动脉在血压冲击下呈纺锤体或球状凸出，即粟粒状动脉瘤，血液还可侵入管壁而形成夹层动脉瘤。当血压骤然升高时，动脉瘤破裂引起出血。

另外，高血压还可引起脑小动脉痉挛，导致远端脑组织缺血、缺氧、坏死，产生出血。此外，脑内动脉壁薄弱，中层肌细胞及外膜结缔组织少，且无外弹力层，可能导致高血压脑出血多于其他内脏出血。

二、诊断

（一）发病年龄

高血压性脑出血常发生在50～70岁，男性略多于女性。多有高血压病史。目前高血压发病有年轻化趋势，甚至在30岁左右高血压患者也可发生脑出血。

（二）发病时间

常在情绪激动、剧烈活动时突然起病，大多数病例病前无预兆，病情发展迅速，很快出现意识障碍及偏瘫的完全性卒中的表现，往往在数小时内达到顶峰。

（三）急性期常见的主要表现

急性期临床表现有头痛、呕吐、意识障碍、肢体瘫痪、失语等。

（四）临床表现

临床表现可因出血部位及出血量不同而临床特点各异。

1. 内囊-基底核区出血

内囊出血的患者典型的临床特征为头和眼转向了出血病灶侧（凝视病灶）和"三偏症状"（偏瘫、偏身感觉障碍和偏盲）。优势半球出血者尚有语言障碍。

按其出血部位与内囊的关系可分为：①外侧型（壳核型），系豆纹动脉尤其是其外侧支破裂所致。出血局限外囊、壳核和屏状核。②内侧型（丘脑型），由丘脑膝状动脉和丘脑穿通动脉破裂所致。出血局限于丘脑附近。③混合型（内囊出血），出血扩延到内囊的内外两侧。

(1) 壳核出血：依出血量及病情进展，患者可有意识障碍或无意识障碍，并伴有不同程度的"三偏"，即病变对侧中枢性面瘫及肢体瘫痪、感觉障碍和同向偏盲，双眼向病侧偏斜、头转向病侧。优势半球出血者还伴有语言障碍等。

(2) 丘脑出血：发病后多数患者出现昏迷及偏瘫。丘脑内侧或下部出血者可出现典型的眼征，即垂直凝视麻痹，多为上视障碍，双眼内收下视鼻尖；眼球偏斜视，出血侧眼球向下内侧偏斜；瞳孔缩小，可不等大，对光反应迟钝；眼球不能聚合以及凝视障碍等。出血向外扩展，可影响内囊出现"三偏"征。丘脑出血侵入脑室者可使病情加重，出现高热，四肢强直性抽搐等。

丘脑出血因发生的位置不同其症状亦各异：丘脑前内侧部出血时可出现精神障碍、遗忘或痴呆，而左侧丘脑出血可有三种基本体征。

1) 感觉障碍重于运动障碍；

2) 伴有眼球运动障碍、瞳孔缩小、对光反射迟钝或消失；

3) 丘脑性失语，丘脑受损后可出现语言迟钝、重复语言及语义性错语症。

右侧丘脑出血的基本体征如下。

1) 结构性失用症，患者左半身出现感觉障碍，对物体的形状、体积、长度、重量产生错觉；

2) 偏侧痛觉缺失，表现为对侧躯体感觉障碍及偏身失认症。

2. 脑叶出血

其发病率仅次于基底核出血，多数学者认为脑叶出血好发于顶叶、颞叶与枕叶，即大脑后半部。脑叶出血的临床表现与基底核出血不同。脑叶出血后易破入邻近的蛛网膜下隙，因距中线较远而不易破入脑室系统，故脑膜刺激征重而意识障碍轻。

其临床表现特征为：①意识障碍少见而相对较轻；②偏瘫与同向凝视较少、程度较轻，这是因为脑叶出血不像基底核出血那样容易累及内囊；③脑膜刺激征多见。

临床表现与出血所在的四个脑叶不同而有所不同：①额叶，可有智力障碍、尿失禁，可出现对侧偏瘫，偏瘫多发生于上肢、下肢和面部，较轻微。②顶叶，对侧半身感觉障碍，较轻的偏瘫。③枕叶，可有一过性黑蒙、同侧眼痛和对侧同向偏盲，有些可扩展至上 1/4 象限。④颞叶，在优势半球者，出现语言不流利和听力障碍，理解力差，但重复性相对较好。

3. 小脑出血

其典型的临床特征为突发的头痛、眩晕、频繁呕吐，无明显瘫痪。主要体征为躯干性共济失调、眼球震颤及构音障碍。病情往往发展较快，患者很快昏迷，呼吸不规则或突然停止，甚至死亡。典型的小脑功能障碍只见于部分患者，对发病突然、迅速出现意识障碍和急性脑干受压者，小脑体征常被掩盖。

4. 脑桥出血

90%以上高血压所致的原发性脑干出血发生在脑桥，少数发生在中脑，延髓出血罕见。脑干出血一直被认为是发病急骤、死亡率很高、预后很差的疾病。因为绝大多数脑干出血发生在脑桥，故此处只叙述脑桥出血。

脑桥出血的临床症状取决于出血灶的部位和大小。常突然发病，可表现为剧烈头痛、恶心、呕吐、头晕或眩晕；出现一侧或双侧肢体无力，偏身或半侧面部麻木；大量出血常迅速出现深昏迷、针尖样瞳孔、四肢瘫痪和双侧锥体束征阳性、高热、头眼反射和前庭眼反射消失等。患者可出现呼吸节律的改变，表现为呼吸不规则，呼吸浅、频率快，或出现陈-施氏呼吸。

5. 脑室出血

原发性脑室出血十分罕见。发病急骤、头痛、无明显偏瘫体征，迅速出现丘脑下部及脑干症状，如昏迷、高热、瞳孔极度缩小。

(五) 辅助检查

1. 计算机断层扫描 (CT)

其是临床确诊脑出血的首选检查。可早期发现脑出血的部位、范围、形态、是否破入脑室，血肿周围有无低密度水肿带及占位效应，脑组织移位和梗阻性脑积水等。

2. 腰椎穿刺

脑脊液多呈洗肉水样均匀血性，压力一般均增高。

3. 磁共振成像 (MRI)

脑出血合并脑梗死诊断明确，可与脑肿瘤性出血鉴别。

4. 数字减影脑血管造影

可与脑血管畸形、烟雾病、血管炎等鉴别。

三、外科治疗

(一) 手术治疗的适应证

外科手术治疗的高血压脑出血手术方式和适应证及手术时间窗仍然没有统一的标准。综合文献其适应证较统一的观点如下。

(1) 患者清醒，出血量中等至大量的患者通常皮质下、壳核出血 > 30 mL；

(2) 小脑血肿 > 10 mL，血肿直径 > 3 cm，伴有脑干压迫和伴有脑积水的患者；

(3) 中等至大量脑叶出血，出血后保留一定程度的意识和神经功能，其后逐渐恶化，应积极手术治疗，挽救生命；

(4) 年轻患者；

微侵袭血肿清除术仅有微小针道损伤，适应证可适当放宽。如下情况可行非手术治疗。

1) 清醒、血肿量少 (血肿量 < 20 mL)，无须手术可缓解的患者；

2) 出血量少或神经功能缺损较轻的患者；

3) 患者处于深昏迷、濒死状态、呼吸骤停、双侧瞳孔散大者，禁忌手术。

对 HICH 的手术治疗死亡率目前国内外统计为 3% ~ 51%。近年来，通过对 HICH 内外科规范化治疗的疗效比较研究，认为外科规范化治疗的效果优于内科规范化治疗。HICH 的手术治疗不应过分拘泥于某种术式，手术方法的选择不能局限于某一个固定的模式，要依据患者的年龄、体质、病情特点、临床情况，并结合出血部位和出血量选择手术方式，在适宜时机进行手术才可提高疗效。

(二) 手术时机的选择

脑出血后，由于血肿占位和继发性脑水肿引起急性颅内压增高，严重时导致脑干受压或脑疝，这是脑出血后早期死亡的主要原因。因此，迅速有效地解除急性颅内压增高是治疗成功的关键。对于手术时机的选择，大多数学者倾向于早期或超早期手术 (6～7 小时以内)。但有些学者提出过早的清除血肿易致再出血，在出血后 6 小时或 7 小时内手术治疗有一定的风险性。杨瑞霞报道 262 例手术病例中 72 例发生了继续出血，其中 24 小时内发生继续出血 70 例 (97%)。目前多倾向于中、小量出血手术时机 6～24 小时为妥，出血量大应及时手术以挽救生命，要根据患者的具体情况灵活掌握。

(三) 高血压脑出血的手术方式

1. 大骨瓣开颅血肿清除术

该术式优点为可清除血肿及液化坏死的脑组织，止血可靠；同时可去骨瓣减压，迅速解除脑组织的压迫。缺点是手术具有一定的危险性；手术时间长，创伤较大，脑组织损伤后水肿反应重，术后易出现并发症。破入脑室的血肿应清除，术后行脑室引流。根据患者的病情及术中颅内压力情况以及对术后颅内压的预判，决定是否行去骨瓣减压。

2. 小骨窗开颅血肿清除术

此手术方式能根据病灶特点，设计手术入路，充分利用有限的空间，尤其在显微外科技术支持下，选择较小的皮质切口，安全可靠地清除血凝块，精确显露和控制出血点，保护细小的穿通血管，从而使脑组织损伤更小。但此方法不能有效对脑组织肿胀明显的情况进行有效的减压。

3. 立体定向或 CT、MRI 引导下血肿抽吸术

是近二十多年来发展的一项微创血肿清除术，创伤小，借助 CT、MRI 引导，可准确地将穿刺针或吸引管置于血肿中心，除单纯抽吸，还可利用超声外科吸引器等将血凝块破碎后吸除，或应用溶栓药物进行血肿腔内注射，以利于术后引流。1985 年，Niizuma 等报道在头部 CT 监测下、在血肿抽吸术基础上辅助尿激酶溶解血块、置管引流治疗 97 例脑出血患者获得成功。随后有大量的研究证明这种方法有效，国内傅先明等人都有成功的报道。但该手术有一定的局限性：

(1) 对于脑内深部大量出血，特别是出血破入脑室，效果仍不甚理想；

(2) 术中诱发新的出血，严重时需要及时转手术开颅清除血肿；

(3) 因要多次注入纤溶药物使血肿液化排出，有颅内感染和诱发局部再出血的可能等。

4. 神经内镜与立体定向技术结合

利用立体定向技术的准确性和内镜手术微侵袭性，对正常脑组织牵拉损伤小。1989 年 Auer I M 首先应用神经内镜直视下微创清除脑内血肿，创立了微创治疗高血压脑出血的新途径。由于病例较少，此方法尚待进一步的研究。

5.外科手术治疗方式对预后的影响

大骨瓣开颅血肿清除术由于手术创伤较大，手术后继发并发症较多，3个月后病死率高。现仅适用于部位较浅 (如皮质下、壳核等的出血)、出血量大及意识状况逐渐恶化的早期脑疝患者。小骨窗开颅手术和血肿腔穿刺引流术等微创手术等均试图以较小的脑组织损伤换取最大程度的清除血肿，以达到充分减压和尽可能地保护脑组织及术后患者神经功能恢复良好的目的。微创术治疗高血压脑出血的临床研究和学术争议现已基本达成共识，即微创血肿清除或引流术的疗效要明显优于传统开颅血肿清除术。

(四) 术后常见并发症及处理

肺部感染是高血压脑出血患者最常见的并发症，并发肺部感染的常见原因如下。

(1) 颅内血肿及手术的骚扰。

(2) 气道内的分泌物不能排出或排出不畅。

(3) 呕吐后误吸。

(4) 痰液黏稠不易排出。

(5) 发病后肌体免疫功能降低，防御能力下降。

(6) 医源性因素中的侵入性操作。

(7) 激素的使用亦降低防御能力。

(8) 应用 H_2 受体阻滞剂或制酸剂消除了酸性胃液的杀菌作用，增加了胃内菌定植的危险。最后，多种广谱抗生素的应用，导致气道细菌的定植和耐药菌株的出现，最终可导致难以控制的二重感染发生。宣武医院统计：脑出血的死亡病例中约 1/4 死于肺部感染，而有的医院最高可达 83%。所以对于高血压脑出血患者，积极预防和治疗肺部感染极为重要。

应激性溃疡是高血压脑出血的常见并发症，发生率其国内外报道不一，在 7.7% ～ 76%。其死亡的主要原因是患者发生多脏器功能损害 (MODS)，消化道常是 MODS 的首发器官。高血压性脑出血并发应激性溃疡的发生机制目前认为，与脑部出血、颅内压增高影响下丘脑、脑干及边缘系统有关。胃泌素浓度增高，促进胃酸、胃蛋白酶增加，日逆弥散，黏膜屏障受损，致溃疡出血发生。发生部位主要在胃和十二指肠。故术后应积极给予抑酸及胃黏膜保护药物。

高血压脑出血后高血糖发生率高达 41.82%。脑出血后的高血糖水平可加重脑出血后的脑损伤。血糖越高预后越差。脑出血后高血糖患者，应避免应用高糖溶液，及早应用胰岛素控制血糖，对改善患者预后有帮助。高血压脑出血后电解质紊乱相当多见，有的患者甚至出现抗利尿激素分泌异常综合征 (SIADH)。治疗以预防为主，保证患者入量及营养，加强检测，维持水电解质平衡。由于神经外科手术后的尿潴留、尿管留置时间长、集尿方式及插管方法等导致泌尿道黏膜的损伤，导致泌尿系统感染。治疗以预防为主，导尿时必须注意无菌操作，如用持续导尿，最好定时放尿，膀胱冲洗。尽早拔出导尿管，并应注意会阴部清洁。高血压脑出血后的应激反应造成的心脏功能性和器质性损害。出现左心衰竭而加重肺瘀血。此并发症常见于病程的急性期，肺水肿常随脑部的变化而加重或减轻，是病情轻重的标志之一，病死率可达 90% 以上。因此，预防肺水肿的发生是减少该类患者死亡的重要因素。

(五) 影响预后的因素

高血压和缺血性心脏病常提示预后不良。Juvela 的研究显示，出血前 1 周的饮酒量可作为判断预后的独立因素。在与华法林相关的脑出血中血肿扩大较常见，且可能增加患者的病死率。高龄患者有较多的基础病且脑出血后易患心肺及其他器官并发症，这使老年 ICH 患者的病死率较高。Terayama 的研究显示，对于丘脑和壳核出血的患者，入院时的平均动脉压升高可能增加病死率，而对于皮质下、小脑和脑干出血的患者，平均动脉压则与预后无关。其他因素，如性别、脉率、各项实验室指标（血红蛋白、白细胞数、血小板计数、凝血酶原时间、尿素、肌酐等），在多数研究中被认为对判断预后无意义。ICH 患者应收入急诊观察病房，更为可取的是收入神经科重症病房或随时有神经科医生探访的 ICU。已证实，与普通病房相比，专门的神经重症监护病房能更好地改善患者的转归。

（六）展望

迄今为止，临床上还没有可以极大地改善高血压脑出血预后、降低病死率及致残率的治疗方法和预防措施。至于外科治疗的适应证、手术适应证和手术方法也没有统一的标准和认识，目前迫切需要多中心随机对照研究结果，现在正在进行治疗国际性协作研究有可能实现这个目标。

四、内科治疗

在急性期，主要是控制脑水肿、调整血压、防治内脏综合征及考虑是否采取手术清除血肿。

（一）一般处理

应保持安静、卧床休息、减少探视，严密观察体温、脉搏、呼吸、血压等生命体征，注意瞳孔和意识变化。保持呼吸道通畅，及时清理呼吸道分泌物，必要时吸氧。

（二）控制脑水肿，降低颅内压

这是抢救能否成功的主要环节。常用药为甘露醇、呋塞米及皮质激素等。临床上为加强脱水效果，减少药物的不良反应，一般均采取上述药物联合应用。常采用甘露醇＋呋塞米、甘露醇＋呋塞米＋激素等方式，但用量及用药间隔时间均应视病情轻重及全身情况尤其是心脏功能及是否有高血糖而定。20% 甘露醇为高渗脱水剂，其降颅压作用迅速，一般成人用量为 1 g/(kg·次)，每 6 小时快速静脉滴注 1 次。呋塞米有渗透性利尿作用，可减少循环血容量，对心功能不全者可改善后负荷，用量每次为 20 ～ 40 mg，每日静脉注射 1 ～ 2 次。应用呋塞米期间注意补钾。皮质激素多采用地塞米松，用量 15 ～ 20 mg，静脉滴注，每日 1 次。

（三）治疗高血压

高血压是脑出血的主要原因，治疗脑出血首先想到降低高血压，但由于高血压往往为颅高压的自身的自动控制所致，可将发病后的血压控制在发病前血压数值略高一些的水平。如原有高血压，发病后血压又上升更高水平者，所降低的数值可按上升数值的 30% 左右控制。常用的降压药物有硝普钠，50 mg 加入液体静脉滴注；25% 硫酸镁每次为 10 ～ 20 mL，肌内注射；注意不应降血压太快和过低。

（四）维持水、电解质平衡

水、电解质平衡和营养，注意防治低钠血症，以免加重脑水肿。

（五）防治并发症

选择对致病菌有效的抗菌药物，防止并发肺误吸、泌尿系统感染及应激性溃疡、抗利尿激素分泌异常综合征、痫性发作、中枢性高热、下肢深静脉血栓形成等。

第五章 脊髓疾病

第一节 脊髓损伤

脊髓损伤是脊柱骨折的严重并发症。椎体的移位或碎骨片突出于椎管内，使脊髓或马尾神经产生不同程度的损伤。胸、腰段损伤使下肢的感觉与运动产生障碍，称为截瘫；而颈段脊髓损伤后，双上肢也有神经功能障碍，四肢瘫痪，简称"四肢瘫"。

一、病理
按脊髓损伤的部位和程度，可分为以下几类。

（一）脊髓震荡

与脑震荡相似，脊髓震荡是最轻微的脊髓损伤。脊髓遭受强烈震荡后立即发生弛缓性瘫痪，损伤平面以下感觉、运动、反射及括约肌功能全部丧失。因在组织形态学上并无病理变化发生，只是暂时性功能抑制，在数分钟或数小时内即可完全恢复。

（二）脊髓挫伤与出血

为脊髓的实质性破坏。外观虽完整，但脊髓内部可有出血、水肿、神经细胞破坏和神经传导纤维束的中断。脊髓挫伤的程度有很大的差别，轻者为少量的水肿和点状出血，重者则有成片挫伤、出血，可有脊髓软化及瘢痕形成，因此预后极不相同。

（三）脊髓断裂

脊髓的连续性中断，可为完全性或不完全性。不完全性常伴有挫伤，又称挫裂伤。脊髓断裂后恢复无望，预后较差。

（四）脊髓受压

骨折移位，碎骨片与破碎的椎间盘挤入椎管内可以直接压迫脊髓，而皱折的黄韧带与急速形成的血肿亦可以压迫脊髓，使脊髓产生一系列脊髓损伤的病理变化。及时去除压迫物后脊髓的功能可望部分或全部恢复；如果压迫时间过久，脊髓因血液循环障碍而发生软化、萎缩或瘢痕形成，则瘫痪难以恢复。

（五）马尾神经损伤

第2腰椎以下骨折脱位可产生马尾神经损伤，表现为受伤平面以下出现弛缓性瘫痪。马尾神经完全断裂者少见。

此外，各种较重的脊髓损伤后均立即发生损伤平面以下弛缓性瘫痪，这是失去高级中枢控制的一种病理现象，称之为脊髓休克。2～4周后，这一现象可根据脊髓实质性损害程度的不同而发生损伤平面以下不同程度的痉挛性瘫痪。因此，脊髓休克与脊髓震荡是2个完全不同的概念。

二、临床表现

(一) 脊髓损伤

在脊髓休克期间表现为受伤平面以下出现弛缓性瘫痪，运动、反射及括约肌功能丧失，有感觉丧失平面，大小便不能控制。2～4周后逐渐演变成痉挛性瘫痪，表现为肌张力增高、腱反射亢进，并出现病理性锥体束征。上颈椎损伤的四肢瘫均为痉挛性瘫痪；下颈椎损伤的四肢瘫由于脊髓颈膨大部位和神经根的毁损，上肢表现为弛缓性瘫痪，下肢仍为痉挛性瘫痪。

脊髓半切征：又名 Brown-Sequard 征，损伤平面以下同侧肢体的运动及深感觉消失，对侧肢体痛觉和温觉消失。

脊髓前综合征：颈髓前方受压严重，有时可引起脊髓前中央动脉闭塞，出现四肢瘫痪，下肢瘫痪重于上肢瘫痪，但下肢和会阴部仍保持位置觉和深感觉，有时甚至还保留有浅感觉。

脊髓中央管周围综合征：多数发生于颈椎过伸性损伤。颈椎管因颈椎过伸而发生急剧容积变化，脊髓受皱折的黄韧带、椎间盘或骨刺的前后挤压，使脊髓中央管周围的传导束受到损伤，表现为损伤平面以下的四肢瘫，上肢重于下肢，没有感觉分离，预后差。

(二) 脊髓圆锥损伤

正常人脊髓终止于第1腰椎体的下缘，因此第1腰椎骨折可发生脊髓圆锥损伤，表现为会阴部皮肤鞍状感觉缺失、括约肌功能丧失，导致大小便不能控制和性功能障碍，双下肢的感觉和运动仍保留正常。

(三) 马尾神经损伤

马尾神经起自第2腰椎的骶髓，一般终止于第1骶椎下缘。表现为损伤平面以下弛缓性瘫痪，感觉及运动功能障碍，括约肌功能丧失、肌张力降低、腱反射消失，无病理性锥体束征，很少有完全性损伤。

脊髓损伤后各种功能丧失的程度可以用截瘫指数来表示："0"代表功能完全正常或接近正常；"1"代表功能部分丧失；"2"代表功能完全丧失或接近完全丧失。分自主运动、感觉及二便3项功能计分，相加后即为该患者的截瘫指数。如某患者自主运动完全丧失，而其他2项为部分丧失，则该患者的截瘫指数为2+1+1=4。3种功能完全正常的截瘫指数为0，3种功能完全丧失则截瘫指数为6。截瘫指数可以大致反映脊髓损伤的程度和发展情况，便于记录，还可比较治疗效果。

三、并发症

(一) 呼吸衰竭与呼吸道感染

这是颈髓损伤的严重并发症。胸式呼吸由肋间神经支配的肋间肌管理，而腹式呼吸则来自膈肌的收缩。颈髓损伤后，肋间肌完全麻痹，因此伤者能否生存，很大程度上取决于腹式呼吸是否存在。c_4 以上脊髓节段的损伤，使膈神经的中枢受损，常于早期因呼吸衰竭而死亡。即使下颈椎损伤能保住腹式呼吸，由于呼吸肌力量不足，呼吸道的分泌物不易排出，久卧者容易产生坠积性肺炎。一般在1周内便可发生呼吸道感染，吸烟者更是提前发生，结果导致伤者因呼吸道感染难以控制或痰液堵塞气管因窒息而死亡。

防治方法：气管切开以减少呼吸道无效腔，及时吸出呼吸道内分泌物，安装呼吸机进行辅助呼吸；还可以经气管给予药物。

气管切开的适应证：①上颈椎损伤；②出现呼吸衰竭；③呼吸道感染，痰液不易咳出；④已有窒息。选用合适的抗生素与定期翻身、拍背有助于控制肺部感染。

（二）泌尿生殖道的感染和结石

由于括约肌功能的丧失，患者因尿潴留而需长期留置导尿管，容易发生泌尿道的感染与结石，男性患者还会发生附睾炎。

防治方法：①严格无菌导尿；②训练自主膀胱；③膀胱永久造瘘；④通过手术建立人工神经反射内脏神经反射弧，恢复二便功能。

多饮水可以防止泌尿道结石，每日饮水量最好达 3000 mL 以上。有感染者加用抗生素。

（三）压疮

截瘫患者长期卧床，皮肤知觉丧失，骨隆突部位的皮肤长时间受压于床铺与骨隆突之间而发生神经营养性改变，皮肤出现坏死，称为压疮。褥疮最常发生的部位为骶部、股骨人粗隆、髂嵴和足跟等处。它可分成 4 度：①第一度，皮肤发红，周围水肿；②第二度，皮肤出现水疱，色泽紫黑，有浅层皮肤坏死，因此有浅二度与深二度之分；③第三度，皮肤全层坏死；④第四度，坏死范围深达韧带与骨骼。

压疮是护理不当的后果，是可以避免的。防治方法：①床褥平整柔软，可用气垫床，保持皮肤清洁干燥；②每 2～3 小时翻身 1 次，日夜坚持；③对骨隆突部位每日用 50% 乙醇擦洗，滑石粉按摩；④浅表压疮可以用红外线灯烘烤，但需注意发生继发性灼伤；⑤深度压疮应剪除坏死组织，勤换敷料；⑥炎症控制，肉芽新鲜时做转移皮瓣，消除创面。

（四）体温失调

颈髓损伤后，自主神经系统功能紊乱，受伤平面以下皮肤不能出汗，对气温的变化丧失调节和适应能力，常易产生高热，可达 40℃ 以上。处理方法：①将患者安置在设有空调的室内；②物理降温，如冰敷、冰水灌肠、乙醇擦浴；③药物疗法，输液和冬眠药物。

四、治疗原则

（一）合适的固定

防止因损伤部位移位而产生脊髓的再损伤。一般先采用领枕带牵引或持续的颅骨牵引。

（二）减轻脊髓水肿和继发性损害

(1) 地塞米松：10～20 mg 静脉滴注，连续应用 5～7 日后改为口服，3 次 / 日，每次 0.75 mg，维持 2 周左右。

(2) 甘露醇：20% 甘露醇 250 mL，静脉滴注，2 次 / 日，连续 5～7 日。

(3) 大剂量甲泼尼龙冲击疗法：只适用于受伤后 8 小时以内者。

(4) 高压氧：一般伤后 4～6 小时内应用可收到良好的效果。

（三）手术治疗

手术只能解除对脊髓的压迫和恢复脊柱的稳定性，目前还无法使损伤的脊髓恢复功能。手术的途径和方式视骨折的类型和致压物的部位而定。

手术指征：①脊柱骨折 - 脱位有关节突交锁；②脊柱骨折复位不满意，或仍有脊柱不稳定因素存在；③影像学显示有碎骨片凸出至椎管内压迫脊髓；④截瘫平面不断上升，提示椎管内有活动性出血。

第二节 腰椎间盘突出症

颈椎间盘突出症是由于颈部突然的、无防备的过度活动，或椎间盘发生退行性改变而出现以急慢性压迫性颈神经根病变或脊髓病变表现为主的一类疾病。其发病率约为全部椎间盘突出症的 4%～6%，为腰椎间盘突出症的 10%。发病年龄较颈椎病小，发病时间短者数小时，长者数年。

一、病因

颈部椎间盘共有 6 个，因其本身为无血供结构，故易发生退变而致突出。其纤维环以 Sharpy 纤维附着于颈椎骨骺缘，因其较薄，当突然颈椎过度屈、伸或头部受压，则易发生颈椎间盘突出。此类不受退变因素影响，因外力所致的椎间盘突出，在腰椎间盘和胸椎间盘很少发生。其突出可为纤维环部分破裂突出或为纤维环破裂后髓核突出压迫神经根或颈髓。突出的椎间盘开始为软性组织，以后纤维化或骨化，则进一步减少了椎管容积。由于椎间盘突出减少了椎间高度，使关节突活动度增加，可出现颈椎不稳，进而可发生骨性关节炎，尤其钩椎关节、关节囊及黄韧带增厚，可进一步压迫脊髓或脊神经根。此时已由颈椎间盘突出症发展为颈椎病。若颈椎间盘急性突出，则颈椎管的继发病理改变不明显，主要表现为颈椎间盘突出压迫脊髓和脊神经根的症状。

二、临床分型及病理

从病理变化及 CT、MRI 表现，结合治疗方法可作以下分型。

(一) 膨隆型

纤维环部分破裂，而表层尚完整，此时髓核因压力而向椎管内局限性隆起，但表面光滑。这一类型经保守治疗大多可缓解或治愈。

(二) 突出型

纤维环完全破裂，髓核突向椎管，仅有后纵韧带或一层纤维膜覆盖，表面高低不平或呈菜花状，常需手术治疗。

(三) 脱垂游离型

破裂突出的椎间盘组织或碎块脱入椎管内或完全游离。此型不单可引起神经根症状，还容易导致马尾神经症状，非手术治疗往往无效。

(四) Schmorl 结节

髓核经上下终板软骨的裂隙进入椎体松质骨内，一般仅有腰痛，无神经根症状，多不需要手术治疗。

三、临床表现

(一) 临床症状

1. 腰痛

其是大多数患者最先出现的症状，发生率约 91%。由于纤维环外层及后纵韧带受到髓核刺激，经窦椎神经而产生下腰部感应痛，有时可伴有臀部疼痛。

2. 下肢放射痛

虽然高位腰椎间盘突出 (腰 2～3、腰 3～4) 可以引起股神经痛，但临床少见，不足 5%。绝大多数患者是腰 4～5、腰 5～骶 1 间隙突出，表现为坐骨神经痛。典型坐骨神经痛是从下腰部向臀部、大腿后方、小腿外侧直到足部的放射痛，在喷嚏和咳嗽等腹压增高的情况下疼痛会加剧。放射痛的肢体多为一侧，仅极少数中央型或中央旁型髓核突出者表现为双下肢症状。坐骨神经痛的原因有三：①破裂的椎间盘产生化学物质的刺激及自身免疫反应使神经根发生化学性炎症；②突出的髓核压迫或牵张已有炎症的神经根，使其静脉回流受阻，进一步加重水肿，使得对疼痛的敏感性增高；③受压的神经根缺血。上述三种因素相互关联，互为加重因素。

3. 马尾神经症状

向正后方突出的髓核或脱垂、游离椎间盘组织压迫马尾神经，其主要表现为大、小便障碍，会阴和肛周感觉异常。严重者可出现大小便失控及双下肢不完全性瘫痪等症状，临床上少见。

(二) 腰椎间盘突出症的体征

1. 一般体征

(1) 腰椎侧凸。其是一种为减轻疼痛的姿势性代偿畸形。视髓核突出的部位与神经根之间的关系不同而表现为脊柱弯向健侧或弯向患侧。如髓核突出的部位位于脊神经根内侧，因脊柱向患侧弯曲可使脊神经根的张力减低，所以腰椎弯向患侧；反之，如突出物位于脊神经根外侧，则腰椎多向健侧弯曲。

(2) 腰部活动受限。大部分患者都有不同程度的腰部活动受限，急性期尤为明显，其中以前屈受限最明显，因为前屈位时可进一步促使髓核向后移位，并增加对受压神经根的牵拉。

(3) 压痛、叩痛及骶棘肌痉挛。压痛及叩痛的部位基本上与病变的椎间隙相一致，80%～90% 的病例呈阳性。叩痛以棘突处为明显，系叩击振动病变部所致。压痛点主要位于椎旁 1 cm 处，可出现沿坐骨神经放射痛。约 1/3 患者有腰部骶棘肌痉挛。

2. 特殊体征

(1) 直腿抬高试验及加强试验。患者仰卧，伸膝，被动抬高患肢。正常人神经根有 4 mm 滑动度，下肢抬高到 60°～70° 可感腘窝不适。腰椎间盘突出症患者神经根受压或粘连使滑动度减少或消失，抬高在 60° 以内即可出现坐骨神经痛，称为直腿抬高试验阳性。在阳性患者中，缓慢降低患肢高度，待放射痛消失，这时再被动屈曲患侧踝关节，再次诱发放射痛称为加强试验阳性。有时因髓核较大，抬高健侧下肢也可牵拉硬脊膜诱发患侧坐骨神经产生放射痛。

(2) 股神经牵拉试验。患者取俯卧位，患肢膝关节完全伸直。检查者将伸直的下肢高抬，使髋关节处于过伸位，当过伸到一定程度出现大腿前方股神经分布区域疼痛时，则为阳性。此项试验主要用于检查腰 2～3 和腰 3～4 椎间盘突出的患者。

3. 神经系统表现

(1) 感觉障碍：视受累脊神经根的部位不同而出现该神经支配区感觉异常。阳性率达 80% 以上。早期多表现为皮肤感觉过敏，渐而出现麻木、刺痛及感觉减退。因受累神经根以单节单侧为多，故感觉障碍范围较小；但如果马尾神经受累 (中央型及中央旁型者)，则感觉障碍范围较广泛。

(2) 肌力下降：70%～75% 患者出现肌力下降，腰 5 神经根受累时，踝及趾背伸力下降，骶 1 神经根受累时，趾及足跖屈力下降。

(3) 反射改变：亦为本病易发生的典型体征之一。腰 4 神经根受累时，可出现膝跳反射障碍，早期表现为活跃，之后迅速变为反射减退，腰 5 神经根受损时对反射多无影响。骶 1 神经根受累时则跟腱反射障碍。反射改变对受累神经的定位意义较大。

四、影像学及实验室检查

(一) X 线检查

腰椎 X 线征可显示腰椎生理前凸减小或消失甚至反曲、腰椎侧弯、椎间隙减小等；此外，还可见到关节骨质增生硬化，要注意有无骨质破坏或腰椎滑脱等。

(二) CT 检查

可显示在椎间隙、有高密度影突出椎体边缘范围之外，还可以显示对硬膜囊、神经根的压迫；见到关节突关节增生、内聚等关节退变表现。

(三) MRI 检查

可从矢状位、横断面及冠状面显示椎间盘呈低信号，并突出于椎体之外，还可显示硬膜外脂肪减少或消失，黄韧带增生增厚等。

(四) 腰椎管造影检查

其是诊断腰椎间盘突出症的有效方法，可显示硬膜囊受压呈充盈缺损，多节段椎间盘突出显示"洗衣板征"。但因属有创检查，现已渐被 MRI 取代。

五、诊断与鉴别诊断

(一) 诊断

对典型病例的诊断，结合病史、查体和影像学检查，一般多无困难，尤其是在 CT 与磁共振技术广泛应用的今天。如仅有 CT、MRI 表现而无临床症状，不应诊断本病。

(二) 鉴别诊断

本病需与下面的几个疾病进行鉴别诊断。

1. 腰椎管狭窄症

间歇性跛行是最突出的症状，患者自诉步行一段距离后，下肢酸困、麻木、无力，必须蹲下休息后方能继续行走。骑自行车可无症状。患者主诉多而体征少，也是重要特点。少数患者有根性神经损伤的表现。严重的中央型狭窄可出现大小便失禁，脊髓碘油造影和 CT 扫描等特殊检查可进一步确诊。

2. 腰椎后关节紊乱

相邻椎体的上下关节突构成腰椎后关节，为滑膜关节，有神经分布。当后关节上、下关节突的关系不正常时，急性期可因滑膜嵌顿产生疼痛，慢性病例可产生后关节创伤性关节炎，出现腰痛。此种疼痛多发生于棘突旁 1.5 cm 处，可有向同侧臀部或大腿后的放射痛，易与腰椎间盘突出症相混。该病的放射痛一般不超过膝关节，且不伴有感觉、肌力减退及反射消失等神经根受损之体征。对鉴别困难的病例，可在病变的小关节突附近注射 2% 普鲁卡因 5 mL，如症状消失，则可排除腰椎间盘突出症。

3. 腰椎结核

早期局限性腰椎结核可刺激邻近的神经根，造成腰痛及下肢放射痛。腰椎结核有结核病的全身反应，腰痛较剧，X 线上可见椎体或椎弓根的破坏。CT 扫描对 X 线不能显示的椎体早期局限性结核病灶有独特作用。

4. 椎体转移瘤

疼痛加剧，夜间加重，患者体质衰弱，可查到原发肿瘤。X 线平片可见椎体溶骨性破坏。

5. 脊膜瘤及马尾神经瘤

为慢性进行性疾病，无间歇好转或自愈现象，常有大小便失禁。脑脊液蛋白增高，奎氏试验显示梗阻。脊髓造影检查可明确诊断。

六、治疗

本病的治疗包括非手术治疗和手术治疗。

(一) 非手术治疗

卧硬板床休息，辅以理疗和按摩，常可缓解或治愈。牵引治疗方法很多。俯卧位牵引按抖复位，是根据中医整复手法归纳整理的一种复位方法，现已研制出自动牵引按抖机，其治疗原理是：牵开椎间隙，在椎间盘突出部位以一定节律按抖，使脱出的髓核还纳。此法适用于无骨性病变、无大小便失禁、无全身疾病的腰椎间盘突出症。治疗前不宜饱食，以免腹胀，治疗后须严格须卧床一周。一次不能解除症状者，休息数日后可再次牵引按抖。本法简便，治愈率高，易为患者接受，为常用的非手术疗法。

(二) 手术治疗

手术适应证如下。

(1) 非手术治疗无效或复发，症状较重影响工作和生活者。

(2) 神经损伤症状明显、广泛，甚至继续恶化，疑有椎间盘纤维环完全破裂髓核碎片突出至椎管者。

(3) 中央型腰椎间盘突出有大小便功能障碍者。

(4) 合并明显的腰椎管狭窄症者。

术前准备包括 X 线片定位，方法是在压痛、放射痛明显处用亚甲蓝画记号，用胶布在该处固定一金属标记，拍腰椎正位 X 线片供术中参考。

手术在局部麻醉下进行。切除患部的黄韧带及上下部分椎板，轻缓地牵开硬脊膜及神经根，显露突出的椎间盘，用长柄刀环切突出部的纤维环后取出，将垂体钳伸入椎间隙去除残余的退化髓核组织，冲洗伤口，完全止血后缝合。操作必须细致，术中注意止血，防止神经损伤，术后椎管内注入庆大霉素预防椎间隙感染，闭合伤口前，放置橡皮管引流。

手术一般只显露一个椎间隙，但如术前诊断为两处髓核突出或一处显露未见异常，可再显露另一间隙。合并腰椎管狭窄者，除做椎间盘髓核摘除术外，应根据椎管狭窄情况做充分的减压。因系采用椎板开窗法或椎板切除法进行手术，不影响脊柱的稳定性。术后 3 天下地活动，功能恢复较快，2～3 月后即可恢复轻工作。术后半年内应避免重体力劳动。

第三节　脊髓血管畸形

脊髓血管畸形又名脊髓血管瘤，系先天性脊髓血管在发育上的异常或畸形。受累脊髓以胸段多见，腰骶段次之。亦有累及脊髓全长者。临床上可出现突然头颈或腰骶部疼痛、不完全性或完全性截瘫或四肢瘫。截瘫具有缓解期是其特征性表现。发病年龄以青年和中年人多见。如能得到早期诊断和根治手术，许多患者可获得较好的疗效。

一、发病机制

（一）Ⅰ型

Ⅰ型为硬膜动静脉畸形，动静脉畸形形成交通位于硬膜，通常累及神经根袖或胸腰段椎管后外侧硬膜，位于神经孔内，硬膜动静脉畸形的动脉供应来源于脊柱的节段动脉的硬膜分支，供应神经根和硬膜，在硬膜内较低的血流量经病变处，其静脉回流至硬膜内，再回流到脊髓的冠状静脉，此组静脉位于脊髓背外侧，无静脉瓣，因而脊柱的节段动脉与脊髓回流静脉之间形成动静脉瘘交通，此瘘亦与脊髓后侧和后外侧的冠状静脉瘘交通，此瘘亦与脊髓后侧和后外侧的冠状静脉丛之间也形成交通，冠状静脉丛的血流向上流向枕骨大孔，15% 动脉静脉瘘平面的节段动脉供应脊髓前动脉或脊髓后动脉，病变处通常只有 1 根滋养动脉，但亦有 2 根以上多根的滋养动脉，Anson 和 Spetzler 根据滋养动脉的数量，将Ⅰ型进一步分为亚型 Ⅰ a 为单一滋养动脉，Ⅰ b 为多根滋养动脉，此通常在 1 个或相互毗邻的两个节段处，硬膜动静脉瘘平均静压约为全身动脉压的 74%，血流动力学证据显示：Ⅰ型硬膜动静脉畸形神经功能障碍的病理生理主要是由于静脉压的升高所致，表现为冠状静脉充血、扩张，继之压迫脊髓，但此种脊髓神经功能障碍为可逆性损害。

（二）Ⅱ型

Ⅱ型为血管球状畸形，在髓内有一动静脉血管团，这些病变常常见于颈脊髓内，但也可发生于胸腰段的任何部位，其特点在血管造影中显示为高血流量和稀疏的静脉回流血管，常有静脉瘤和静脉曲张。

（三）Ⅲ型

脊髓血管畸形最初称之为"未成熟畸形"，以高血流量和广泛而复杂的动、静脉解剖为特点，病变可占据整个脊髓，侵及硬膜，甚至延及椎体和椎旁组织。

（四）Ⅳ型

脊髓血管畸形位于硬膜内 - 脊髓外区，脊髓前动脉的一根分支为动静脉畸形的滋养动脉，然后经瘘回流到大小不等的髓外静脉，动静脉瘘及其回流静脉位于脊髓外，病变不在脊髓内，此类病变通常位于胸腰连接处，Anson 和 Spetzler 将Ⅳ型进一步分为亚型：Ⅳ a 型相对较小，髓外动静脉瘘由单一滋养动脉供应，通常位于腹侧一直延及圆锥，Ⅳ b 型一条以上滋养动脉，通常来自脊髓前动脉和多根滋养动脉来源于脊髓后动脉，通过这些病变的血流较通过Ⅳ a 型瘘的血流量大，Ⅳ c 型的特点是由多条供应动脉与瘘相连，病变的静脉血回流量常常很大，胸腰椎管的腹侧和腹外侧常有扩张的静脉曲张。

Ⅱ、Ⅲ、Ⅳ型脊髓血管畸形，原属于硬膜内血管畸形，除上述4型以外，尚有海绵状血管畸形。

(五) 海绵状血管畸形

海绵状血管畸形可以单一病变存在或为颅脊髓海绵状血管瘤的一部分的形式发生在脊髓内，这些低血流量的病变由脊髓实质内分层状的血管或多节段的血管通道组成，可以发生根管内出血或者压迫症状，海绵状血管瘤可发生于整个中枢神经系统，这些病变由一些菲薄的没有明显弹性蛋白或平滑肌的血管壁层的血管组成，这些薄壁管道衬以内皮细胞，常常有陈旧出血的表现，在血管壁之间看不到散在分布的正常脊髓或脑实质。

二、**诊断**

(一) 临床表现

1.急性脊髓蛛网膜下隙出血

常因体力活动、情绪激动、分娩等因素诱发，亦可无任何原因。表现为：①突发剧烈根性疼痛 (50%)，颈段 AVM 可出现头痛、呕吐、呼吸障碍和脑膜刺激征；②瘫痪 (50%)，病变节段以下运动、感觉、括约肌功能完全丧失。

2.进行性运动感觉功能障碍

约占 1/2 患者。因 AVM 盗血现象，脊髓局部组织长期缺血所致。

3.临床分类

(1) 椎管内动静脉畸形。

(2) 海绵状血管瘤。

(3) 复合型动静脉畸形。

(二) 辅助检查

1.脊髓血管造影

是本病确诊的主要手段。

2.MR 及 MRA

对了解有无出血、病变定位及病变与周围组织的关系有很大帮助。

三、**治疗**

脊髓硬膜动静脉畸形的患者的脊髓病，主要是由于冠状静脉丛压力升高，脊髓内灌注压的降低。所以治疗的目的是消除引起静脉压升高的动静脉瘘连接处。用血管内手术或显微外科手术可以达到此目的。

(一) Ⅰ型治疗

1.血管内栓塞

脊髓硬膜动静脉畸形的患者进行血管内治疗，主要是用栓塞或闭塞的方法中断远端的滋养动脉、动静脉交通处和硬膜内静脉回流的近侧部分，可以对滋养动脉根部进行栓塞。

如果节段性脊髓动脉难以选择性插管，或如果脊髓前动脉直接的或有侧支的血供通过节段性脊髓动脉供养硬膜的动静脉瘘，那么血管内治疗应该是禁忌证，此时应进行外科手术。有10% ～ 15% 的脊髓硬膜动静脉瘘由那些也供应脊髓前动脉的动脉滋养。

2.显微外科手术

脊髓硬膜动静脉畸形的显微外科治疗，包括硬膜内回流静脉的电凝和切断，或硬膜内神经根袖动静脉畸形病灶的切除，同时行回流静脉的电凝和切断。

手术时患者取俯卧位，术前定位和术中确定病变水平至关重要。在包括动静脉畸形病灶上下一定范围行椎板切除术。检查硬膜和近侧的神经根袖，对于节段动脉不同时供应脊髓前动脉和动静脉畸形病灶，可行硬膜和动静脉畸形切除，然后修复硬膜。打开硬膜时，辨认伴行神经根的硬膜内静脉并将其电凝。对节段性动脉共同供应脊髓前动脉和动静脉瘘的患者，应当切开硬膜，在蛛网膜下隙、脊髓的后外侧，将硬膜内静脉电凝切断。

（二）Ⅱ、Ⅲ型治疗

髓内动静脉畸形的治疗常常结合血管内治疗和显微外科手术的方法。当脊髓后动脉的分支有很多动脉供应时，血管内治疗是最有效的方法。脊髓前动脉的注射造影可能损害正常的脊髓血流而变得复杂，特别是在脊髓前动脉不终止于血管畸形的情况下更是如此。暂时性球囊阻塞、异戊巴比妥试验和体感诱发电位 (SEP) 有助于选择进行血管内治疗的病例。髓内动静脉畸形的显微外科治疗适于多个血管球型病变。这些病变常是分散分布并有明确的动脉供应。未成熟型病变在脊髓内趋向更广泛，涉及的范围较弥散。把这些病变从有功能的脊髓组织上分离区别往往是比较困难的。体感诱发电位和暂时性滋养动脉的夹闭的应用，有助于这些病变的显微外科手术操作。一般情况下，位于背侧或中线部位的病变最适于外科手术。病变由头向尾方向延伸超过两个椎体节段，以及病变与脊髓前动脉密切相连，则不适于外科手术。

（三）Ⅳ型治疗

将血管内治疗和显微外科手术两法相结合。由于Ⅳa型病变通常为较小的滋养动脉，血流量较低，通常不适于血管内治疗。外科处理有时包括术中使用血管造影以确定动静脉瘘管的完全阻塞，对Ⅳa、Ⅳb型病变是有效的治疗方法，尤适于胸腰椎管侧方的病变。对Ⅳc型病变，使用漂浮球囊，有时用金属线圈或可注射栓塞物质进行血管内栓塞。

（四）海绵状血管畸形治疗

发生于脊髓的无症状性海绵状血管畸形不需要特殊治疗。颅内海绵状血管畸形每人每年发生出血的危险性据估计为 0.25% ～ 0.8%。尽管在无症状性病变的患者有发生神经功能恶化的危险，但危险性似乎并不高。有症状的患者，特别是在因出血而出现反复发作的神经功能恶化的患者，进行外科手术效果较好。

第四节　脊髓空洞症

脊髓内由于多种原因的影响，形成管状空腔称为脊髓空洞症。在空洞周围常有神经胶质增生，本病发病缓慢，临床表现为受累的脊髓节段神经损害症状，以痛、温觉减退与消失而触压感觉保存的分离性感觉障碍为特点，兼有脊髓长束损害的运动障碍及神经营养障碍，确切病因不明，可能与某些先天性发育畸形因素及后天继发因素如损伤、肿瘤有关，脊髓空洞最常发生于颈段及胸段的中央管附近，靠近一侧后角形成管状空洞。

一、病因

确切病因尚不清楚，可分为先天发育异常性和继发性脊髓空洞症两类，后者罕见。

(1) 先天性脊髓神经管闭锁不全：本病常伴有脊柱裂、颈肋、脊柱侧弯、环枕部畸形等其他先天性异常支持这一看法。

(2) 脊髓血液循环异常引起脊髓缺血、坏死、软化，形成空洞。

(3) 机械因素

因先天性因素致第四脑室出口梗阻，脑脊液从第四脑室流向蛛网膜下隙受阻，脑脊液搏动波向下冲击脊髓中央管，致使中央管扩大，并冲破中央管壁形成空洞。

(4) 其他，如脊髓肿瘤囊性变、损伤性脊髓病、放射性脊髓病、脊髓梗死软化、脊髓内出血、坏死性脊髓炎等。

二、诊断

(一) 病史及症状

多见于 20～30 岁青年，男女之比为 3：2。因体表浅感觉分离，患者常发生指端灼、割、刺伤无痛感而就诊，随病情发展渐出现手部肌肉萎缩，下肢出现上运动神经元性瘫痪。

(二) 体检发现

1. 感觉障碍

空洞部位脊髓支配区域浅感觉分离：痛温觉丧失，触觉存在。病变平面以下束性感觉障碍。

2. 运动障碍

因脊髓前角细胞受累，手部小肌肉骨间肌、鱼际肌及前臂尺侧肌萎缩和束颤，严重萎缩时呈爪样手。随病变发展可出现上肢其他肌肉及肩胛带肌、肋间肌萎缩。病变平面以下表现为上运动神经元瘫，肌张力增高，腱反射亢进，病理征阳性。

3. 自主神经功能障碍

因脊髓侧角受损，致皮肤营养障碍，如皮肤增厚、指端发紫、肿胀、顽固性溃疡、多汗或无汗。下颈段侧角受累，可出现 Horner 征。

4. 约 20% 的患者发生关节损害，由于关节痛觉缺失，常因磨损破坏引起脱钙，活动异常而无痛感称 Charcot 关节。病变累及延髓可出现延髓性麻痹。部分患者常合并脊柱侧弯、弓形足、颅底凹陷、脑积水等。

(三) 辅助检查

(1) 腰椎穿刺脑脊液压力及成分早期多正常，后期蛋白可增高。

(2) 椎管脊髓碘水造影可见脊髓增宽。

(3) 脊髓 CT 或 MRI 可助确诊，尤其是 MRI 可排除骨质影响，不需注射造影剂，即可清晰显示空洞的部位、形态、长度范围，是目前诊断脊髓空洞症的最佳方法。

三、鉴别诊断

本病应与下列疾病鉴别。

(一) 脊髓肿瘤

脊髓髓外与髓内肿瘤都可以造成局限性肌萎缩以及节段性感觉障碍，在肿瘤病例中脊髓灰质内的星形细胞瘤或室管膜瘤分泌出蛋白性液体积聚在肿瘤上，下方使脊髓的直径加宽，脊柱后柱侧突及神经系统症状可以类似脊髓空洞症，尤其是位于下颈髓部位有时难以鉴别，但肿瘤病例病程进展较快，根痛常见，营养障碍少见，早期脑脊液中蛋白有所增高，可以与本病相区别，对疑难病例 CT、MRI 可鉴别。

（二）颈椎骨关节病

可以造成上肢肌肉萎缩以及长束征象，但根痛常见，病变水平明显的节段性感觉障碍是少见的，颈椎摄片，必要时做脊髓造影以及颈椎 CT 或 MRI 有助于证实诊断。

（三）颈肋

可以造成手部小肌肉局限性萎缩以及感觉障碍，伴有或不伴有锁骨下动脉受压的证据，而且由于在脊髓空洞症中常伴有颈肋，诊断上容易发生混淆，不过颈肋造成的感觉障碍通常局限于手及前臂的尺侧部位，触觉障碍较痛觉障碍更为严重，上臂腱反射不受影响，而且没有长束征，当能做出鉴别，颈椎摄片也有助于建立诊断。

（四）尺神经麻痹

可产生骨间肌及中间两个蚓状肌的局限性萎缩，但感觉障碍相对的比较轻微而局限，触觉及痛觉一样受累，在肘后部位的神经通常有压痛。

（五）麻风

可以引起感觉消失、上肢肌肉萎缩、手指溃疡，但有正中、尺及桡神经及臂丛神经干的增粗，躯干上可以有散在的脱色素斑。

（六）梅毒

可以在两方面疑似脊髓空洞症，在少见的增殖性硬脊膜炎中，可以出现上肢感觉障碍、萎缩以及无力和下肢锥体束征，但脊髓造影可以显示蛛网膜下隙阻塞，而且病程进展也较脊髓空洞症更为迅速，脊髓的梅毒瘤可以表现出髓内肿瘤的征象，不过病程的进展性破坏迅速而且梅毒血清反应阳性。

（七）肌萎缩性侧索硬化症

不容易与脊髓空洞症相混淆，因为它不引起感觉异常或感觉缺失。

（八）穿刺伤或骨折移位

有时可引起髓内出血，聚集在与脊髓空洞症相同的脊髓平面内，但损伤病史及 X 线片中的脊椎损伤证据均足以提供鉴别的依据。

四、治疗

（一）手术方法

临床表现逐渐加重，无手术禁忌证。

(1) 有脑积水并颅压高者，先行侧脑室 – 腹腔分流术。

(2) 后颅窝枕下减压术（如 Chiari 畸形），根据小脑扁桃体下疝情况决定打开椎板范围，切开硬脑膜，在手术显微镜下于脊髓后正中沟切开，缓解脊髓积水状态，如小脑扁桃体下疝明显，可在软膜下切除部分扁桃体，其后行环 – 枕部硬脑膜减张修补。

(3) 分流：对无明显枕骨畸形及小脑扁桃体下疝者（如外伤性），可于病变相应部位（空洞下段）行椎管内探查及空洞 – 蛛网膜下隙分流术（不能用于蛛网膜炎的患者）。

(4) 脊髓空洞上口栓塞术：后颅窝减压术后，栓部填塞肌肉或 Teflon 棉片。

（二）保守治疗

由于自然病史变化大，少数病例有自发停止，故对无运动功能减退的局限性脊髓空洞患者，建议进行保守治疗。

第五节 脊髓栓系

脊髓位于脊椎管中，人在生长发育过程中，脊椎管的生长速度大于脊髓，因此脊髓下端相对于椎管下端逐渐升高。脊髓栓系即脊髓下端因各种原因受制于椎管的末端不能正常上升，使其位置低了正常。它是多种先天性发育异常导致神经症状的主要病理机制之一，由此而导致的一系列临床表现即称为脊髓栓系综合征，又称脊髓拴系综合征。

一、病因

（一）各种先天性脊柱发育异常

如脊膜膨出、脊髓裂、脊髓脊膜膨出等由于神经管末端的闭锁不全所引起。出生后大部分的病例在数天之内施行了修复术，当时的目的是将异常走行的神经组织，尽可能的修复到正常状态，重要的是防止脑脊液漏，但是脊髓硬脊膜管再建后的愈合过程中产生的粘连引起脊髓末端的栓系。

（二）脊髓脂肪瘤及硬脊膜内外脂肪瘤

其是由于神经外胚叶与表皮外胚叶的过早分离所引起，中胚叶的脂肪细胞进入还没有闭锁的神经外胚叶中。脂肪组织可以进入到脊髓的中心部，也可通过分离的椎弓与皮下脂肪组织相连接，将脊髓圆锥固定。并且在幼儿期以后的病例与存在于蛛网膜下隙的脂肪发生炎症，造成神经根周围的纤维化、粘连瘢痕化而致的栓系有关。

（三）潜毛窦

其是神经外胚叶与表皮外胚叶未能很好地分化，而在局部形成的条索样组织从皮肤通过皮下、脊椎，造成对脊髓圆锥的栓系。也可由潜毛窦壁的组织扩大增殖而产生皮样囊肿和表皮样囊肿及畸胎瘤，它们可包绕或牵拉脊髓神经而导致栓系。

（四）脊髓纵裂

脊髓纵裂的发生机制有人认为是神经以外的因素即脊椎骨的发育异常所造成；亦有人认为是神经的发生异常，随后造成的脊椎骨发育的异常而产生。脊髓被左右分开，有硬脊膜管伴随着分裂和不分裂这两种类型。亦即Ⅰ型：双硬脊膜囊双脊髓型，即脊髓在纵裂处，被纤维、软骨或骨嵴完全分开，一分为二，各有其硬脊膜和蛛网膜，脊髓被分隔物牵拉，引起症状。Ⅱ型：共脊膜囊双脊髓型，脊膜在纵裂处，多被纤维隔分开，为2份，但有共同硬脊膜及蛛网膜，一般无临床症状。

（五）终丝紧张

其是由于发育不成熟的脊髓末端部退行变性形成终丝的过程发生障碍，而使得终丝比正常的终丝粗，残存的部分引起脊髓栓系。

（六）神经源肠囊肿

所谓神经源肠囊肿是由于脊索导管的未闭而使得肠管的肠系膜缘与脊柱前方的组织形成交通的状态。根据脊索导管未闭和相通的程度，可以伴有脊椎前方骨质缺损，称为脊肠瘘和脊柱管内外的肠囊肿等表现形式。

（七）腰骶部脊膜膨出术后粘连等并发症

有的学者统计此类可占全部手术病例的 10% ～ 20%。

二、临床表现

（一）腰骶部皮肤改变

腰骶部皮肤隆突或凹陷，可能伴有分泌物或感染、多毛发、隐性脊柱裂、皮毛窦、脊膜膨出、皮下脂肪瘤等。

（二）脊柱后凸或侧弯畸形

叉型椎体、半椎体及椎体融合等。

（三）下肢的运动障碍

表现为行走异常，下肢力弱、踝变形（马蹄内翻足）。

（四）下肢的感觉障碍

表现为下肢、会阴部和腰背部的感觉异常和疼痛。

（五）大小便功能障碍

常见表现为尿潴留、排尿困难、尿失禁、尿频、每次量较正常少等；少数患者有大便秘结、便秘或失禁。

三、辅助检查

（一）MRI

其是诊断脊髓栓系综合征最佳和首选的检查手段。它不仅能发现低位的脊髓圆锥，而且能明确引起脊髓栓系综合征的病因。

（二）CT 椎管造影

CT 脊髓造影能显示脂肪瘤、脊髓圆锥、马尾神经和硬脊膜之间的关系，对制订手术入路有指导作用。另外，CT 能显示骨骼畸形、脊柱裂、椎管内肿瘤等。但是 CT 诊断脊髓栓系综合征的敏感性和可靠性不如 MRI，CT 椎管造影又属有创性检查，因此，对典型脊髓栓系综合征患者，MRI 诊断已足够。由于 MRI 和 CT 各有其优缺点，对复杂脊髓栓系综合征或 MRI 诊断可疑者，还需联合应用 MRI 和 CT 椎管造影。

（三）X 线平片

由于 MRI 和 CT 椎管造影已成为本病的主要诊断方法，X 线平片和常规椎管造影已少应用。目前 X 线平片检查仅用于了解有否脊柱侧弯畸形和术前椎体定位。

（四）其他检查

1. 神经电生理检查

可作为诊断脊髓栓系综合征和判断术后神经功能恢复的一种手段。Hanson 等测定脊髓栓系综合征患者骶反射的电生理情况，发现骶反射潜伏期的缩短是脊髓栓系综合征的电生理特征之一。Boor 测定继发性脊髓栓系综合征患者的胫后神经 SSEP，发现 SSEP 降低或阴性，再次手术松解后，胫后神经的 SSEP 升高，证实终丝松解术后神经功能的恢复。

2. B 超

对年龄＜1 岁的患者因椎管后部结构尚未完全成熟和骨化，B 超可显示脊髓圆锥，并且可根据脊髓搏动情况来判断术后有否再栓系。

3. 膀胱功能检查

包括膀胱内压测定、膀胱镜检查和尿道括约肌肌电图检查。脊髓栓系综合征患者可出现括约肌－逼尿肌共济失调、膀胱内压升高(痉挛性)或降低(低张性)以及膀胱残余尿量改变等异常。术前、术后分别行膀胱功能检查有助于判定手术疗效。

四、诊断

根据典型病史、临床表现和辅助检查，诊断脊髓栓系综合征并不困难。由于本病早期常无症状或症状发展隐匿，少数患者急性发病，虽经治疗亦不能改善神经功能障碍。因此，提高对本病的认识，做到早期诊断和及时治疗至关重要。对有下列临床表现者，特别是儿童，应警惕本病可能：①腰骶部皮肤多毛、异常色素沉着、血管瘤、皮赘、皮窦道或皮下肿块；②足和腿不对称、无力；③隐性脊柱裂；④原因不明的尿失禁或反复尿路感染。

脊髓栓系综合征的诊断依据：①疼痛范围广泛，不能用单一根神经损害来解释；②成人在出现症状前有明显的诱因；③膀胱和直肠功能障碍，经常出现尿路感染；④感觉运动障碍进行性加重；⑤有不同的先天畸形，或曾有腰骶部手术史；⑥ MRI 和 (或)CT 椎管造影发现脊髓圆锥位置异常和 (或) 终丝增粗。

五、治疗方案

(一) 切除病灶、松解脊髓栓系的手术

全身麻醉下安放导尿管后，取俯卧位，消毒手术区皮肤及双下肢，铺放手术巾单。根据病变部位取腰骶部正中纵形或梭形切口，切开皮肤、皮下、深筋膜，沿棘突两侧剥离骶棘肌，用牵开器撑开，显露相应的棘突和椎板，可发现缺损的棘突和椎板，打开缺损部位上下各 1～2 个棘突和椎板，暴露硬脊膜外腔，可见到硬脊膜外有脂肪瘤样组织，穿过硬脊膜进入蛛网膜下隙，清除硬脊膜外脂肪瘤样组织，用硬脊膜拉钩，牵起硬脊膜后，打开硬脊膜和蛛网膜，暴露椎管内，此时可见到较多的脂肪组织与脊髓圆锥、马尾神经以及神经根包缠在一起，可向上显露正常的脊髓后，用神经剥离器向下仔细剥离与神经包缠在一起的脂肪组织，难以确认是不是神经组织时，可用神经电刺激器进行刺激，以辨认神经组织，因受到栓系的牵拉，神经根呈鱼刺样排列。剥离直到骶尾部，可见到增粗的终丝与脂肪组织粘成一团，紧密地固定在骶尾部，用神经刺激器进行刺激，观察下肢及会阴有无反应，若无反应，即可确认为终丝。连同脂肪组织一同从骶尾部切断或切除。单纯由变形终丝造成的栓系，可切断或切除，即可松解对脊髓的牵拉。此时受到牵拉的神经，解除了栓系后，可向上移动 1～2 个椎体。仔细止血后，严密缝合硬脊膜。可用腰背筋膜缝合以加强后部的缺损。因肌肉和皮下剥离较广，为了防止术后积液，可在皮下放置硅胶多孔引流管。缝合皮下和皮肤，为了防止术后切口被粪便污染，切口应覆盖防渗的敷料，结束手术。穿过硬脊膜或与硬脊膜相连的占位性病变，在手术过程中应给予相应切除。

（二）脊髓纵裂的手术

通过切除骨性、软骨性或纤维性中隔以及附着于中隔的硬脊膜袖来解除对脊髓的栓系。由于Ⅰ型、Ⅱ型脊髓裂的中隔与脊髓之间关系截然不同，故两者的手术方法也不同。Ⅰ型脊髓纵裂的中隔总是位于硬脊膜外，并成为两个互不相通的硬脊膜管的中间隔，中隔常与侧神经弓融合。显露棘突和椎板后并不能立即见到中隔，但可以在椎管扩大处定位。小心行椎板切除，直至只有小块骨岛与中隔后侧相连，最后分离中隔与硬脊膜的粘连并完整切除骨性中隔，然后打开两侧硬脊膜，切断脊髓与中隔侧硬脊膜袖的纤维束带，再切除硬脊膜袖。由于硬脊膜腹侧与后纵韧带紧密粘连，能防止脑脊液漏，故不必缝合前方硬脊膜，否则会增加再栓塞的可能。而Ⅱ型脊髓纵裂，其中隔为纤维性，位于同一硬脊膜腔内，手术只需自中线切开硬脊膜，分离中隔与脊髓粘连，切除中隔。在切除导致脊髓纵裂的骨嵴时要特别注意采用多种方法止血，因骨嵴局部多有变异血管，且骨质血运丰富。严格止血是预防术后并发症，尤其是粘连所必需的。亦有的学者通过对大宗未手术组患者长期的随访，并未发现症状相应加重，且不少患者术后恢复的并不理想，反而加重，因此认为应严格掌握手术指征，对无症状的患者不宜贸然手术。

第六章 颅脑损伤

第一节 概述

颅脑损伤是一种常见的外伤形式，而且随社会现代化程度的不断提高，再加上各种运动损伤，使颅脑损伤的发病率呈继续增高的趋势。颅脑损伤多见于交通事故、工伤事故、自然灾害、坠落、跌倒、爆炸、火器伤以及各种钝利器对头部的直接打击，常与身体其他部位的损伤合并存在。

颅脑损伤可分为头颅和脑两部分损伤：头颅部包括头皮、颅骨；脑部是泛指颅腔内容物而言，即脑组织、脑血管及脑脊液。根据损伤特点可将颅脑损伤分为局部和弥漫性损伤，在局部脑损伤中，创伤会导致脑挫伤和血肿的发生，从而出现颅内占位效应造成脑移位形成脑疝；在弥漫性脑损伤中，致伤力使得轴索膜功能障碍，同时膜两侧离子分布失衡，最终导致轴索持续去极化，失去神经传导功能，造成广泛神经功能障碍，此时引起的原发性昏迷可与局部脑损伤造成的继发性昏迷相鉴别。

一、颅脑损伤机制

颅脑损伤的病理改变是由致伤因素和致伤方式决定的。了解患者损伤机制，对推测脑损伤的部位、估计受损组织的病理改变以及制订适当的治疗方案都有指导意义。

（一）直接暴力

外力直接作用于头部而引起损伤。

1.加速性损伤

相对静止的头颅突然遭到外力打击，由静态转为动态。此时通常冲击性损伤严重，而对冲性损伤较轻。

2.减速性损伤

运动着的头颅突然碰撞在外物上，迫使其在瞬间内由动态转为静态。其损伤效应主要是对冲性脑损伤，其次为局部冲击伤。如：枕部着地，常致额颞前端和脑底部挫裂伤，而顶部着地，可致额叶眶面、颞前叶和同侧枕叶内侧面损伤等。

3.挤压性损伤

头颅在相对固定时，因两侧相对的外力挤压而致伤，尤指婴儿头部的产伤，由于没有加速性或减速性损伤效应，故脑组织往往没有显著损伤。

（二）间接暴力

外力作用于身体其他部位而后传递至颅脑。

1.挥鞭样损伤

躯体突然为暴力驱动，作用力经颅颈连接部传至头部，迟动的头颅与颈椎间以及脑组织与颅腔之间，甚至脑实质内各不同结构的界面间出现剪应力。

2. 颅颈连接处损伤

颅颈连接处损伤又称脑传递样损伤坠落伤时，臀部或双足先着地，冲击力由脊柱向上传导致枕骨髁部，而引起损伤。

3. 胸部挤压伤

胸部挤压伤又称创伤性窒息，胸壁突然遭受巨大压力冲击，致使上腔静脉血流逆行入颅，可造成脑损伤。

综上所述，当患者伤情危急，而又高度怀疑存在颅内血肿时，需紧急钻孔探查清除血肿，钻孔的部位和顺序选择要参考头部着力部位、损伤性质、瞳孔变化及颅骨骨折等因素综合判断。

二、颅脑损伤临床分型

(一) 临床应用分类

适用于临床诊断，以颅脑解剖部位和损伤病理形态改变为依据。

注意：颅脑损伤依据硬脑膜是否完整，分为开放性和闭合性颅脑损伤。前者的诊断主要依据为硬脑膜破裂，脑脊液外流，颅腔与外界交通。颅底骨折合并脑脊液漏者又称为内开放性脑损伤。

(二) 根据病情轻重分类

1960 年我国首次制订急性闭合性颅脑损伤的分型标准，经两次修订后已较为完善，被广泛应用至今。

1. 轻型

指单纯性脑震荡，可伴有或无颅骨骨折。

(1) 昏迷 0 ～ 30 分钟。

(2) 仅有轻度头昏、头痛等自觉症状。

(3) 神经系统和脑脊液检查无明显改变。

2. 中型

指轻度脑挫裂伤，伴有或无颅骨骨折及 SAH，无脑受压者。

(1) 伤后昏迷时间 12 小时以内。

(2) 轻度神经系统阳性体征。

(3) 生命体征 (体温、血压、脉搏、呼吸) 有轻度改变。

3. 重型

指广泛颅骨骨折、广泛脑挫裂伤及脑下损伤或颅内血肿。

(1) 伤后昏迷时间 12 小时以上，意识障碍加重或出现再度昏迷。

(2) 有明显神经系统阳性体征。

(3) 生命体征 (体温、血压、脉搏、呼吸) 有明显改变。

4. 特重型

(1) 脑原发损伤重，伤后深昏迷，有去皮质强直或伴有其他部位的脏器损伤、休克等。

(2) 已有晚期脑疝，包括双侧瞳孔散大，有生命体征严重紊乱或呼吸已近停止。

注：临床上又将伤后 3 小时内立即出现双瞳散大、生命体征严重改变，深昏迷者称作特急性颅脑损伤。

(三) 根据昏迷程度分类

格拉斯哥昏迷评分 (GCS) 仍然是最广泛和便于应用的临床分级标准。按照 GCS 评分简单划分为: GCS 13 ~ 15 分, 伤后意识障碍在 20 分钟以内为轻型; GCS 9 ~ 12 分, 伤后意识障碍为 20 分钟至 6 小时为中型; GCS 3 ~ 8 分, 伤后昏迷或再昏迷时间在 6 小时以上为重型。

三、脑损伤的临床表现

(一) 意识障碍

意识障碍是颅脑损伤最为常见的症状。

1. 根据意识障碍产生的时间可分为以下几种。

(1) 原发性意识障碍: 伤后立即出现, 通常由原发颅脑损伤所致, 其机制为广泛皮质损伤、弥漫性轴索损伤等。

(2) 继发性意识障碍: 伤后存在一段时间的清醒期, 或原发性意识障碍一度好转, 病情再度恶化, 意识障碍又加重。颅内血肿是继发性意识障碍的最常见原因。

2. 根据意识障碍的程度, 由轻到重分为 5 级

(1) 嗜睡: 对刺激反应淡漠, 可被唤醒, 停止刺激随即入睡, 回答简单问题基本正确, 生理反射 (瞳孔、角膜及吞咽反射) 和生命体征正常。

(2) 蒙眬: 对刺激反应迟钝, 可有轻度烦躁, 能主动变换体位, 不能正确回答问题, 语无伦次, 生理反射和生命体征无明显改变。

(3) 浅昏迷: 对语言刺激基本无反应, 刺痛可躲避, 深浅反射尚存。

(4) 中昏迷: 对语言刺激无反应, 痛刺激反应迟钝, 浅反射消失, 深反射减退或消失, 角膜和吞咽反射尚存, 常有溺尿。

(5) 深昏迷: 对刺激无反应, 深浅反射消失, 瞳孔光反射迟钝或消失, 四肢肌张力极低或强直, 尿潴留, 生命体征严重紊乱。

(二) 头痛和呕吐

如患者全头剧烈胀痛, 且逐渐加重, 并伴有反复的呕吐, 说明颅内压力进行性增高, 应警惕颅内血肿的发生。

(三) 瞳孔改变

(1) 伤后一侧瞳孔立即散大, 光反应消失, 或同时伴有眼内直肌麻痹, 眼球外斜, 若合并意识障碍, 则提示脑病的发生; 若患者此时意识清醒, 应考虑动眼神经原发损伤。

(2) 伤后双侧瞳孔不等大, 光反应灵敏, 瞳孔缩小侧睑裂变窄, 眼球内陷, 同侧面部潮红, 少汗, 为同侧霍纳征。

(3) 双侧瞳孔大小不等, 伴有眼球位置外斜, 表示中脑受损。

(4) 双侧瞳孔缩小, 光反应消失, 并伴中枢性高热, 为脑桥损伤。

(5) 一侧瞳孔先缩小后散大, 光反应差, 意识障碍加重, 而对侧瞳孔早期正常, 晚期亦随之散大, 为典型小脑幕切迹。

(6) 双侧瞳孔散大固定, 光反应消失, 多为濒危状态。

(四) 锥体束征

(1) 凡伤后早期没有表现锥体束征, 继后逐渐出现, 伴有躁动和意识障碍加重者, 常为颅

内继发血肿的信号。

(2) 一侧肢体腱反射亢进并伴有恒定的锥体束征阳性，说明对侧大脑半球运动区有损伤。

(五) 脑疝

1. 小脑幕切迹疝

小脑幕切迹疝包括小脑幕切迹上疝 (小脑蚓部疝) 和小脑幕切迹下疝 (颞叶沟回疝)，当出现幕上血肿或严重脑水肿时，颞叶内侧靠近小脑幕缘的结构，包括海马沟回，海马旁回，由于幕上压力增高，而向幕下移动，压迫行经脚间池的动眼神经、大脑脚和大脑后动脉，并挤压脑干，出现明显的临床症状，包括瞳孔变化、意识障碍和枕叶皮质损伤。

2. 枕骨大孔疝

枕骨大孔疝又称小脑扁桃体下疝，是因后颅凹占位病变或因幕上占位病变导致全面颅内压增高的后果，造成脑脊液循环受阻并对延髓挤压。临床上可突然发生呼吸骤停而猝死。

(六) 脑外伤的全身性改变

1. 生命体征

(1) 通常单纯脑外伤后较少出现伤后早期休克现象，否则应怀疑伴有其他脏器损伤，如气胸、内脏大出血等。

(2) 伤后早期生命体征紊乱，已经恢复正常，但随即出现血压升高、脉压加大、呼吸变缓，说明存在颅内压进行性升高，应怀疑继发颅内血肿。

2. 电解质代谢紊乱

(1) 低钠血症

1) 两种理论：①抗利尿激素分泌综合征 (SIADH)；②脑性耗盐综合征 (CSW)。

2) 治疗：对症补充氯化钠和盐皮质激素，伴有尿量增多时可予神经垂体后叶素，若表现为高血容量的 SIADH，应限制水的摄入量。

(2) 高钠血症：治疗应及时复查血电解质，根据高血容量性、低血容量性高钠分别调整输液成分。

3. 脑性肺水肿

(1) 诊断：多见于严重颅脑损伤，起病急，早期出现呼吸困难，伴有大量血性泡沫痰，有广泛湿啰音，及时行 X 线胸片检查可确诊。

(2) 治疗：原则与支气管哮喘相同，以支气管解痉为主。

4. 应激性溃疡

(1) 诊断：呕吐咖啡色胃内容物，也可呕吐鲜血，可伴失血性休克。

(2) 治疗：常规对严重颅脑损伤患者给予抑酸药，用凝血酶和冰盐水胃内灌洗，同时纠正低血容量。

5. 凝血机制障碍

(1) 诊断：重型颅脑损伤约 50% 患者可出现凝血机制障碍，严重者表现为弥散性血管内凝血 (DIC)，凝血时间和凝血酶原时间延长，血清纤维蛋白降解产物 (FDP) 水平增高。

(2) 治疗：积极输注新鲜血浆及其血液成分。

6. 脑死亡

需由专职组织判定：

(1) 对外界和体内各种刺激均无反应。

(2) 连续观察 1 小时以上无自主呼吸和运动。

(3) 双瞳散大，固定，无光反应；角膜反射消失。

(4) 脑电图描记 10 分钟以上，增益 5 pV/mm 以上呈平波。必要时尚可采用脑血管造影、放射性核素血管扫描，CT 增强扫描和经颅多普勒血管扫描等方法，进一步证实脑血循环是否已中止。

四、外伤神经系统检查

(一) 神经系统一般检查

1. 头颅望诊

(1) 颅底骨折的征象

1) 熊猫眼征：眼眶周围皮下瘀血。

2) Banle 征：耳后乳突周围皮下瘀血。

3) 脑脊液鼻漏 / 耳漏。

4) 鼓室积血或外耳道裂伤。

(2) 颅面骨折的检查

1) LeFort 骨折：面骨触诊不稳定。

2) 眶缘骨折：可触及反常运动。

3) 眶周水肿、眼球突出。

2. 颅颈听诊

(1) 颈动脉听诊：杂音可能与颈动脉夹层动脉瘤有关。

(2) 眼球听诊：杂音提示颈内动脉海绵窦瘘。

3. 脊柱损伤的体征

4. 癫痫的证据

单发、多发或持续癫痫状态。

(二) 神经系统检查

1. 脑神经检查

(1) 视觉功能

1) 如果意识清楚，最理想的方法是应用近视力检测卡，如果患者不能辨认，则进一步行数指检查；仍不成功则检查手动和视觉光感是否存在。儿童可以出现暂时性皮层盲，持续 1 ～ 2 天，一般见于枕部受到打击。

2) 如果意识不清，检查传入性瞳孔反射，应用强光照射试验，可以提示是否有视神经损伤。

(2) 瞳孔：室内光线下的大小和对光反射。

(3) 面神经：注意检查周围性和中枢性面瘫。

(4) 眼底镜检查：检查是否存在视盘水肿、视网膜出血、视网膜脱离，视网膜的异常提示视神经前端的损伤。进一步的详细检查要应用散瞳剂，但是造成一定时间内无法观察瞳孔变化，必须慎重应用。

2. 意识水平 / 精神状态

(1) 格拉斯哥昏迷评分 (GCS) 可以定量评价昏迷患者的意识水平。

(2) 对能语言交流的患者检查定向力。

3. 运动系统检查 (检查从运动区皮层发出途经脊髓的运动传导束)

(1) 患者合作：检查四肢肌力和肌张力。

(2) 患者不合作：观察四肢对疼痛刺激的活动反应 (要鉴别自主活动、姿态和脊髓反射)，也有助于评价意识障碍患者的躯体感觉功能。

(3) 疑有脊髓损伤：检查静息状态下肛门括约肌张力，如果患者合作检查肛门括约肌自主收缩功能；检查肛门反射和球海绵体肌反射。

4. 感觉系统检查

(1) 合作患者

1) 检查躯干和四肢针刺觉，主要皮区的触觉。

2) 检查脊髓后索功能：如下肢关节位置觉。

(2) 不合作患者：检查患者对疼痛刺激的中枢反应，即痛苦表情、对刺痛的定位等；而不是单纯的肢体屈曲回缩，这可能只是脊髓反射。

5. 反射

(1) 肌肉牵张反射 (腱反射)：反射存在，表明肌肉的瘫痪是由于中枢神经系统的损伤而不是周围神经损害，反之亦然。

(2) 足跖反射 (Babinski 征)。

(3) 疑有脊髓损伤：检查肛门反射和球海绵体肌反射。

五、颅脑损伤的救治原则

(一) 急诊脑外伤患者接诊处置

监测生命体征，观察意识状态，尤其是神志瞳孔等重点体征变化，询问病情，确定 GCS 评分及分型。全身检查，确定有无胸、腹、脊柱、四肢复合伤，及时行头颅 CT 检查，做出初步诊断以及适当的急诊处置。根据病情，决定就地抢救或直接进入手术室施行急诊手术。

(二) 救治原则

抢救生命 (心 – 肺 – 脑复苏)，解除脑疝，止血，预防感染，复合伤的治疗。

(三) 各种类型的急诊手术

头皮和颅骨损伤的清创手术，血肿钻孔引流术，标准开颅血肿清除术。

(四) 综合治疗

包括降低颅内压，改善脑循环，改善通气，糖皮质激素类制剂和止血药物的使用，预防性使用抗生素，水电解质平衡，全身营养与能量支持。

(五) 亚低温治疗

28℃～ 35℃称为亚低温。此疗法是以物理方法将患者体温降低到预期水平而达到治疗疾病的目的。

(六) 危重患者抢救及监护

包括颅内压、脑血流和脑电图、心肺功能监护等。

(七) 康复治疗

预防和对症治疗各种外伤后并发症，包括高压氧，锻炼神经功能和认知能力的恢复，精神心理治疗。

六、颅脑损伤的预后

(一) 格拉斯哥结果分级 (GCS)

1975 年 Jennett 和 Bond 提出伤后 0.5 ～ 1 年患者恢复情况的分级。

(1) Ⅰ级：死亡。

(2) Ⅱ级：植物状态，长期昏迷，呈去皮质强直状态。

(3) Ⅲ级：重残，需他人照顾。

(4) Ⅳ级：中残，生活能自理。

(5) Ⅴ级：良好，成人能工作、学习。

(二) 颅脑损伤的后期并发症

(1) 外伤后癫痫。

(2) 交通性脑积水：发生率约等于重型颅脑损伤的 3.9%。

(3) 外伤后综合征 (或脑震荡后综合征)。

(4) 促性腺激素减低性性腺功能低下。

(5) 慢性创伤性脑病。

(6) AlZheimer 病：多见于颅脑损伤，尤其是重型颅脑损伤，其发生机制与脑外伤促进神经组织淀粉样蛋白的沉积。

第二节 颅骨骨折

系外力直接或间接作用于颅骨所致。其形成取决于外力性质、大小和颅骨结构两方面的因素。颅骨骨折分颅盖骨折和颅底骨折。两者发生率之比为 4 ：1。颅骨骨折的临床意义主要在于并发脑膜、血管、脑和颅神经损伤。

一、颅盖骨折

(1) 线性骨折：可单发或多发，后者可能是多处分散的几条骨折线，或为一处的多发骨折线交错形成粉碎骨折。骨折多系内板与外板全层断裂，也可为部分裂开。头颅 X 线摄片可以确诊。单纯的线形骨折无须特别治疗，但对骨折线通过硬脑膜血管沟或静脉窦时，应警惕并发颅内血肿。

(2) 凹陷骨折：骨折全层或仅为内板向颅腔凹陷，临床表现和影响视其部位范围与深度不同，轻者仅为局部压迫，重者损伤局部的脑膜、血管和脑组织，并进而引起颅内血肿。有些凹陷骨折可以触知，但确诊常有赖于 X 线摄片检查。

治疗原则是手术复位。

手术指征：

1) 骨折片陷入颅腔的深度在 1 cm 以上。

2) 大面积的骨折片陷入颅腔，因骨性压迫或并发出血等引起颅内压增高者。

3) 因骨折片压迫脑组织，引起神经系统体征或癫痫者。位于大静脉窦部的凹陷骨折如引起神经系统体征或颅内压增高者也应手术，反之则无须手术。术前必须做好充分的输血准备，以防止骨折整复时大出血。

(4) 骨折片较完整，边缘无重叠者，可在骨折片附近钻孔，伸入骨撬自凹陷中心部将骨片撬起复位。婴幼儿的乒乓球样凹陷骨折，可试用胎头吸引器复位。

(5) 凹陷骨折呈碎片，无法复位时，可将其摘除，视情况行颅骨成形术，或将其修整后当即放回整复。

(6) 骨折片刺入脑内者，应切开硬脑膜探查，以免遗漏硬脑膜下或脑内血肿，同时将硬脑膜缝合。

二、颅底骨折

1. 分类

颅底骨折绝大多数是线性骨折，个别为凹陷骨折。

(1) 颅前窝骨折：常累及额骨眶板和筛骨，引起的出血经前鼻孔流出；或流进眶内，眶周皮下及球结合膜下形成瘀血，称之为"熊猫"眼征。骨折处脑膜破裂时，脑脊液可经额窦或筛窦由前鼻孔流出，成为脑脊液鼻漏，空气也可经此逆行进入颅腔内形成颅内积气。筛板及视神经管骨折可引起嗅神经和视神经损伤。

(2) 颅中窝骨折：常累及颞骨岩部，脑膜和骨膜均破裂时，脑脊液经中耳由鼓膜裂孔流出形成脑脊液耳漏；如鼓膜完好，脑脊液则经咽鼓管流往鼻咽部，常合并第Ⅶ或Ⅷ颅神经损伤。如骨折累及蝶骨和颞骨内侧可伤及脑垂体和第Ⅱ、Ⅲ、Ⅳ、Ⅴ及Ⅵ颅神经。如果伤及颈内动脉海绵窦段可形成颈内动脉海绵窦瘘而出现搏动性眼球突出；颈内动脉如在破裂孔或在颈内动脉管处破裂，则可发生致命性鼻出血或耳出血。

(3) 颅后窝骨折：骨折累及颞骨岩部后外侧时，多在伤后 2～3 日出现乳突部皮下瘀血 (Battle 征)。骨折累及枕骨基底部时可在伤后数小时出现枕下部肿胀及皮下瘀血；骨折累及枕大孔或岩骨尖后缘，尚可出现个别或全部后组颅神经 (即Ⅸ～Ⅻ颅神经) 受累的症状，如声音嘶哑，吞咽困难。

2. 诊断

主要依据上述临床症状，颅骨 X 线平片检查仅 30%～50% 能显示骨折线，必要时行颅基位片、断层摄片或 CT 扫描等检查。

3. 治疗

这类骨折多数无须特殊治疗，而要着重处理合并的脑损伤和其他并发损伤。耳鼻出血和脑脊液漏，不可堵塞或冲洗，以免引起颅内感染。多数脑脊液漏能在两周左右自行停止。持续四周以上或伴颅内积气经久不消时，应及时手术，进行脑脊液漏修补，封闭瘘口。对碎骨片压迫引起的视神经或面神经损伤，应尽早手术去除骨片。伴脑脊液漏的颅底骨折属于开放伤，均需给予抗生素治疗。

第三节 闭合性颅脑损伤

闭合性颅脑损伤是指硬脑膜仍属完整的颅脑损伤，虽然头皮和颅骨已有开放性创口，但颅腔内容物并未与外界交通，故而仍称为闭合性颅脑损伤。根据致伤因素和病理改变，临床上又将脑损伤分为原发性损伤和继发性损害两类，前者是暴力作用在脑组织的一瞬间就已造成的损伤，如脑震荡、脑挫裂伤；而继发性损害为脑原发性损伤之后所产生的一系列病理生理改变，如颅内血肿、脑水肿与肿胀等。

一、脑挫裂伤

脑挫裂伤是指各种暴力因素导致脑组织的实质性损害，致使脑组织结构挫伤或裂伤。一般均采用药物治疗，有部分患者因继发性病理损害严重，颅内压进行性增高，甚至发展成脑疝，则必须施行手术治疗。通过手术方式可迅速解除或缓解颅内高压，否则继发性病理损伤将直接威胁患者的生命，并影响神经功能的恢复。

(一)病因与病理

脑挫裂伤是脑挫伤和脑裂伤的统称，因为从脑损伤的病理看，挫伤和裂伤常是同时并存的，区别只在于何者为重或何者为轻的问题。通常脑表面的挫裂伤多在暴力打击的部位和对冲的部位，尤其是后者，总是较为严重并常以额、颞前端和底部为多，这是由于脑组织在颅腔内的滑动及碰撞所引起的。脑实质内的挫裂伤，则常因脑组织的变形和剪性应力引起损伤，往往见于不同介质的结构之间，并以挫伤及点状出血为主。

脑挫裂伤的病理改变，以对冲性脑挫裂伤为例，轻者可见额颞叶脑表面瘀血、水肿，软膜下有点片状出血灶，蛛网膜或软膜常有裂口，脑脊液呈血性。严重时脑皮质及皮质下白质挫碎、破裂，局部出血、水肿、甚至形成血肿，受损皮质血管栓塞，脑组织糜烂、坏死，挫裂区周围有点片状出血灶及软化灶，呈楔形伸入脑白质。4～5天后坏死的组织开始液化，血液分解，周围组织可见铁锈样含铁血黄素染色，糜烂组织中混有黑色凝血碎块。甚至伤后1～3周时，局部坏死、液化的区域逐渐吸收囊变，周围有胶质细胞增生修复，附近脑组织萎缩，蛛网膜增厚并与硬脑膜及脑组织发生粘连，最后形成脑膜脑瘢痕块。

脑挫裂伤早期显微镜下可见神经元胞质空泡形成、尼氏体消失、核固缩、碎裂、溶解，神经轴突肿大、断裂，脑皮质分层结构消失，灰白质界限不清，胶质细胞肿胀，毛细血管充血，细胞外间隙水肿明显。此后数日至数周，挫裂伤组织渐液化并进入修复阶段，病损区出现格子细胞吞噬解离的细胞碎屑及髓鞘，并有胶质细胞增生肥大及纤维细胞长入，局部神经细胞消失，终为胶质瘢痕所取代。

(二)临床表现

脑挫裂伤可发生于暴力直接着力点和其相对应的部位，后者又称对冲性脑挫裂伤，多见于额叶前端、颞叶前端和额叶底区。除损伤部位在暴力着力点相对应区域外，还有损伤范围较广泛、程度较严重等特点。临床表现差异很大，轻者轻度意识障碍，严重者长期昏迷，或者因为严重的脑继发性损害及其并发症而致残或死亡。

1. 意识障碍

绝大部分患者伤后均立即出现意识障碍，昏迷时间少则几分钟，多则数小时，甚至长期昏迷不醒。

2. 头痛和呕吐

清醒后在成年人中常出现头痛、头昏、恶心、呕吐等症状，儿童则常常出现厌食与呕吐等症状。

3. 精神症状

烦躁、抑郁、情感和行为障碍等。

4. 癫痫

位于大脑凸面的损伤以及儿童脑损伤，常有不同类型的癫痫发作。

5. 生命体征变化

伤后早期可有血压偏高，脉搏变快，呼吸浅而快。如有颅内压增高时，可产生血压升高、特别是收缩压增高，脉压加大，脉搏减慢，呼吸深大。体温可中度升高，持续性高热多因下丘脑或脑干损伤所致。

6. 脑膜刺激征

严重脑挫裂伤可合并蛛网膜下隙出血，患者畏光，并有颈项强直。

7. 病灶症状

可有偏瘫、偏身感觉障碍，以及不同程度的语言功能障碍。

8. 瞳孔变化

严重颅内压增高常引起脑移位，发生小脑幕切迹疝时，同侧瞳孔可先有短时间缩小，很快散大和对光反应迟钝或消失。晚期则双侧瞳孔散大，对光反应消失，患者濒临死亡。

(三) 诊断与鉴别诊断

根据病史和临床表现及 CT 扫描，一般病例诊断无困难，脑挫裂伤可能合并一些其他疾病，因此要进行细致，全面检查，以明确诊断，及时处理。

脑挫裂伤患者往往有意识障碍，常给神经系统检查带来困难，对有神经系统阳性体征的患者，可根据定位征象和昏迷情况，判断受损部位和程度，凡意识障碍 严重，对外界刺激反应差的患者，即使有神经系统缺损存在，也很难确定，尤其是有多处脑挫裂伤或脑深部损伤的患者，定位诊断困难，常需依靠 CT 扫描及其他必 要的辅助检查做出确切的诊断。

CT 扫描：脑挫裂伤区可见点片状高密度区，或高密度与低密度互相混杂，同时脑室可因脑水肿受压变形，弥漫性脑肿胀可见于一侧或两侧大脑半球，侧脑室受压缩小或消失，中线结构向对侧移位，并发蛛网膜下隙出血时，纵裂池呈纵形宽带状高密度影，脑挫裂伤区脑组织坏死液化后，表现为 CT 值近脑脊液的低密度区，可长期存在。

MRI(磁共振成像)：一般极少用于急性脑挫裂伤患者诊断，因为其成像较慢且急救设备不能带入机房，但 MRI 对小的出血灶，早期脑水肿，脑神经及颅后窝结构显示较清楚，有其独具优势。

腰椎穿刺：有助于了解脑脊液中情况，可以此与脑震荡鉴别，同时，能够测定颅内压及引流血性脑脊液。由于 CT 的普及，在患者入院急症时腰椎穿刺不再使用。因为腰椎穿刺不但时间长，有一定危险，而且无法做出定位诊断。另外，对有明显颅内高压的患者，应忌腰椎穿刺检查，以免促发脑疝。腰椎穿刺仅用于无明显颅内高压的脑挫裂伤蛛网膜下隙出血的住院患者。

（四）治疗

1. 治疗原则

(1) 轻症可按脑震荡处理。

(2) 保持呼吸道通畅。

(3) 防治脑水肿：①限制入水量；②脱水治疗；③激素治疗；④冬眠低温治疗；⑤巴比妥昏迷治疗。

(4) 伤情严重者选择手术减压治疗。

(5) 对症支持治疗。

(6) 神经营养性药物治疗。

(7) 加强护理，预防并发症。

2. 用药原则

(1) 轻症患者，对症处理即可，如头痛者可给予罗通定、索米痛片等镇痛剂，失眠者可使用安定、苯巴比妥等药物。

(2) 重症患者进行脱水治疗。

(3) 症状较重者给予抗生素预防感染，特别注意肺部和泌尿道感染。

(4) 不能进食者注意补充液体和电解质。

(5) 注意支持疗法，如输血、补充人血白蛋白。

(6) 给予神经营养性药物。

3. 中医治疗

以开窍通闭治疗为主。

(1) 伤后即昏迷者为气闭脑窍，针刺人中、十宣，嗜睡者针刺百会。

(2) 置有鼻管者可以苏合香丸、安宫牛黄丸调汁注入。

(3) 有去皮质强直、角弓反张者宜平肝熄风，用镇肝熄风汤；如昏迷难醒；或神情呆滞，口眼歪斜，口角流涎等，宜化痰通窍，方用涤痰汤或温胆汤加活血祛瘀之品，煎汁自鼻管注入。

（五）预后

脑挫裂伤较轻者，意识障碍程度不深，据一般的统计，GCS 在 8 分以上者，90% 的患者预后良好。脑挫裂伤严重者，意识障碍程度较深，无自主动作，肌张力低下或增高，深浅反射消失，有或无病理反射，眼球不动，无角膜反射，双侧瞳孔对光反射消失，下颌后坠，呼吸有鼾声，血压偏高，GCS 为 5 分以下者，90% 预后不良。在颅内压监护下，颅内压超过 5.3 kPa，经治疗后不能降至 2.7 kPa 以下者，预后亦较差。

二、脑震荡

（一）伤因与病理

脑震荡系由轻度脑损伤所引起的临床综合征，其特点是头部外伤后短暂意识丧失，旋即清醒，除有近事遗忘外，无任何神经系统缺损表现。过去一直认为脑震荡仅仅是中枢神经系统的暂时性功能障碍，并无可见的器质性损害，在大体解剖和病理组织学上均未发现病变，所表现的一过性脑功能抑制，可能与暴力所引起的脑细胞分子紊乱、神经传导阻滞、脑血液循环调节障碍、中间神经元受损以及中线脑室内脑脊液冲击波等因素有关。近代，据神经系统电生理的研究，认为因脑干网状结构受损，影响上行性活化系统的功能才是引起意识障碍的重要因素。但是，这些学说还远不能满意地解释脑震荡的所有现象，比如有因脑震荡而致死的病例，职业拳师发生慢性脑萎缩损害甚至痴呆，以及业余拳击者亦有脑功能轻度障碍的报道。同时，从动物试验中发现，遭受暴力部位的神经细胞，在电子显微镜下可见线粒体肿胀、推移、神经元轴突肿胀及有间质水肿。生物化学研究发现，脑震荡后不仅有脑脊液中乙酰胆碱升高，钾离子浓度增加，而且有许多影响轴突传导或脑细胞代谢的酶系统发生紊乱，导致继发损害。最近，从新的临床观察中亦发现，轻型脑震荡患者脑干听觉诱发电位，有半数示有器质性损害，国外学者采用前瞻性研究，对连续 712 例 GCS15 分的轻微闭合性颅脑损伤患者做 CT 扫描检查，发现有急性损伤病变者，占 9.6%。由此可见，脑震荡已经不能用"仅属一过性脑功能障碍而无确定的器质性损害"来概括了，随着医学科学的不断深入研究和发现，必将为脑震荡这一诊断名词注入新的含义。

（二）症状与体征

颅脑外伤后立即出现短暂的意识丧失，历时数分钟乃至十多分钟，一般不超过半个小时；但偶尔有患者表现为瞬间意识混乱或恍惚，并无昏迷；亦有个别出现为期较长的昏迷，甚至死亡者，这可能因暴力经大脑深部结构传导致脑干及延髓等生命中枢所致。患者遭受外力时不仅有大脑和高位脑干功能的暂时中断，同时，也有低位脑干、延髓及颈髓的抑制，而使血管神经中枢及自主神经调节也发生紊乱，引起心率减慢、血压下降、面色苍白、出冷汗、呼吸暂停继而浅弱及四肢松软等一系列反应。在大多数可逆的轻度脑震荡患者，中枢神经功能迅速自下而上，由颈髓－延髓－脑干向大脑皮质恢复；而在不可逆的严重脑震荡则可能是自上而下的抑制过程，使延髓呼吸中枢和循环中枢的功能中断过久，因而导致死亡。

意识恢复之后，患者常有头疼、恶心、呕吐、眩晕、畏光及乏力等症状，同时，往往伴有明显的近事遗忘（逆行性遗忘）现象，即对受伤前后的经过不能回忆。脑震荡的程度越重、原发昏迷时间越长，其近事遗忘的现象也越显著，但对过去的旧记忆并无损害。

脑震荡恢复期患者常有头昏、头疼、恶心、呕吐、耳鸣、失眠等症状，一般多在数周至数月逐渐消失，但亦有部分患者存在长期头昏、头疼、失眠、烦躁、注意力不集中和记忆力下降等症状，其中有部分是属于恢复期症状，若逾时 3～6 个月仍无明显好转时，除考虑是否有精神因素之外，还应详加检查、分析，有无迟发性损害存在，切勿用"脑震荡后遗症"一言以蔽之，反而增加患者的精神负担。

（三）诊断与鉴别诊断

1. 诊断

(1) 有外伤史，伤后立即昏迷，出现短暂的意识障碍，但不超过半小时。

(2) 有逆行性健忘。可有头痛、头晕、恶心、易倦怠、失眠等。

(3) 生命特征和神经特征无异常。

2. 分型

(1) 气闭昏厥：头部受暴力打击，猝然昏倒，神志不清，或心神恍惚，或面色苍白，四肢无力，冷汗等，舌质淡红，脉弦滑。

(2) 血瘀气滞：醒后头晕，头痛，恶心呕吐，记忆力减退，但无再昏迷，舌质淡红，苔薄白，脉浮紧或弦紧。

(3) 上盛下虚：心悸失眠，咳逆，喘促，头痛耳鸣，眩晕昏厥，半身酸痛，肢体麻痹，小便失禁，舌淡，边有齿印，脉细弦。

3. 鉴别诊断

(1) 脑挫裂伤：有脑的定位症状，生命体征改变和脑膜刺激症状。意识障碍时间较长，短者半小时、数小时或数日，长者数周、数月，甚至昏迷数年直到死亡。

(2) 外伤性晕厥：由于某种原因包括外伤、打击、紧张等，引起一过性脑缺血所致。表现为头晕、眼花、神志不清或晕倒、出冷汗、面色苍白等，但脉搏、血压、呼吸基本正常，为时甚短，平卧后多可恢复。个别有头部外伤史，有对发生过"昏迷"的生动描述，能"慷慨陈词"详述受伤经过，却无逆行遗忘、可资鉴别。

(四) 治疗与预后

1. 休息与饮食

一般卧床休息 1 周，自选体位，不过度用脑，症状重者予易消化饮食或半流质饮食。

2. 对症治疗

可口服镇静、镇痛药物，如安定、罗通定；脑功能恢复药物，如 ATP、辅酶 A、细胞色素 C、胞磷胆碱等。

3. 心理治疗

不少人认为脑震荡是一种严重的损伤，一定会留下"后遗症"，必须向患者解释，说明本病是可逆性损伤，只要经过休息和治疗，症状将逐渐好转，彻底治愈。

4. 中医中药

(1) 气闭昏厥：治宜开闭醒神。

方法：①用醋热气熏鼻；②针刺人中、十宣、合谷等。

(2) 血瘀气滞：治当活血逐瘀、通窍止痛。

可用：①通窍活血汤；②安神补脑液 10 mL，口服，每日 3 次；③三七片 3 ~ 4 片，口服，每日 3 次。

(3) 上盛下虚：治宜重镇潜阳、固本补虚。方用紫灵汤 (经验方)：紫石英 30 g，灵磁石 30 g(先煎)，菟丝子 15 g，枸杞子 15 g，党参 12 g，茯苓 12 g，山药 15 g，谷芽 30 g，麦芽 30 g。

5. 预后

脑震荡无须特殊治疗，一般只需卧床休息 7 ~ 14 天，给予镇痛、镇静对症药物，减少外界刺激，做好解释工作，消除患者对脑震荡的畏惧心理，多数患者在 2 周内恢复正常，预后良好。但有少数患者也可能发生颅内继发病变或其他并发症，因此，在对症治疗期间必须密切观察患者的精神状态、意识状况、临床症状及生命体征，并应根据情况及时进行必要的检查。避免使用影响观察的吗啡类药物，最好选用不良反应少的镇痛、镇静剂，如脑震宁、罗通定、布洛芬、萘普生、安定、溴剂、氯氮和改善自主神经功能药谷维素等。

三、脑干损伤

脑干损伤是指中脑、脑桥和延髓的损伤，是一种严重的颅脑损伤。常分为两种：原发性脑干损伤，外界暴力直接作用下造成的脑干损伤；继发性脑干损伤继发于其他严重的脑损伤之后，因脑疝或脑水肿而引起脑干损伤。

（一）病因与病理

脑干损伤是一种严重的，甚至是致命的损伤，有 10%～20% 的重型颅脑损伤伴有脑干损伤。单纯的脑干损伤并不多见，脑干包括中脑、脑桥和延髓，位于脑的中轴底部，背侧与大、小脑相连，腹侧为骨性颅底，恰似蜗牛趴在斜坡上。当外力作用在头部时，不论是直接还是间接暴力都将引起脑组织的冲撞和移动。脑干除在坚硬的颅底上擦挫致伤之外，还受到背负的大脑和小脑所加予的牵拉、扭转、挤压及冲击等致伤力，其中，尤以鞭索性、旋转性或枕后暴力对脑干的损伤最大。通常前额部受击可使脑干冲撞在斜坡上；头侧方着力易使脑干嵌挫在同侧小脑幕切迹缘上；当头颅在扭转运动中致伤时，因为大脑或小脑的转动，使脑干受到扭曲和牵拉；后枕部受力时，脑干可直接撞在斜坡与枕骨大孔上；头部因突然仰俯运动所致鞭索性损伤中，延髓受损机会较多；双脚或臀部着力时枕骨发生凹陷骨折，则可直接损伤延髓；此外，当头部受击引起颅骨严重变形，通过脑室内脑脊液冲击波亦可造成中脑导水管周围或四脑室底的损伤。

原发性脑干损伤的病理改变常为挫伤伴灶性出血和水肿，多见于中脑被盖区，脑桥及延髓被盖区次之，脑干受压移位、变形使血管断裂引起出血和软化等继发病变。

弥漫性轴索损伤（DAI）：系当头部遭受加速性旋转暴力时，因剪应力而造成的神经轴索损伤。病理改变主要位于脑的中轴部分，即胼胝体、大脑脚、脑干及小脑上脚等处，多属挫伤、出血及水肿。镜下可见轴索断裂、轴浆溢出。稍久则可见圆形回缩球及血细胞溶解含铁血黄素。最后呈囊变及胶质增生。国外学者提出所谓原发性脑干损伤实际上是 DAI 的一部分，不应作为一种独立病症。通常 DAI 均有脑干损伤表现，且无颅内压增高，故需依靠 CT 或 MRI 检查才能诊断。

（二）症状与体征

原发性脑干损伤的典型表现多为伤后立即出现持续昏迷状态，轻者对痛刺激可有反应，但严重时生命体征多有早期紊乱。表现为呼吸节律紊乱，心跳及血压明显波动。双侧瞳孔时大时小，眼球位置歪斜或凝视。亦可四肢肌张力增高，去大脑强直，伴有单侧或双侧锥体束征。经常出现高热、消化道出血、顽固性呃逆，甚至伴发脑性肺水肿。

中脑损伤表现：意识障碍较为突出，系因网状结构受损而致，多有程度不同的意识障碍。伤及动眼神经核时，瞳孔可时大时小，双侧交替变化，光反应亦常消失，可有眼球歪斜，一侧上外一侧下内呈跷板式。严重时双瞳散大固定。当脑干在红核与前庭核两者间受伤时，即出现去大脑强直，表现为四肢伸直、角弓反张。患者头眼垂直运动反射和睫状节脊髓反射亦消失。

脑桥损伤表现：除有持久意识障碍之外，双侧瞳孔常极度缩小，角膜反射及嚼肌反射消失。由于呼吸节律调节中枢及长吸中枢均位于脑桥，故易致呼吸紊乱，呈现节律不整；陈施呼吸或抽泣样呼吸。若伤及侧视中枢则呈凝视麻痹，头眼水平运动反射消失。

延髓损伤表现：主要为呼吸抑制和循环紊乱，患者呼吸缓慢、间断。脉搏快弱、血压下降，心眼反射消失。当延髓吸气和呼气中枢受损时，可在短时间内停止呼吸，但心跳尚可维持数小时或数日，但已属脑死忘状态。

（三）诊断与鉴别诊断

原发性脑干损伤往往与脑挫裂伤或颅内出血同时伴发，临床症状相互参错，难以辨明孰轻孰重、何者为主，特别是就诊较迟的患者，更难区别是原发性损伤还是继发性损害。因此，除少数早期患者，于伤后随即出现脑干损伤症状又没有颅内压增高，可确诊外；其余大部分患者均需借助 CT 或 MRI 检查才能明确诊断。在显示脑实质内小出血灶或挫裂伤方面，尤其是对胼胝体和脑干的细微损害，MRI 明显优于 CT。

脑干听觉诱发电位（BAEP），为脑干听觉通路上的电生理活动，经大脑皮层传导至头皮的远场电位。它所反映的电生理活动一般不受其他外在病变的干扰，可以较准确地反映脑干损伤的平面及程度。通常在听觉通路病灶以下的各波正常，病灶水平及其上的各波则显示异常或消失。

颅内压监护连续测压亦有鉴别原发性或继发性脑干损伤的作用，虽然两者临床表现相同，但原发者颅内压正常，而继发者明显升高。

脑干反射与脑干损害平面的对应关系：严重脑损伤时，皮层以下至脑干各平面受损程度和范围不一，其临床表现亦各异。故可从某些生理反射或病理反射的表现，来判断脑干受损的部位，用以指导临床、推测预后。

（四）治疗与预后

脑干损伤的治疗与严重脑挫裂伤基本相同。对轻症脑干损伤患者，可按脑挫裂伤处理原则进行治疗，能使部分可逆性脑干损伤获救。对重症则疗效甚差，其死亡率几乎占颅脑损伤死亡率的 1/3，若延髓平面受创，则救治希望甚微。因此，在救治这类患者时，必须认真仔细，精心治疗，耐心护理。同时，密切注意防治各种并发症，有时亦可使部分重型脑干损伤患者获救。在治疗过程中，急性期主要是给予激素、脱水、降温、供氧，纠正呼吸和循环紊乱，尽可能的维持肌体内、外环境的平衡，保护脑干功能不再继续受损。如果出现脑干创伤性水肿时，CT 可见脑干肿大、密度减低，脑池压闭，死亡率高达 70%，则应及时给予大剂量激素，强力脱水，冬眠降温及巴比妥治疗。恢复期应着重于脑干功能的改善，可用苏醒药物，高压氧舱治疗，增强肌体抵抗力和防治并发症。

四、丘脑下部损伤

丘脑下部是自主神经系统重要的皮质下中枢，与肌体内脏活动、内分泌、物质代谢、体温调节以及维持意识和睡眠有重要关系。因此 丘脑下部损伤后临床表现往往重笃。单纯丘脑下部损伤较少，大多与严重脑挫裂伤和（或）脑干损伤伴发。

（一）病因与病理

丘脑下部是自主神经系统重要的皮质下中枢，与肌体内脏活动、内分泌、物质代谢、体温调节以及维持意识和睡眠有重要关系。因此，丘脑下部损伤后临床表现往往重笃。单纯丘脑下部损伤较少，大多与严重脑挫裂伤和（或）脑干损伤伴发。通常若颅底骨折越过蝶鞍或其附近时，常致丘脑下部损伤。当重度冲击伤或对冲性脑损伤致使脑底部沿纵轴猛烈前后滑动时，也可造成丘脑下部的损伤，而且往往累及垂体柄和垂体，其损伤病理多为灶性出血、水肿、缺血、软化及神经细胞坏死，偶可见垂体柄断裂和垂体内出血。

（二）临床表现

一般认为丘脑下部前区有副交感中枢，后区有交感中枢，两者在大脑皮层的控制下互相调节，故当丘脑下部受损时，较易引起自主神经功能紊乱。

意识与睡眠障碍：丘脑下部后外侧区与中脑被盖部均属上行性网状激动系统，系维持觉醒的激动机构，是管理觉醒和睡眠的重要所在，一旦受损，患者即可出现嗜睡症状，虽可唤醒，但旋又入睡，严重时可表现为昏睡不醒。

循环及呼吸紊乱：丘脑下部损伤后心血管功能可有各种不同变化，血压有高有低、脉搏可快可慢，但总的来说以低血压、脉速较多见，且波动性大，如果低血压合并有低温则预后不良。呼吸节律的紊乱与丘脑下部后份呼吸管理中枢受损有关，常表现为呼吸减慢甚至停止。视前区损伤时可发生急性中枢性肺水肿。

体温调节障碍：因丘脑下部损伤所致中枢性高热常骤然升起，高达 41℃ 甚至 42℃，但皮肤干燥少汗，皮肤温度分布不均，四肢低于躯干，且无炎症及中毒表现，解热剂亦无效。有时出现体温不升，或高热后转为体温不升，若经物理升温亦无效则预后极差。

水代谢紊乱：多因丘脑下部视上核和室旁核损伤，或垂体柄内视上 - 垂体束受累致使抗利尿素分泌不足而引起尿崩症，每日尿量达 4 000 ～ 10 000 mL 以上，尿比重低于 1.005。

糖代谢紊乱：常与水代谢紊乱同时存在，表现为持续血糖升高，血液渗透压增高，而尿中无酮体出现，患者严重失水、血液浓缩、休克、死亡率极高，即所谓"高渗高糖非酮性昏迷"。

消化系统障碍、由丘脑下部前区至延髓迷走神经背核有一神经束，管理上消化道自主神经，其任何一处受损均可引起上消化道病变。故严重脑外伤累及丘脑下部时，易致胃、十二指肠黏膜糜烂、坏死、溃疡及出血。其成因可能是上消化道血管收缩、缺血；或因迷走神经过度兴奋；或与胃泌素分泌亢进、胃酸过高有关。除此之外，这类患者还常发生顽固性呃逆、呕吐及腹胀等症状。

（三）诊断与鉴别诊断

丘脑下部损伤往往与严重脑挫裂伤、脑干损伤或颅内高压同时伴发，临床表现复杂，常相互参错，故较少单纯的典型病例。一般只要有某些代表丘脑下部损伤的征象，即可考虑伴有此部损伤。近年来通过 CT 和 MRI 检查，明显提高了丘脑下部损伤的诊断水平。不过有时对三脑室附近的灶性出血，常因容积效应影响不易在 CT 图像上显示，故对于丘脑下部仍以 MRI 为佳，即使只有细小的散在斑点状出血也能够显示，于急性期在 T_1 加权像上为低信号，在 T_2 加权像则呈等信号。亚急性和慢性期 T_1 加权像上出血灶为清晰的高信号，更利于识别。

间脑发作：亦称丘脑下部发作或间脑癫痫，为一种阵发出现的面颈部潮红、出汗、心悸、流泪、流涎、颤抖及胃肠不适感，每次发作历时数分钟至 1 ～ 2 小时，但无抽搐，偶有尿意。

（四）治疗与预后

脑下部损伤的治疗与原发性脑干损伤基本相同，只因丘脑下部损伤所引起的神经 - 内分泌紊乱和肌体代谢障碍较多，在治疗上更为困难和复杂，必须在严密的观察、颅内压监护、血液生化检测和水电解质平衡的前提下，稳妥细心地治疗和护理。

注意并发症的治疗，如消化系统出血等，尤其应注意防治高渗高糖非酮性昏迷，如处理不及时，则预后多不佳，病死率极高。

第四节 头皮损伤

一、应用解剖

（一）额顶枕部

头皮是被覆于头颅穹隆部的软组织，头皮是颅脑部防御外界暴力的表面屏障，具有较大的弹性和韧性，对压力和牵张力均有较强的抗力。故而暴力可以通过头皮及颅骨传入颅内，造成脑组织的损伤，而头皮却完整无损或有轻微的损伤。头皮的结构与身体其他部位的皮肤有明显的不同，表层毛发浓密、血运丰富，皮下组织结构致密，有短纤维隔将表层、皮下组织层和帽状腱膜层连接在一起，三位一体不易分离，其间富含脂肪颗粒，有一定保护作用。帽状腱膜与颅骨骨膜之间有一疏松的结缔组织间隙，使头皮可赖以滑动，故有缓冲外界暴力的作用。当近于垂直的暴力作用在头皮上，由于有硬组织颅骨的衬垫，常致头皮挫伤或头皮血肿，严重时可引起挫裂伤；近于斜向的或切线的外力，因为头皮的滑动常导致头皮的裂伤、撕裂伤，但在一定程度上又能缓冲暴力作用在颅骨上的强度。解剖学上可分为 5 层。

(1) 皮肤层较身体其他部位的厚而致密，含有大量毛囊、皮脂腺和汗腺。含有丰富的血管和淋巴管，外伤时出血多，但愈合较快。

(2) 皮下组织层由脂肪和粗大而垂直的纤维束构成，皮肤层和帽状腱膜层均由短纤维紧密相连，是结合成头皮的关键，富含血管神经。

(3) 帽状腱膜层覆盖于颅顶上部，为大片白色坚韧的腱膜结构，前连于额肌，后连于枕肌，侧方与颞浅筋膜融合，坚韧且有张力。该层与骨膜连接疏松，是易产生巨大帽状腱膜下血肿的原因。

(4) 腱膜下层由纤细而疏松的结缔组织构成，其间有许多血管与颅内静脉窦相通。

(5) 骨膜层紧贴于颅骨外板，在颅缝贴附紧密，其余部位贴附疏松，可自颅骨表面剥离。

（二）颞部

颞部头皮向上以颞上线与额顶枕部相接，向下以颧弓上缘为界。组织结构可分以下 6 层。

(1) 颞后部皮肤与额顶枕部相同，前部皮肤较薄。

(2) 皮下组织与皮肤结合不紧密，没有致密纤维性小梁，皮下组织内有耳颞神经、颞浅动、静脉经过。

(3) 颞浅筋膜系帽状腱膜直接延续而成，在此处较薄弱。

(4) 颞深筋膜被盖在颞肌表面，上起颞上线，向下分为深浅两层，分别附于颧弓的内外面，两层间合成一封闭间隙，内容脂肪组织。深层筋膜质地较硬，内含腱纤维，创伤撕裂后，手指触及裂缘，易误认为骨折。

(5) 颞肌起自颞窝表面，向下以肌腱止于下颌骨喙突。颞肌表面与颞深筋膜之间有一间隙，内含脂肪，向下与颊脂体相延续。

(6) 骨膜此处骨膜与骨紧密相结合，不易分开。

(三) 颅顶软组织血管

1. 动脉

颅顶软组织的血液供给非常丰富，动脉之间吻合极多，所以头皮损伤愈合较快，对于创伤治疗十分有利。但是另一方面因为血管丰富，头皮动脉在皮下组织内受其周围的纤维性小梁的限制，当头皮损伤时血管壁不易收缩，所以出血极多甚至导致休克，必须用特殊止血法止血。

供应颅顶头皮的动脉，除眼动脉的两个终支外，都是颈外动脉的分支。

(1) 眶上动脉和额动脉是眼动脉 (发自颈内动脉) 的终枝。自眶内绕过眶上缘向上分布于额部皮肤。在内眦部，眼动脉的分枝鼻背动脉与面动脉的终支内眦动脉相吻合。

(2) 颞浅动脉是颈外动脉的一个终支，越过颧弓根部后，行至皮下组织内 (此处可以压迫止血)，随即分成前、后两支。前支 (额支) 分布额部，与眶上动脉相吻合；后支 (顶支) 走向顶部与对侧同名动脉相吻合。

(3) 耳后动脉：自颈外动脉发出后，在耳郭后上行，分布于耳郭后部的肌肉皮肤。

(4) 枕动脉起自颈外动脉，沿乳突根部内侧向后上，在乳突后部分成许多小枝，分布顶枕部肌肉皮肤。另有脑膜支经颈静脉孔和髁孔入颅，供应颅后窝的硬脑膜。

上述诸动脉的行走方向都是由下向上，呈放射状走向颅顶，故手术钻孔或开颅时，皆应以颅顶为中心做放射状切口，皮瓣蒂部朝下，以保留供应皮瓣的血管主干不受损伤。

2. 静脉

头皮静脉与同名动脉伴行，各静脉相互交通，额部的静脉汇成内眦静脉，进而构成面前静脉；颞部的静脉汇成颞浅静脉；枕部的静脉汇入颈外浅静脉。

颅外静脉还借导血管和板障静脉与颅内的静脉窦相交通。头颅部的静脉没有静脉瓣，故头、面部的化脓性感染，常因肌肉收缩或挤压而经此路径引起颅骨或颅内感染。

常见的颅内、外静脉交通有以下几支。

(1) 内眦静脉经眼静脉与海绵窦交通在内眦至口角连线以内的区域发生化脓感染时，可通过此路径而造成感染性海绵窦栓塞，故此区有 " 危险三角区 " 之称。

(2) 顶部导血管位于顶骨前内侧部，联结头皮静脉与上矢状窦。顶部帽状腱膜下感染可引起上矢状窦感染性栓塞。

(3) 乳突部导血管经乳突孔联结乙状窦与耳后静脉或枕静脉。

(4) 枕部导血管联结枕静脉和横窦。颈部的痈肿有引起横窦栓塞的危险。

(5) 经卵圆孔的导血管联结翼静脉丛和海绵窦，故面深部的感染引起海绵窦感染者也不少见。正常情况下，板障静脉和导血管的静脉血流很不活跃，但当颅压增高时，颅内静脉血可经导血管流向颅外，所以在长期颅压增高的患者，板障静脉和导血管可以扩张变粗，儿童尚可见到头皮静脉怒张现象。

(四) 淋巴

颅顶没有淋巴结，所有淋巴结均位于头颈交界处，头部浅淋巴管分别注入下述淋巴结。

(1) 腮腺 (耳前) 淋巴结位于颧弓上下侧，咬肌筋膜外面，有颞部和部分额部的淋巴管注入。

(2) 下颌下淋巴结在颌下腺附近，有额部的淋巴管注入。

(3) 耳后淋巴结在枕部皮下斜方肌起始处，有颅顶后半部的淋巴管注入。

以上淋巴结最后注入颈浅淋巴结和颈深淋巴结。

（五）神经

除面神经分布于额肌、枕肌和耳周围肌外，颅顶部头皮的神经都是感觉神经。

额部皮肤主要是三叉神经第一支眼神经的眶上神经和滑车上神经分布。颞部皮肤主要由三叉神经第三支下颌神经的耳颞神经分布。耳郭后面皮肤由颈丛的分支耳大神经分布。枕部皮肤由第 2 颈神经的后支枕大神经和颈丛的分支枕小神经分布。枕大神经投影在枕外隆凸下 2 cm 距中线 2～4 cm 处，穿出斜方肌腱，分布枕部大部皮肤。枕大神经附近的瘢痕、粘连可引起枕部疼痛（枕大神经痛），常在其浅出处做枕大神经封闭治疗。

二、头皮损伤的类型及处理

颅脑损伤患者多有头皮损伤。头皮是一种特殊的皮肤，含有大量头发、毛囊、皮脂腺、汗腺及皮屑，往往隐藏污垢和细菌，一旦发生开放性损伤，容易引起感染，但头皮的血液循环十分丰富，仍有较好的抗感染能力。头皮损伤外科处理时的麻醉选择，要根据伤情及患者的合作程度而定。头皮裂伤清创缝合一般多采用局部麻醉，对头皮损伤较重或范围较大者，仍以全身麻醉为佳。单纯头皮损伤通常不致引起严重后果，但有时也可因头皮损伤后大量出血导致休克，所以应妥善处理。另外，头皮损伤若处理不当，可诱发深部感染，因此对于头皮损伤应给予足够的重视。

（一）头皮擦伤

1. 临床表现

(1) 头皮表层不规则轻微损伤。

(2) 有不同深度的表皮质脱落。

(3) 有少量出血或血清渗出。

2. 诊断要点

损伤仅累及头皮表层。

3. 治疗原则

处理时一般不需要包扎，只需将擦伤区域及其周围头发剪去，用肥皂水及生理盐水洗净，拭干，涂以红汞或甲紫即可。

（二）头皮挫伤

1. 临床表现

(1) 头皮表面可见局限性的擦伤，擦伤处及其周围组织有肿胀、压痛。

(2) 有时皮下可出现青紫、瘀血。

(3) 可同时伴有头皮下血肿。

2. 诊断要点

损伤仅累及头皮表层及真皮层。

3. 治疗原则

将损伤局部头皮消毒包扎即可，亦可在涂以红汞或甲紫后采用暴露疗法，注意保持伤口干燥。

(三) 头皮血肿

头皮富含血管,遭受各种钝性打击后,可导致组织内血管破裂出血,从而形成各种血肿。头皮出血常发生在皮下组织、帽状腱膜下或骨膜下,并易于形成血肿。其所在部位和类型有助于分析致伤机制,并能对颅骨和脑的损伤做出估计。

1. 皮下血肿

头皮的皮下组织层是头皮血管、神经和淋巴汇集的部位,伤后易发生出血、水肿。

(1) 临床表现:由于头皮下血肿位于头皮表层和帽状腱膜,受皮下纤维隔限制而有其特殊表现,①体积小、张力高;②疼痛十分显著;③扪诊时中心稍软,周边隆起较硬,往往误为凹陷骨折。

(2) 诊断要点:采用X线切线位拍片的方法或在血肿缘加压排开组织内血液和水肿后,即可辨明有无凹陷骨折。有助于排除凹陷骨折,以明确皮下血肿的诊断。

(3) 治疗原则:皮下血肿无须特殊治疗,早期给予冷敷以减少出血和疼痛,24～48小时后改为热敷以促进其吸收。

2. 帽状腱膜下血肿

帽状腱膜下层是一疏松的结缔组织层,其间有连接头皮静脉和颅骨板障静脉以及对脑神经。原发性颅脑损伤静脉窦的导血管。当头部遭受斜向暴力时,头皮发生剧烈的滑动,可引起导血管撕裂,出血较易扩散,常形成巨大血肿。

(1) 临床表现:

1) 血肿范围宽广,严重时血肿边界与帽状腱膜附着缘一致,前至眉弓,后至枕外粗隆与上项线,两侧达颞弓部,恰似一顶帽子戴在患者头上。

2) 血肿张力低,波动明显,疼痛较轻,有贫血外貌。

3) 婴幼儿巨大帽状腱膜下血肿,可引起失血性休克。

(2) 诊断要点:采用影像学检查结合外伤史及临床表现诊断。

(3) 治疗原则:帽状腱膜下血肿的处理,对较小的血肿亦可采用早期冷敷、加压包扎,24～48小时后改为热敷,待其自行吸收。若血肿巨大,则应在严格皮肤准备和消毒下,分次穿刺抽吸积血后加压包扎,尤其对婴幼儿患者,需间隔1～2天穿刺1次,并根据情况给予抗生素,必要时尚需补充血容量的不足。多次穿刺仍复发的头皮血肿,应考虑是否合并全身出血性疾病,并做相应检查,有时需要切开止血或皮管持续引流。头皮血肿继发感染者,应立即切开排脓,放置引流,创口换药处理。

3. 骨膜下血肿

颅骨骨膜下血肿,除婴儿可因产伤或胎头吸引助产所致者外,一般都伴有颅骨线形骨折。出血来源多为板障出血或因骨膜剥离而致,血液积聚在骨膜与颅骨表面。

(1) 临床表现:血肿周界限于骨缝,这是因为颅骨在发育过程中,将骨膜夹嵌在骨缝之内,故很少有骨膜下血肿超过骨缝者,除非骨折线跨越两块颅骨,但血肿仍将止于另一块颅骨的骨缝。

(2) 诊断要点:采用影像学检查结合临床表现诊断。

(3) 治疗原则:骨膜下血肿的处理,早期仍以冷敷为宜,但忌用强力加压包扎,以防积血经骨折缝流入颅内，引起硬脑膜外血肿。血肿较大时，应在严格备皮和消毒情况下施行穿刺，抽吸积血 1～2 次即可恢复。对较小的骨膜下血肿，亦可采用先冷敷，后热敷，待其自行吸收的方法。但婴幼儿骨膜下血肿易发生骨化形成骨性包壳，难以消散，对这种血肿宜及时行穿刺抽吸并加压包扎。

4. 新生儿头皮血肿及其处理

(1) 胎头水肿 (产瘤)：新生儿在分娩过程中，头皮受产道压迫，局部血液、淋巴循环障碍，血浆外渗，致使产生头皮血肿。表现为头顶部半圆形包块、表皮红肿，触之柔软，无波动感，透光试验阴性。临床不需特殊处理，3～5 天后可自行消失。

(2) 帽状腱膜下血肿：出血量较大，血肿范围广。头颅明显肿胀变形，一般不做血肿穿刺而行保守治疗。血肿进行性增大，可试行压迫颞浅动脉，如果有效，可结扎该动脉。患儿如出现面色苍白、心率加快等血容量不足表现，应及时处理。

(3) 骨膜下血肿 (头血肿)：由于骨外膜剥离所致。多见于初产妇和难产新生儿，约 25% 可伴有颅骨骨折。血肿多发于头顶部，表面皮肤正常，呈半圆形、光滑、边界清楚，触之张力高，可有波动感。以后由于部分血肿出现骨化，触之高低不平。常合并产瘤，早期不易发现。一般 2～6 周逐渐吸收，如未见明显吸收，应在严格无菌条件下行血肿穿刺抽出积血，以避免演变成骨囊肿。

5. 并发症及其防治

(1) 头皮感染：急性头皮感染多为伤后初期处理不当所致，常发生于皮下组织，局部有红、肿、热、痛，耳前、耳后或枕下淋巴结有肿大及压痛，由于头皮有纤维隔与帽状腱膜相连，故炎症区张力较高，患者常疼痛难忍，并伴全身畏寒、发热等中毒症状，严重时感染可通过导血管侵入颅骨和 (或) 颅内。治疗原则是早期给予抗菌药物及局部热敷，后期形成脓肿时，则应施行切开引流，持续全身抗感染治疗 1～2 周。

(2) 帽状腱膜下脓肿：帽状腱膜下组织疏松，化脓性感染容易扩散，但常限定在帽状腱膜的附着缘。脓肿源于伤后头皮血肿感染或颅骨骨髓炎，在小儿偶尔可因头皮输液或穿刺引起。帽状腱膜下脓肿患者常表现头皮肿胀、疼痛、眼睑水肿，严重时可伴发全身性中毒反应。帽状腱膜下脓肿的治疗，除抗菌药物的应用外，均应及时切开引流。

(3) 骨髓炎颅盖部位的急性骨髓炎：多表现为头皮水肿、疼痛、局部触痛，感染向颅骨外板骨膜下扩散时，可出现波特水肿包块。颅骨骨髓炎早期容易忽略，X 线平片也只在感染 2～3 周之后始能看到明显的脱钙和破坏征象。慢性颅骨骨髓炎则常表现为经久不愈的窦道，反复溃破流脓，有时可排出脱落的死骨碎片，此时 X 线平片较易显示虫蚀状密度不均的骨质破坏区，有时其间可见密度较高的片状死骨影像，为时过久的慢性颅骨骨髓炎，也可在破坏区周围出现骨质硬化和增生，通过 X 线平片可以确诊。颅骨骨髓炎的治疗，应在抗菌治疗的同时施行手术，切除已失去活力和没有血液供应的病骨。

(四) 头皮裂伤

头皮裂伤后容易招致感染，但头皮血液循环十分丰富，虽然头皮发生裂伤，只要能够及时施行彻底的清创，感染并不多见。在头皮各层中，帽状腱膜是一层坚韧的致密结缔组织，它不仅是维持头皮张力的重要结构，也是防御浅表感染侵入颅内的屏障。当头皮裂伤较浅，未伤及帽状腱膜时，裂口不易张开，血管断端难以收缩止血，出血较多。若帽状腱膜断裂，则伤口明显裂开，损伤的血管断端易于随伤口收缩、自凝，反而较少出血。

1. 头皮单纯裂伤

(1) 临床表现：常因锐器的刺伤或切割伤，裂口较平直，创缘整齐无缺损，伤口的深浅多随致伤因素而异。除少数锐器直接穿戳或劈砍进入颅内，造成开放性颅脑损伤者外，大多数单纯裂伤仅限于头皮，有时可深达骨膜，但颅骨常完整无损，也不伴有脑损伤。

(2) 诊断要点：详细询问伤情，并结合临床表现，必要时进行头颅影像学检查排除其他伤情。

(3) 治疗原则：应尽早施行清创缝合，即使伤后逾 24 小时，只要没有明显的感染征象，仍可进行彻底清创一期缝合，同时应给予抗菌药物及 TAT 注射。

清创缝合方法：剃光裂口周围至少 8 cm 以内的头皮，在局部麻醉或全身麻醉下，用灭菌盐水冲洗伤口，然后用消毒软毛刷蘸肥皂水刷净创口和周围头皮，彻底清除可见的毛发、泥沙及异物等，再用生理盐水冲洗，冲净肥皂泡沫，继而用灭菌干纱布拭干以碘酒、乙醇消毒伤口周围皮肤，对活跃的出血点可用压迫或钳夹的方法暂时控制，待清创时再一一彻底止血。常规铺巾后由外及里分层清创，创缘修剪不可过多，以免增加缝合时的张力。残存的异物和失去活力的组织均应清除，术毕缝合帽状腱膜和皮肤。若直接缝合有困难时可将帽状腱膜下疏松组织层向周围潜行分离，施行松解后缝合；必要时亦可将裂口做 S 形或瓣形延长切口，以利缝合。一般不放皮下引流条。

2. 头皮复杂裂伤

(1) 临床表现：常为钝器损伤或因头部碰撞所致，裂口多不规则，创缘有挫伤痕迹，创口间尚有纤维组织相连，没有完全断离。伤口的形态常能反映致伤物的大小和形状。这类创伤往往伴有颅骨骨折或脑损伤，严重者可引起粉碎性凹陷骨折，故常有毛发或泥沙等异物嵌入，易致感染。

(2) 诊断要点：详细询问伤情，并结合临床表现，必要时进行头颅 X 线或 CT 检查排除其他伤情。

(3) 治疗原则：清创缝合方法是术前准备和创口的冲洗，清创方法已如上述。对复杂的头皮裂伤进行清创时，应做好输血的准备。机械性清洁、冲洗应在麻醉后进行，以免因剧烈疼痛刺激引起的心血管不良反应。对头皮裂口应按清创需要有计划地适当延长，或做附加切口，以便创口能够一期缝合或经修补后缝合。创缘修剪不可过多，但必须将已失去血供的挫伤皮缘切除，以确保伤口的愈合。对头皮残缺的部分，可采用转移皮瓣的方法，将创面闭合，供皮区保留骨膜，以中厚皮片植皮。

3. 头皮撕裂伤

(1) 临床表现：大多为斜向或切线方向的暴力作用在头皮上所致，撕裂的头皮往往呈舌状或瓣状，常有一蒂部与头部相连。头皮撕裂伤一般不伴有颅骨和脑损伤，极少伴有颅骨骨折或颅内出血。这类患者失血较多，有时可达到休克的程度。

(2) 诊断要点：详细询问伤情，并结合临床表现，头颅影像学检查可排除其他伤情。

(3) 治疗原则：清创缝合方法是原则上除小心保护残蒂之外，应尽量减少缝合时的张力，可采用帽状腱膜下层分离，松解裂口周围头皮，然后予以分层缝合。由于撕裂的皮瓣并未完全撕脱，常能维持一定的血液供应，清创时切勿将相连的蒂部扯下或剪断。有时看来十分窄小的残蒂，难以提供足够的血供，但却能使整个皮瓣存活。若缝合时张力过大，应首先保证皮瓣基部的缝合，然后将皮瓣前端部分另行松弛切口或转移皮瓣加以修补。

（五）头皮撕脱伤

强大暴力拉扯头皮，将大片头皮自帽状腱膜下层或连同骨外膜撕脱，甚至将肌肉、一侧或双侧耳郭、上眼睑一并撕脱。

1. 现场急救处理

(1) 防止失血性休克，立即用大块无菌棉垫、纱布压迫创面，加压包扎。

(2) 防止疼痛性休克，使用强镇痛剂。

(3) 注射破伤风抗毒素。

(4) 在无菌、无水和低温密封下保护撕脱头皮并随同患者一起，送往有治疗条件的医院。

2. 头皮撕脱伤的治疗

原则是根据创面条件和头皮撕脱的程度，选择显微外科技术等最佳手术方法，以达到消灭创面、恢复和重建头皮血运的目的，从而最大限度地提高头皮存活率。

(1) 撕脱头皮未完全离体，有良好血液供应：剃发彻底清创、消毒后，将撕脱头皮直接与周围正常皮肤缝合，留置皮管负压引流，创面加压固定包扎。

(2) 撕脱头皮完全离体，无血液供应：

1) 撕脱头皮无严重挫伤，保护良好，创面干净，血管无严重拉扯损伤。此种情况，应立即行自体头皮再植术。撕脱头皮的头发尽量地剪短，不刮头皮，避免损伤头皮和遗留残发不易清除，消毒后放入冰肝素林格液中清洗，寻找头皮主要血管（眶上动静脉、滑车动静脉、颞浅动静脉、耳后动静脉）并做出标记，选择直径较大动静脉 1～2 条，在显微镜下行血管端端吻合。吻合动脉直径必须大于 1 mm，吻合部位必须是从正常头皮中分离而出，血管内膜无损伤，否则吻合成功率明显降低。为减少头皮热缺血时间，应争分夺秒先吻合 1 支头皮动脉，然后再逐一吻合其他血管。如果头皮静脉损伤严重，吻合困难，可采用自体大隐静脉移植，必须保证至少一条静脉吻合通畅。如果撕脱头皮颜色转红，创面出现渗血，说明吻合口通畅，头皮血液供应恢复。缝合固定头皮时，应避免吻合血管扭曲和牵拉。留置皮管负压引流，轻压包扎。应慎重选择吻合血管，以免吻合失败后，创面失去一期植皮的机会。

2) 因各种原因无法进行头皮血管显微吻合术，头部创面无明显污染，骨膜完整。此种情况，可将撕脱头皮削成薄层或中厚皮片一期植皮。皮片与周围正常皮肤吻合固定，加压包扎以防止移位。皮片越薄，成活率越高，皮片越厚，成活率越低，但存活后皮片越接近正常皮肤。

3) 头皮连同骨膜一起撕脱，颅骨暴露，血管显微吻合失败。在创面小的情况下，可利用旋转皮瓣或筋膜转移覆盖暴露的颅骨，同时供应区皮肤缺损行一期植皮。筋膜转移区创面择期行二期植皮。

4) 颅骨暴露范围大而无法做皮瓣和筋膜转移者，可行大网膜移植联合植皮术。剖腹取自体大网膜，结扎切断左胃网膜动静脉，保留右胃网膜动静脉以备血管吻合。将离体大网膜置于利多卡因肝素液中，轻轻挤揉，然后铺盖颅骨表面，四周吻合固定。将右胃网膜动静脉与颞浅动静脉吻合，如果颞浅静脉损伤，取自体大隐静脉一条，长 8～10 cm，做右胃网膜静脉和颈外静脉搭桥。大网膜血液循环恢复后，立即取自体中厚皮片一块，覆盖大网膜表面，四周与正常皮肤吻合固定，轻压包扎。

5) 对于上述诸种手术均失败，且伴大面积颅骨暴露者。切除颅骨外板或在颅骨表面每间隔 1 cm 钻孔直达板障层。待肉芽生长后二期植皮。

3. 头皮、创面严重挫伤和污染

(1) 撕脱头皮严重挫伤或污染，而头部创面条件较好者，可从股部和大腿内侧取薄层或中厚皮片，行创面一期植皮。

(2) 头部创面严重挫伤或污染而无法植皮者，彻底清创消毒后可以利用周围正常头皮做旋转皮瓣覆盖创面，皮瓣下留置引流管。供皮区头皮缺损一期植皮。

(3) 创面已感染者，应换药处理。待创面炎症控制，肉芽生长良好时行二期植皮。

(六) 头皮缺损

1. 小面积头皮缺损的处理

头皮缺损小于 1.0 cm，沿原创口两侧，潜行分离帽状腱膜下层各 4 ～ 5 cm，使皮肤向中心滑行靠拢，而能直接缝合伤口。

2. 中等面积头皮缺损的处理

头皮缺损小于 6.0 cm，无法直接缝合，需做辅加切口，以改变原缺损形态，减少缝合张力，以利缝合。

(1) 椭圆形或菱形头皮缺损：利用 "S" 形切口，沿伤口轴线两极做反方向弧形延长切口后，分离伤口两侧帽状腱膜下层，再前后滑行皮瓣，分两层缝合伤口。

(2) 三角形头皮缺损：利用三角切口，沿伤口三个角做不同方向的弧形延长切口，长度根据缺损大小确定，充分分离切口范围的帽状腱膜下层，旋转滑行皮瓣，分两层缝合伤口。

3. 大面积头皮缺损的处理

不规则和大面积头皮缺损，利用转移皮瓣修复。常用辅加切口有弧形切口和长方形切口。切口长度和形态需要经过术前计算和设计。双侧平行切口因为影响伤口血液供应而目前已少用。术中通过皮瓣移位和旋转覆盖原头皮缺损区，供皮区出现的新鲜创面应有完整骨膜，可行一期植皮。皮瓣转移后，在基底部成角处多余皮肤形成 "猫耳"，不可立即切除，以免影响皮瓣血液供应，应留待二期处理。临床常用头皮瓣有：颞顶后或颞枕部皮瓣向前转移修复顶前部创面；枕动脉轴型皮瓣向前转移修复颞顶部创面；颞顶部和颞枕部皮瓣向后转移修复顶枕部创面。

第五节　外伤性脑水肿

外伤性脑水肿指头部损伤后，过多的液体积聚在脑组织的细胞外间隙和 (或) 细胞内的一种病理状态，当其发生在其他颅脑损伤之后时，称为继发性外伤性脑水肿，是颅脑损伤最常见的一种继发病变；当其单独存在，或合并存在的其他颅脑损伤很轻或不明显时，则称之为原发性外伤性脑水肿，其中以继发性者多见。

一、发生机制

外伤性脑水肿是指脑实质损伤之后均有轻重不同的脑水肿反应，也是外伤后颅内压增高的常见原因之一。脑水肿可在伤后立即发生，逐日加重，至 3～4 天达到高潮。实际上脑水肿完全消退需 7～14 天，而当脑组织损伤严重，局部出血、水肿、缺血及缺氧等反应向周围广泛扩展时，则常导致不可逆的弥漫性水肿、肿胀，威胁患者生命。以往，临床上所看到的脑水肿有湿性与干性之分，前者水分主要积在细胞外间隙，脑回外观扁平、脑沟窄浅，扪之松软，切面有水分渗出，出血点血液流散，称之为水肿；后者水分集于细胞内，脑表面干燥、瘀血，扪之韧实；切面无水分渗出，出血点不流散，称之为肿胀。1967 年国外学者将创伤性脑水肿分为血管源性细胞外水肿和细胞毒性细胞内水肿，前者系因血脑屏障破坏，毛细血管通透性增加，使水分、钠、氯及蛋白渗至血管外，形成细胞外间隙水肿，又因白质细胞外间隙大于灰质 4～6 倍，故水肿主要在白质内扩散；后者则属细胞代谢障碍所致，概因缺氧、胶质细胞膜受损、酶系统活动紊乱及钠泵功能不良等故，而使水分进入渗透压较高的细胞内，形成细胞内水肿且灰质与白质均可涉及。有关创伤性脑水肿的发生机制研究很多，提出了不少学说。

(一) 血脑屏障学说

血脑屏障结构与功能损害是血管源性脑水肿的病理基础。主要病理特点是脑毛细血管内皮细胞微绒毛形成、胞饮小泡增多、胞饮作用增强以及紧密连接开放。脑损伤后血脑屏障开放、通透性增加，血中大分子物质及水分从血管内移出进入脑组织内，积聚于细胞外间隙，形成血管源性脑水肿。既往认为脑损伤后血脑屏障破坏在伤后 6 小时始出现，伤后 24 小时才明显。有人在试验研究中发现，伤后 30 分钟就已有 5 nm 胶体金微粒透过血脑屏障，至伤后 6 小时，血脑屏障通透性增加已达高峰，此时各种大小 (5、10 和 15 nm) 的胶体金微粒均可通过血脑屏障，证明了血脑屏障破坏可能是直接导致创伤性脑水肿的最早和最重要的因素。脑损伤后缺血和缺氧、血管扩张和脑组织本身释放的许多损害因子均可导致血脑屏障破坏。

(二) 钙通道学说

钙对神经细胞损害和死亡起着决定性作用。研究发现脑损伤后脑组织内钙的浓度升高，认为其与创伤性脑水肿的发生与发展有关。脑损伤早期大量 Ca^{2+} 进入细胞内，胞质中游离钙浓度异常升高，可达正常的 10～15 倍，即钙超载，是引起神经细胞损害、血脑屏障破坏和创伤性脑水肿的关键因素。这种改变在伤后 30 分钟即十分明显，伤后 6 小时到达高峰，并一直持续到伤后 72 小时。

脑损伤后钙超载的原因如下。

(1) 由于早期缺血缺氧，神经细胞能量供应障碍，$Ca^{2+}-Mg^{2+}-ATP$ 酶的排钙功能受损；

(2) 内质网、线粒体的贮钙作用减弱；

(3) 特别是细胞膜结构受损、流动性及稳定性降低，钙离子通道开放，细胞外大量钙离子涌入细胞，尤其是神经细胞内，细胞内的低钙离子稳态受到破坏，发生钙离子超载。

钙超载产生下列危害。

(1) 激活细胞内中性蛋白酶及磷脂酶，或通过钙调蛋白 (CaM) 的介导，使神经细胞蛋白质及脂质分解代谢增加，细胞膜完整性破坏，细胞外 Na^+、Cl^- 及水等物质进入细胞内，导致细胞内水肿。

(2)Ca^{2+}沉积于线粒体内，使线粒体氧化磷酸化电子传递脱耦联，无氧代谢增强，释放大量氢离子，细胞内 pH 值降低，造成细胞内酸中毒，Na^+/H^+交换使 Na^+ 进入细胞内增多，发生细胞内水肿。

(3)Ca^{2+}进入微血管壁，通过钙调蛋白或直接作用于微血管内皮细胞，紧密连接开放，血脑屏障通透性增加，导致血管源性脑水肿。

(4)Ca^{2+}进入脑血管壁，血管平滑肌细胞内 Ca^{2+} 浓度升高，使其收缩，脑血管痉挛，加重脑缺血缺氧和血脑屏障破坏，加剧血管源性脑水肿。近年来的大量试验和临床研究表明，脑损伤早期应用钙离子通道阻滞剂尼莫地平等有效阻止 Ca^{2+} 内流，保护神经细胞和血脑屏障功能，防止脑血管痉挛缺血，能有效减轻细胞内和血管源性脑水肿。

(三) 自由基学说

氧自由基是指一类具有高度化学反应活性的含氧基团，主要有超氧阴离子 (O_2)、羟自由基 (OH^-) 和过氧化氢 (H_2O_2)。早在 1972 年，国外学者就开始用自由基学说解释脑水肿的发生机制，随后国内外不少学者在实验中观察到，脑损伤后脑内氧自由基产生增加，脂质过氧化反应增强，是引起神经细胞结构损伤和血脑屏障破坏，导致细胞毒性脑水肿和血管源性脑水肿的重要因素。氧自由基主要产生于神经细胞和脑微血管内皮细胞。

脑损伤后上述部位氧自由基产生增多的原因如下。

(1) 不完全性缺血缺氧使线粒体呼吸链电子传递中断，发生"单价泄漏现象"，氧分子被还原为 O_2。

(2) 细胞内能量合成减少，分解增加，大量 ATP 降解为次黄嘌呤，后者在被还原成尿酸过程中生成大量 O_2。

(3) 细胞内 Ca^{2+} 增多，激活磷脂酶 A_2，使花生四烯酸产生增加，后者在代谢过程中产生 O_2。

(4) 单胺类神经递质肾上腺素、去甲肾上腺素和 5- 羟色胺大量释放，它们自身氧化生成 O_2、OH^- 和 H_2O_2。

(5) 脑挫裂伤出血，以及蛛网膜下隙出血，大量氧合血红蛋白自身氧化成各种氧自由基，血中的铁、铜等金属离子及其络合物催化脂质过氧化反应，又生成氧自由基。氧自由基对生物膜的损害作用最为广泛和严重。神经细胞和脑微血管内皮细胞既是自由基的产生部位，又是受自由基损害最为严重的部位。

由于这些细胞的膜都是以脂质双分子层和多价不饱和脂肪酸为框架构成，易于遭受氧自由基的攻击，产生下列病理损害。

(1) 神经细胞膜上 Na^+-K^+-ATP 酶、$Ca^{2+}-Mg^{2+}-ATP$ 酶、腺苷酸环化酶、细胞色素氧化酶等重要的脂质依赖酶失活，导致膜流动性和通透性增加，细胞内 Na^+、Ca^{2+} 增多；线粒体膜破坏，细胞能量合成障碍；溶酶体膜破裂，溶酶体内大量水解酶释放。导致细胞内环境紊乱，细胞肿胀，发生细胞毒性脑水肿。

(2) 氧自由基破坏脑微血管内皮细胞的透明质酸、胶原和基膜，使血脑屏障通透性增加，血浆成分漏出至细胞外间隙，导致血管源性脑水肿。

(3) 氧自由基还攻击脑血管平滑肌及其周围的结缔组织，导致血管平滑肌松弛，同时氧自由基使血管壁对血管活性物质的敏感性下降，血管扩张，微循环障碍加重，加剧脑水肿。目前认为，甘露醇，糖皮质激素、维生素 E 和维生素 C 等具有氧自由基清除作用，能有效地减轻创伤性脑水肿。

（四）脑微循环学说

脑损伤可引起脑微循环功能障碍，导致其静力压增高，产生压力平衡紊乱，导致脑水肿。脑微循环障碍包括血管反应性降低、血管自动调节紊乱（血管麻痹或过度灌注）和血液流变学改变。脑血管反应性降低指其对 CO_2 的收缩反应能力低下，当血中 CO_2 分压降低时管壁并不收缩。研究表明，脑损伤 24 小时后血管平滑肌松弛，不论动脉血 CO_2 分压增高或降低，脑血管均呈扩张状态。1985 年，国外学者就对重型脑损伤患者进行头颅 CT 动态扫描发现急性期患者大多数有脑充血表现。一般认为，在重型、特重型脑损伤急性期，脑干血管运动中枢和下丘脑血管调节中枢受损引起广泛性脑血管扩张，脑血流过度灌注。临床观察发现，脑充血多在重型脑损伤后 4 ～ 14 小时内发生，试验证明最早可发生在伤后 30 分钟。近年来试验与临床研究证实严重脑损伤后数小时内脑血流量下降，随后脑血流量增加，伤后 24 小时达高峰。脑血管扩张可能是脑组织缺血、缺氧和血管活性物质堆积的继发性反应。在脑损伤组织亦存在脑血管扩张和过度灌注，其主要原因是脑损伤后脑组织缺血缺氧，无氧酵解增加，CO_2 和乳酸堆积，毛细血管后括约肌、微静脉等阻力血管麻痹扩张，而细静脉、小静脉耐受缺氧的能力较强，对 CO_2 和乳酸反应性低，仍处于收缩状态，导致损伤组织过度灌注。脑血流过度灌注可致血脑屏障受损，通透性增加，血浆成分漏出增多，发生和加重血管源性脑水肿，严重者发展为弥漫性脑肿胀。

目前认为脑损伤时由于微血管自动调节机制丧失，局部脑血流的变化主要靠血液流变学调节。脑损伤时脑组织缺血缺氧，大量单胺类神经递质释放，Ca^{2+} 超载等，使红细胞膜 ATP 酶活性降低，变形能力下降。加之脑损伤时血管内皮细胞受损，Ca^{2+} 激活磷脂酶 A_2，分解膜磷脂产生花生四烯酸，导致血栓素 $A_2(TXA_2)$ 生成过多，前列腺素 $I_2(PGI_2)$ 生成减少，导致微血管过度收缩、痉挛及血管内皮肿胀，脑微循环灌注减少；甚至出现"无再灌注现象"，加重受伤脑组织缺血和水肿。

广泛的脑血管麻痹和脑血流过度灌注与损伤局部脑微循环血栓形成，血管痉挛所致的"无再灌注现象"形成一对矛盾，表现为"盗血现象"，脑水肿与脑缺血形成恶性循环。近年来，国内外一些学者都主张采用控制性过度换气的方法，降低动脉血 CO_2 分压 $(PaCO_2)$，使扩张的脑血管收缩，防止受伤区域的"盗血现象"，改善微循环。但在使用过度通气时，首先要保持呼吸道畅通，保证氧供，并使用自由基清除剂，以减少因缺氧和高碳酸血症、氧自由基反应所致的血管反应低下。

（五）能量代谢学说

细胞能量代谢障碍是细胞毒性脑水肿发生的基础，同时亦引起和加剧血管源性脑水肿。临床观察发现，重型脑损伤后脑缺血缺氧的发生率高达 30%，50% 的患者合并低血压和低氧血症而加重脑组织缺血缺氧。目前认为，脑损伤后脑组织为不完全性缺血缺氧，加之脑细胞能量储备很少，组织中葡萄糖进行无氧酵解，ATP 产生不足，乳酸产生增多，细胞内 pH 值下降，Na^+/H^+ 交换，使 Na^+ 进入细胞内。同时细胞膜 ATP 依赖的 Na^+-K^+-ATP 酶（钠泵）

活性受抑制，排 Na^+ 作用减弱，Na^+ 大量贮存于细胞内，Cl^- 随之进入细胞内，使细胞内呈高渗状态，大量水分被动内流，发生细胞内水肿（细胞毒性脑水肿）。在不完全性缺血的同时，毛细血管内血流仍处于淤积状态，水分从血管内向外移动，脑组织含水量增加，合并血管源性脑水肿。另外，脑缺血缺氧亦可引起微循环障碍、触发 Ca^{2+} 超载及自由基反应等，加重细胞毒性和血管源性脑水肿。临床上采用能量合剂、亚低温和高压氧等治疗脑损伤均能使脑水肿减轻，证实能量代谢障碍是导致并加重创伤性脑水肿的重要因素。值得一提的是，在缺氧条件下若大量补充葡萄糖，由于增加了无氧酵解，加重脑组织酸中毒，可以使脑组织受损和脑水肿加重，应引起注意。

创伤性脑水肿的发生机制是十分复杂的。上述的各种机制也并非孤立存在、单独起作用，而是相互影响、多种机制共同起作用的结果。如脑微循环障碍可加重缺血、缺氧、ATP 合成减少、血脑屏障破坏等。另外单胺类神经递质、谷氨酸、氧化亚氮、缓激肽、内皮素、花生四烯酸等的增多也与创伤性脑水肿的发生与发展有关。

另外，与创伤性脑水肿不同的另一种病理变化称为外伤后急性脑肿胀又称弥漫性脑肿胀 (DBS)，是在严重脑挫裂伤或广泛性脑损伤之后所发生的急性继发损害，发生率为 10.5% ～ 29%，以青少年为多见。常于伤后 2 ～ 4 小时或稍长时间内出现一侧或双侧脑组织广泛肿大，病情恶化迅速，处理较为困难，往往于短期内死于不能遏制的颅内高压，死亡率高达 80% 以上。目前，对发病机制尚无定论，由于脑肿胀的发生与消退较一般脑水肿迅速；CT 扫描显示肿胀的脑白质 CT 值高于正常或等于正常；测定脑血流量有明显增加；及对激素治疗效果甚差等特点看，明显有别于脑水肿，故多数学者同意系因急性脑血管扩张所致脑肿胀。但亦有人认为是由于严重脑外伤累及脑干血管运动中枢，引起血管麻痹、扩张，脑血容量增加所致严重颅内高压，继而造成脑灌注压下降、脑缺血，故而发生较一般为快的急性脑水肿。

二、治疗

由于创伤性脑水肿通常不会单一存在，与其他原发性和继发性病理损伤同时存在，所以，创伤性脑水肿的治疗同急性颅脑损伤患者。

（一）脱水治疗

通过提高血内渗透压及利尿的方法达到使脑组织内水分及脑脊液减少从而起到降低颅内压的目的。

1. 常用的脱水剂

20% 甘露醇溶液 250 mL，0.25 ～ 1.0 g/kg，每 4 ～ 12 小时一次静滴；甘油果糖溶液 250 mL，每 6 ～ 12 小时一次静脉滴注，亦可同甘露醇交替使用；25% 清蛋白注射液 5 ～ 10 g 静脉滴注，每日 1 ～ 2 次，借提高血液胶体渗透压减轻脑水肿；50% 甘油盐水口服液，1 ～ 2 mL/(kg·次)，每日 3 ～ 4 次，可用于缓慢降低颅压，但临床已基本不用。

2. 常用利尿剂

呋塞米（速尿）20 ～ 40 mg，每日 2 次，应以小剂量开始，并注意补钾；醋氮酰胺（乙酰唑胺）250 mg，每日 2 ～ 4 次，环戊噻嗪 250 mg。每日 1 ～ 2 次；双氢克尿噻 25 mg，每日 2 ～ 3 次，注意有诱发高血糖之可能。

应予指出，采用强力脱水，虽可迅速缓解颅内高压，但这种效果难以持久，甚至尚有反跳现象，致使颅内压力反而高于脱水之前，故宜于相对平稳地保持脱水状态为佳。国内外大多数医生主张采用呋塞米＋甘露醇＋清蛋白联合使用的方法，取得良好的效果。但必须注意，不适当地强力脱水可促使颅内出血或引起迟发性血肿，亦可导致水、电解质紊乱，加重心、肾功能损害。所以，对于局灶性脑挫裂伤、无颅内高压和占位效应的患者，不应该常规使用，更不应该长期使用脱水治疗。

（二）激素治疗

主要是利用糖皮质激素具有稳定膜结构的作用减少了因自由基引发的脂质过氧化反应，从而降低脑血管通透性、恢复血管屏障功能、增加损伤区血流量及改善 Na^+-K^+-ATP 酶的功能，使脑水肿得到改善。

(1) 常用地塞米松 10 mg，每日 1～2 次静脉滴注。也有主张采用 3～6 mg/kg 的大剂量地塞米松或甲泼尼龙治疗急性脑损伤患者。但大多数临床实践证明激素的治疗效果有限。

(2) 其次是利用性激素促进蛋白质合成，抑制其分解代谢，以对抗糖皮质激素的蛋白分解作用。常用有丙酸睾酮或苯丙酸诺龙，25～50 mg 每周 2 次肌内注射。女性患者应加用己烯雌酚 1 mg。

（三）冬眠降温和亚低温治疗

适用于严重脑挫裂伤，脑干及丘脑下部损伤伴发高热和去脑强直的患者。目的在于控制高热以降低脑代谢率和脑耗氧量，增强脑组织对缺氧的耐受性，减少脑血容量和颅内静脉压，改善细胞膜的通透性，防止脑水肿的发展。

常用药物有：氯丙嗪 50 mg、异丙嗪 50 mg 及哌替啶 100 mg（Ⅰ号合剂，小儿按 0.5～1 mg/kg 计算）；或海德琴 0.6 mg、异丙嗪 50 mg 及哌替啶 100 mg（Ⅱ号合剂）；或酰丙嗪 20 mg、异丙嗪 50 mg 及哌替啶（Ⅳ号合剂）。加在 500 mL 5% 葡萄糖溶液中静脉滴注，待患者自主神经得到显著抑制、御寒反应减弱或消失后，逐渐开始物理降温。

通常每降低 1℃，脑耗氧量与血流量即下降 4% 左右，降温深度依病情而定，以 32℃～35℃为宜，过高达不到降温目的，过低有发生心律失常和低血压的危险。降温过程中切忌发生寒战、冻伤及水电解质失调，一般持续 3～5 天即可停止物理降温，使患者自然复温，逐渐减少用药乃至停药。复温困难时可加用电热毯，以促进体温的回升。近年来，国内外采用肌松冬眠合剂＋呼吸机＋冰毯降温的正规亚低温治疗方法，取得良好效果。该方法不但能使患者的体温迅速达到亚低温水平 (32℃～35℃)，而且无寒战和呼吸对抗所致的颅内压波动。

对于非手术治疗无效，患者颅内高压无法控制时，应该选用标准外伤大骨瓣减压，可挽救患者生命。

第六节 外伤性颅内血肿

指颅脑损伤引起颅内出血，血液积聚在颅腔的一定部位，形成占位性病变，颅腔的容积固定，四周又为坚硬的颅骨。颅内压靠脑自动调节机制来维持。但此调节机制由于外伤所致血肿不断增大而失代偿，这样就会出现脑疝。故颅内血肿在颅脑损伤中占重要位置。按血肿在颅腔中的不同解剖部位可分为以下几种情况。

一、病理生理

(一) 硬脑膜外血肿

形成机制与颅骨损伤有密切关系，骨折或颅骨的短暂变形撕破位于骨沟内的硬脑膜动脉或静脉窦引起出血，或骨折的板障出血。血液积聚于颅骨与硬脑膜之间，在硬脑膜与颅骨分离过程中，可又撕破一些小血管，使血肿更加增大。由于颅盖部的硬脑膜与颅骨附着较松，易于分离，颅底部硬脑膜与颅骨附着较紧，所以硬脑膜外血肿一般多见于颅盖部。引起颅内压增高与脑疝所需的出血量，可因出血速度、代偿机能、原发性脑损伤的轻重等而异，一般成人幕上达 20 mL 以上，幕下达 10 mL 时，即有可能引起，绝大多数周急性型。出血来源以脑膜中动脉最常见，其主干或前支的出血速度快，可在 6 ～ 12 小时或更短时间内出现症状；少数由静脉窦或板障出血形成的血肿出现症状可较迟，可表现为亚急性或慢性型。血肿最常发生于颞区，多数为单个血肿，少数可为多个，位于一侧或两侧大脑半球，或位于小脑幕上下。

临床表现与诊断：

1. 外伤史

颅盖部，特别是颞部的直接暴力伤，局部有伤痕或头皮血肿，颅骨 X 线摄片发现骨折线跨过脑膜中动脉沟；或后枕部受伤，有软组织肿胀、皮下瘀血，颅骨 X 线摄片发现骨折线跨过横窦；皆应高度重视有硬脑膜外血肿可能。

2. 意识障碍

血肿本身引起的意识障碍为脑疝所致，通常在伤后数小时至 1 ～ 2 天内发生。由于还受到原发性脑损伤的影响，因此，意识障碍的类型可有三种。

(1) 当原发性脑损伤很轻 (脑震荡或轻度脑挫裂伤)，最初的昏迷时间很短，而血肿的形成又不是太迅速时，则在最初的昏迷与脑疝的昏迷之间有一段意识清楚时间，大多为数小时或稍长，超过 24 小时者甚少，称为"中间清醒期"。

(2) 如果原发性脑损伤较重或血肿形成较迅速，则见不到中间清醒期，可有"意识好转期"，未及清醒却又加重，也可表现为持续进行性加重的意识障碍。

(3) 少数血肿是在无原发性脑损伤或脑挫裂伤甚为局限的情况下发生，早期无意识障碍，只在血肿引起脑疝时才出现意识障碍。大多数患者在进入脑疝昏迷之前，已先有头痛、呕吐、烦躁不安或淡漠、嗜睡、定向不准、遗尿等表现，此时已足以提示脑疝发生。

3. 瞳孔改变

小脑幕切迹疝早期患侧动眼神经因牵扯受到刺激，患侧瞳孔可先缩小，对光反应迟钝；随着动眼神经和中脑受压，该侧瞳孔旋即表现进行性扩大、对光反应消失、睑下垂以及对侧瞳孔亦随之扩大。应区别于单纯前颅窝骨折所致的原发性动眼神经损伤，其瞳孔散大在受伤当时已出现，无进行性恶化表现。视神经受损的瞳孔散大，有间接对光反应存在。

4. 锥体束征

早期出现的一侧肢体肌力减退，如无进行性加重表现，可能是脑挫裂伤的局灶体征；如果是稍晚出现或早期出现而有进行性加重，则应考虑为血肿引起脑疝或血肿压迫运动区所致。去大脑强直为脑疝晚期表现。

5. 生命体征

常为进行性的血压升高、心率减慢和体温升高。由于颞区的血肿大都先经历小脑幕切迹疝，然后合并枕骨大孔疝，故严重的呼吸循环障碍常在经过一段时间的意识障碍和瞳孔改变后才发生；额区或枕区的血肿则可不经历小脑幕切迹疝而直接发生枕骨大孔疝，可表现为一旦有了意识障碍，瞳孔变化和呼吸骤停几乎是同时发生。CT 检查：若发现颅骨内板与脑表面之间有双凸镜形或弓形密度增高影，可有助于确诊。CT 检查还可明确定位、计算出血量、了解脑室受压及中线结构移位以及脑挫裂伤、脑水、多个或多种血肿并存等情况。

(二) 硬脑膜下血肿

硬脑膜下血肿是指出血积聚于硬脑膜下腔。是颅内血肿中最常见者，常呈多发性或与别种血肿合并发生。

1. 急性硬脑膜下血肿

急性硬脑膜下血肿根据其是否伴有脑挫裂创面分为复合性血肿和单纯性血肿。复合性血肿的出血来源可为脑挫裂伤所致的皮层动脉或静脉破裂，也可由脑内血肿穿破皮层流到硬脑膜下腔。此类血肿大多由对冲性脑挫裂伤所致，好发于额极、颞极及其底面。单纯性血肿较少见，为桥静脉损伤所致，此类血肿可不伴有脑挫裂伤，血肿较广泛地覆盖于大脑半球表面。

临床表现与诊断：

由于多数有脑挫裂伤及继发的脑水肿同时存在，故病情一般多较重。如脑挫裂伤较重或血肿形成速度较快，则脑挫裂伤的昏迷和血肿所致脑疝的昏迷相重叠，表现为意识障碍进行性加深，无中间清醒期或意识好转期表现。颅内压增高与脑疝的其他征象也多在 1～3 天内进行性加重，单凭临床表现难以与其他急性颅内血肿相区别。如脑挫裂伤相对较轻，血肿形成速度较慢，则可有意识好转期存在，其颅内压增高与脑疝的征象可在受伤 72 小时以后出现，属于亚急性型，此类血肿与脑挫裂伤的继发性脑水肿很难从临床表现上做出区别。少数不伴有脑挫裂伤的单纯性硬脑膜下血肿，其意识障碍过程可与硬脑膜外血肿相似，有中间清醒期，唯因其为桥静脉出血，中间清醒期可较长。CT 检查：颅骨内板与脑表面之间出现高密度等密度或混合密度的新月形或半月形影，可有助于确诊。

2. 慢性硬膜下血肿

可能为相对独立于颅脑损伤之外的疾病，其出血来源和发病机制尚不完全清楚。好发于 50 岁以上老人，仅有轻微头部外伤或没有外伤史，有的患者本身尚患有血管性或出血性疾病。血肿可发生于一侧或双侧，大多覆盖于颞额部大脑表面，介于硬脑膜和蛛网膜之间，形成完整包膜。血肿增大缓慢，一般在 2～3 周后，由于脑的直接受压和颅内压增高两种原因引起临床病象。关于出血原因，可能与老年性脑萎缩的颅内空间相对增大有关，遇到轻微惯性力作用时，脑与颅骨产生相对运动，使进入上矢状窦的桥静脉撕裂出血。血液积聚于硬脑膜下腔，引起硬脑膜内层炎性反应形成包膜，新生包膜产生组织活化剂进入血肿腔，使局部纤维蛋白溶解过多，纤维蛋白降解产物升高，后者的抗血凝作用，使血肿腔内失去凝血功能，导致包膜新生的毛细血管不断出血及血浆渗出，从而使血肿再扩大。慢性压迫使脑供血不全和脑萎缩更加显著，造成此类患者的颅内压增高程度与血肿大小不成比例；早期包膜较薄，如及时做血肿引流，受压脑叶易于复位而痊愈；久后包膜可增厚、钙化或骨化。

临床表现与诊断：

(1) 慢性颅内压增高症状，如头痛、恶心、呕吐和视盘水肿等。

(2) 血肿压迫所致的局灶症状和体征，如轻偏瘫、失语和局限性癫痫等。

(3) 脑萎缩、脑供血不全症状，如智力障碍、精神失常和记忆力减退等。

本病易误诊为神经官能症、老年性痴呆、高血压脑病、脑血管意外或颅内肿瘤等。中老年人，不论有无头部外伤史，如有上述临床表现时，应想到本病可能。CT 检查：如发现颅骨内板下低密度的新月形、半月形或双凸镜形影像，可有助于确诊；少数也可呈现高密度等密度或混杂密度，与血肿腔内的凝血机制和病程有关，还可见到脑萎缩以及包膜的增厚与钙化等。

(三) 脑内血肿

有两种类型：

(1) 浅部血肿的出血均来自脑挫裂伤灶，血肿位于伤灶附近或伤灶裂口中，部位多数与脑挫裂伤的好发部位一致，少数与凹陷骨折的部位相应。

(2) 深部血肿多见于老年人，血肿位于白质深部，脑的表面可无明显挫伤。

临床表现以进行性意识障碍加重为主，与急性硬脑膜下血肿甚相似。其意识障碍过程受原发性脑损伤程度和血肿形成的速度影响，由凹陷骨折所致者，可能有中间清醒期。CT 检查：在脑挫裂伤灶附近或脑深部白质内见到圆形或不规则高密度血肿影，有助于确诊，同时可见血肿周围的低密度水肿区。

(四) 脑室内出血与血肿

外伤性脑室内出血多见于脑室邻近的脑内血肿破入脑室，或外伤时脑室瞬间扩张所形成的负压，使室管膜下静脉破裂出血。出血量小者，因有脑脊液的稀释作用。血液常不凝固，出血量大者可形成血肿。病情常较复杂严重，除了有原发性脑损伤、脑水肿及颅内其他血肿的临床表现外，脑室内血肿可堵塞脑脊液循环通路发生脑积水，引起急性颅内压增高，使意识障碍更加严重；脑室受血液刺激可引起高热等反应，一般缺乏局灶症状或体征。CT 检查如发现脑室扩大，脑室内有高密度凝血块影或血液与脑脊液混合的中等密度影，有助于确诊。

(五) 迟发性外伤性颅内血肿

迟发性外伤性颅内血肿指伤后首次 CT 检查时无血肿，而在以后的 CT 检查中发现了血肿，或在原无血肿的部位发现了新的血肿，此种现象可见于各种外伤性颅内血肿。形成机制可能是外伤当时血管受损，但尚未全层破裂，因而 CT 检查未见出血；伤后由于损伤所致的局部二氧化碳蓄积、酶的副产物释放以及脑血管痉挛等因素，使得原已不健全的血管壁发生破裂而出血，形成迟发性血肿。临床表现为伤后经历了一段病情稳定期后，出现进行性意识障碍加重等颅内压增高的表现，确诊须依靠多次 CT 检查的对比。迟发性血肿常见于伤后 24 小时内，而 6 小时内的发生率较高，14 小时后较少。

(六) 特殊部位血肿

1. 脑干血肿

在闭合性颅脑损伤中单纯的原发性脑干血肿极少，据 Zucearello(1983) 报道发生率为 3.6%，且死亡率极高，约 83%。由于脑干损伤常与严重脑挫裂伤或颅内血肿并存，且脑干损伤的表现相同，因此，对脑干出血属原发性，抑或继发性，难于辨别。虽然从临床上脑干受损症状出现的早迟和有无颅内高压、脑疝形成的经过来分析，可以鉴别，但对就诊较迟的患者仍有困难。一般都需要依靠高分辨率 CT 或 MRI 检查，不过，因为脑干接近骨性结构，斜坡后方常出现低密度带，岩骨边缘易有高密度条纹，故 CT 影像往往受到干扰，影响诊断。MRI 是脑干出血较理想的辅助检查方法，特别是出血灶在 4 天以上时，T_1 加权图像可显示清晰的高信号，易于识别；虽然急性期出血灶 T_1 加权为等信号，但 T_2 加权呈低信号，周围有或无高信号水肿，仍较易识别。此外，原发性脑出血肿多在一侧脑干的被盖区，而继发性脑干出血常于中脑和脑桥上分腹侧中线旁，呈纵行裂隙状，可资区别。外伤性脑干血肿的治疗，基本上均采用非手术治疗，血肿在 2～4 周逐步吸收，除采用 CT 观察外，尚可利用听觉诱发电位监测其恢复情况。对少数血肿体积较大，有压迫性效应者，可于急性期之后，待血肿已液化并与周围组织有明显分界时，行颞部、枕下或颅后窝入路开颅术，选择脑干血肿最为表浅的部位切入一小口，排出血肿，解除压迫有助于神经功能的恢复。

2. 基底节血肿

外伤性基底节区血肿是在 CT 广泛应用之后才发现的特殊部位血肿。据 Macpherson(1986) 报道其发生率占颅脑损伤的 3.1%，并将之分为两型：其一为单纯性基底节血肿；其二为复合性基底节血肿，即合并有其他颅内血肿，且预后较差。致伤机制多属加速或减速性损伤所产生的扭转或剪切力，使经白质进入基底节的小血管撕裂而致。血肿一般为 20～30 mL，体积较大时可穿破脑室造成脑室内出血，使病情加重。本病临床表现以头伤后早期出现完全偏瘫，而意识障碍相对较轻为特征。早期诊断需靠 CT 检查，并应根据血肿的大小、累及范围及病情是否稳定来决定手术与否。若患者伤后意识有所改善，血肿小于 20 mL，颅内压不超过 3.33 kPa，CT 无严重脑室、脑池受压、中线移位未超过 10 mm，未穿破脑室者，可行姑息性治疗，否则，应及早施行手术。

3. 脑室内出血

外伤性脑室内出血有二：其一是因暴力作用在额或枕部，使脑组织沿前后方向猛烈运动时，脑室壁产生剪力变形，撕破室管膜血管而致，称为原发性脑室内出血；其二是外伤性脑实质内血肿，破入脑室而引起，谓之继发性脑室内出血。本病的发生率占重型颅脑损伤的 1.2%。在行 CT 扫描的重型颅脑外伤患者中占 7.1%。临床上除脑受压、颅内压增高及意识障碍显著之外，尚有中枢性高热，持续 40℃ 以上，呼吸急促，去脑强直及瞳孔变化，易与脑干损伤及丘脑下部损伤相混淆。确切诊断有赖 CT 检查，可见明显的高密度影充填部分脑室系统，一侧或双侧，大量出血形成全脑室铸形者较少。脑室内出血量的多少、原发脑损伤的严重程度、患者年龄的长幼以及有无早期脑室系统扩大等因素均直接影响预后，死亡率为 31.6%～76.6%，幸存者常残留功能缺损及智力障碍。

4. 多发性血肿

颅脑损伤后颅内同时形成两个以上不同部位或类型的血肿时，谓之多发性血肿。此类血肿常伴发于严重脑挫裂伤患者，发生率占颅内血肿的 10%～25%。其中，居不同部位者占 60% 左右；位于同一部位但不是同一类型的血肿，约占 40%。多发性血肿没有独特的临床征象，虽然可以根据致伤机制和神经功能受损表现，做出初步估计，但因各种多发性血肿之间，症状和体征往往混淆，难以确诊，常须依靠影像学的检查，或经手术探查证实。一般分为三种情况。

同一部位不同类型的多发血肿，多为对冲性脑挫裂伤伴急性硬脑膜下血肿及脑内血肿；或着力部位硬膜外血肿伴局部硬脑膜下和（或）脑内血肿。

不同部位同一类型的多发血肿，常为双侧硬脑膜下血肿，尤其是小儿及老年患者，因额部或枕部减速性损伤所致。当致伤暴力大、脑挫裂伤严重时，常为急性硬脑膜下血肿，往往位于双侧额颞前份。若脑原发性损伤轻微，系脑表面的桥静脉撕裂出血时，则多为慢性或亚急性双侧半球凸面硬膜下血肿。偶尔可因挤压伤致双侧颞骨骨折，亦有引起双侧硬脑膜外血肿的可能，但较少见。

不同部位不同类型的多发血肿，见于着力部位硬脑膜外血肿和（或）脑内血肿伴对冲部位硬脑膜下及脑内血肿。有时枕部减速性损伤，引起枕骨骨折，可致颅后窝硬脑膜外血肿，伴对冲部位硬膜下和（或）脑内血肿。

5. 颅后窝血肿

颅后窝血肿较为少见，占颅内血肿的 2.6% ～ 6.3%。由于后窝容量较小，为脑脊液经第四脑室流入蛛网膜下隙的孔道所在，并有重要生命中枢延髓位于其间，较易引起脑脊液循环受阻，颅内压急骤升高，小脑扁桃体疝及中枢性呼吸、循环衰竭，病情较为险恶，死亡率高达 15% ～ 25%。

颅后窝血肿除在时间上有急性、亚急性和慢性血肿之分，在部位上也有硬脑膜外血肿、硬脑膜下血肿、小脑内血肿及多发性血肿四种。通常因为出血来源和速度不同，脑损伤程度轻重各异，故临床表现亦有差别。急性血肿系指伤后 3 天内即出现颅内压增高、小脑和（或）脑干受压症状者；亚急性血肿为伤后 4 ～ 21 天出现症状者；慢性血肿则为 22 天以上出现症状者。

颅后窝血肿中以硬脑膜外血肿最多见，常因枕骨骨折损伤静脉窦或导静脉而致，临床上以亚急性表现者为多。血肿往往位于骨折侧，偶尔亦可超过中线累及双侧，少数可向幕上发展，形成特殊的骑跨横窦的硬膜外血肿。硬脑膜下血肿较少见，常伴有小脑、脑干损伤，出血主要源于小脑皮质血管或静脉窦及其导静脉撕破，多为单侧，病程发展急骤，预后较硬脑膜外血肿差。小脑内血肿罕见，多因小脑半球挫裂伤所致，常合并硬脑膜下血肿，预后不良。多发性血肿，以颅后窝血肿同时伴有幕上额、颞部对冲性脑挫裂伤、硬脑膜下和（或）脑内血肿较多。

6. 横窦沟微型硬膜外血肿

系因枕骨骨折所引起的横窦沟内出血，微型血肿压迫横窦造成静脉窦回流受阻，而致急性进行性颅内压增高。由于此症缺乏定位症状和体征，故长期以来为临床医师所忽视，一般多误诊为"外伤性良性颅内压增高"，使这类患者未能得到正确的诊断和治疗。

横窦沟微型硬膜外血肿的临床特征，多为减速性枕部着力所致闭合性颅脑损伤，伴有枕骨骨折及（或）人字缝分离，骨折线越过横窦沟，右侧占 76.9%，左侧为 23.1%。常见于儿童和青年，脑原发性损伤常属轻至中型。伤后逐渐出现颅内压增高症状，约在 1 周前后达到高峰，头痛、呕吐剧烈，缓脉及视盘水肿不断加重。经强力脱水和激素治疗虽可获得暂时好转，但终难有效缓解，甚至有 66.7% 的患者出现不同程度的再度意识障碍，严重者可导致颞叶钩回疝。造成急性颅内高压的原因，主要是跨越横窦的枕骨骨折，在横窦沟内形成微型硬膜外血肿，压迫横窦而致。由于横窦沟容量较小，虽然微型血肿体积平均只有 3 mL，已足以导致横窦静脉回流受阻。当疑有此症时，可行 CT 或 MRI 检查，或行静脉窦造影加以证实，必要时应直接钻孔探查。手术清除效果极佳，可在局部麻醉或全身麻醉下施术，于骨折线与横窦沟交叉处钻孔探查，稍稍扩大骨孔即可剔除沟内血凝块，妥善止血，悬吊硬膜，分层缝合头皮，皮下引流 24 小时。

（七）外伤性硬脑膜下积液

又名外伤性硬脑膜下水瘤，是因颅脑损伤时，脑组织在颅腔内强烈移动，致使蛛网膜被撕破，脑脊液经裂孔流至硬脑膜下与蛛网膜之间的硬脑膜下间隙聚集而成。发生率大约为颅脑损伤的 1%，约占外伤性颅内血肿的 10%。其机制是由于蛛网膜破孔恰似一个单向活瓣，脑脊液可以随着患者的挣扎、屏气、咳嗽等用力动作而不断流出，却不能返回蛛网膜下隙，终致硬脑膜下形成水瘤样积液，从而引起局部脑受压和进行性颅内压增高的后果。

一、症状与体征

（一）颅内压增高征

头痛、呕吐和视盘水肿为颅压高的三主征。在急性硬膜外血肿仅见前二者。亚急性和慢性者始见视盘水肿。颅脑外伤后剧烈头痛、呕吐频繁，则应考虑血肿的可能性。

（二）意识障碍

有典型的再昏迷史。伤后即刻的意识障碍为原发性昏迷，是脑直接受损伤所致。硬膜外血肿的脑损伤较轻，故原发昏迷时间亦短。因伤后颅内血肿不断增大，压迫脑干，使患者再次出现意识障碍（称再昏迷）。这样表现为原发昏迷－中间清醒或意识好转－再次昏迷，此过程中的中间清醒阶段称中间清醒期，为硬膜外血肿病程中最明显的特征。在中间清醒期内患者多有剧烈头痛、频繁呕吐、躁动不安等。根据受伤机制，着力部位，病情变化过程及检查，诊断并不困难。若病情许可，进一步作脑血管造影及 CT 扫描可立即诊断。若患者已发生脑疝则应立即手术。术前已确诊的病例可行骨瓣开颅清除血肿。术前来不及行特殊检查者，可先行钻孔探查术，确定血肿部位后开颅手术。

（三）硬膜下血肿

由于颅脑外伤，颅内出血，血液集聚在硬膜下腔而成。发病率在颅内血肿中占首位。发病机制与硬膜外血肿不同，是脑对冲性损伤所致，尤多见于枕部着力的减速性损伤，此时脑额叶向前颅窝底，颞极向蝶骨嵴对冲造成损伤，脑皮质血管破裂出血，亦可能因脑组织在颅内移动，使皮质静脉汇入矢状窦的桥静脉断裂出血。故硬膜下血肿时脑部受到的损伤，比硬膜外血肿要严重。急性硬膜下血肿的临床特点是：脑挫伤较重，原发昏迷时间长且逐渐加重，故中间清醒期不如硬膜外血肿明显；颅内高压症状较重且很快出现危象——脑疝（一侧瞳孔散大，光反应消失，若不及时处理则双侧瞳孔散大，去大脑强直，呼吸停止）；血肿对侧肢体可出现轻瘫，病理反射阳性等，但在深昏迷患者查不出局灶体征。X 线颅平片一般无颅骨骨折。A 型超声波检查中线波常移向血肿对侧。脑血管造影在血肿侧可见明显的月牙形无血管区。对急性硬膜下血肿应立即手术，钻孔引流或开颅清除血肿。对出现脑疝的病例，争取尽早减压，钻孔时先放出积血再行开颅。对于亚急性或慢性者亦可据情行甘露醇脱水疗法。

（四）外伤性脑内血肿

常与脑挫裂伤并存。意识障碍亦较重，昏迷多呈持续性并逐渐加深。脑水肿明显，颅内压增高征明显。若血肿及脑挫裂伤位于运动区则可出现定位体征。CT 脑扫描可显示血肿，脑挫伤部位的实质内有不规则的密度增高区，有时可多发，血肿周围有低密度的脑挫伤、水肿区。颅高压不明显的病例可用脱水疗法，但需及时复查 CT，一旦有病情恶化应立即手术。在凹陷骨折清创时应注意有无脑内血肿的可能性，若发现血肿则应清除。

（五）外伤性硬膜下积液

是一种特殊的脑外伤。在外力作用下，脑在颅腔中移动，引起局部蛛网膜破裂。蛛网膜下隙的脑脊液随脑搏动源源不断地通过裂，只许脑脊液流出到硬膜下腔，而不能反方向回流。故硬膜下腔脑脊液越集越多造成脑受压。在临床上与硬膜下血肿相似，很难鉴别，血管造影图像两者亦非常近似。但在 CT 扫描下，外伤性硬膜下积液为低密度，血肿则为高密度。治疗亦同硬膜下血肿。但多用钻孔引流的方法。慢性硬膜下积液如有较厚的包膜，需开颅切除。

三、检查

（一）硬脑膜外血肿 CT 检查：

若发现颅骨内板与脑表面之间有双凸镜形或弓形密度增高影，可有助于确诊。CT 检查还可明确定位、计算出血量、了解脑室受压及中线结构移位以及脑挫裂伤、脑水肿、多个或多种血肿并存等情况。

（二）硬脑膜下血肿

硬脑膜下血肿是指出血积聚于硬脑膜下腔。是颅内血肿中最常见者，常呈多发性或与别种血肿合并发生。

急性硬脑膜下血肿 CT 检查：颅骨内板与脑表面之间出现高密度等密度或混合密度的新月形或半月形影，可有助于确诊。

慢性硬膜下血肿 CT 检查：如发现颅骨内板下低密度的新月形、半月形或双凸镜形影像，可有助于确诊；少数也可呈现高密度等密度或混杂密度，与血肿腔内的凝血机制和病程有关，还可见到脑萎缩以及包膜的增厚与钙化等。

（三）脑内血肿 CT 检查

在脑挫裂伤灶附近或脑深部白质内见到圆形或不规则高密度血肿影，有助于确诊，同时可见血肿周围的低密度水肿区。

（四）脑室内出血与血肿

CT 检查如发现脑室扩大，脑室内有高密度凝血块影或血液与脑脊液混合的中等密度影，有助于确诊。

（五）迟发性外伤性颅内血肿

迟发性外伤性颅内血肿指伤后首次 CT 检查时无血肿，而在以后的 CT 检查中发现了血肿，或在原无血肿的部位发现了新的血肿，此种现象可见于各种外伤性颅内血肿。确诊须依靠多次 CT 检查的对比。迟发性血肿常见于伤后 24 小时内，而 6 小时内的发生率较，14 小时后较少。

四、诊断与鉴别诊断

（一）急性硬膜外血肿

幕上急性硬膜外血肿的早期诊断，应判定在颞叶沟回疝征象之前，而不是昏迷加深、瞳孔散大之后。故临床观察尤为重要，当患者头痛呕吐加剧、躁动不安、血压升高、脉压加大和（或）

出现新的体征时，即应高度怀疑颅内血肿，及时给予必要的影像学检查，包括 X 线颅骨平片、脑血管造影或 CT 扫描等。其中 CT 扫描是首选辅诊方法，不但能明确诊断，而且能准确反映血肿部位、大小、占位效应、合并脑内损伤等，为手术提供可靠的依据。

(二) 急性和亚急性硬脑膜下血肿

颅脑损伤后，原发昏迷时间较长或原发昏迷与继发性意识障碍互相重叠，表现为昏迷程度不断加深，并随之出现脑受压及颅内压增高的征象，特别是伴有局灶体征者，即应高度怀疑急性硬脑膜下血肿；若病情发展较缓已为期 4 ~ 12 天，曾有中间意识好转期，继而加重，并出现眼底水肿及颅内压增高症状，则往往伴有亚急性硬脑膜下血肿。行辅助检查诊断，切勿观望，等待瞳孔散大、对侧偏瘫、昏迷加深及生命征紊乱等典型脑疝综合征出现，以致延误病情，应该及早进行 CT 检查。另外，对小儿及老人急性硬脑膜下血肿的诊断，应注意其临床表现各具特点：小儿脑受压症状出现较早、较重，有时脑挫裂伤不重但脑水肿或肿胀却很明显，易有神经功能缺损，癫痫较多，预后较成人差；老年人因血管硬化、脑萎缩，脑的活动度大，故轻微头伤也可造成严重损害，故急性硬脑膜下血肿多属对冲性复合型血肿，常伴有脑内血肿，虽然脑水肿反应不像青年人重，但组织修复能力差，恢复慢，并发症多，死亡率亦高。

辅助检查首选 CT 扫描，既可了解脑挫裂伤情况，又可明确有无硬脑膜下血肿；颅骨 X 线平片检查，约有半数患者可出现骨折，但定位意义没有硬膜外血肿重要，只能用作分析损伤机制的参考；磁共振成像 (MRI) 不仅具有能直接显示损伤程度与范围的优点，同时对处于 CT 等密度期的血肿有独到的效果，因红细胞溶解后高铁血红蛋白释出，T_1、T_2 均显示高信号，故有其特殊优势。所以，磁共振成像对于亚急性硬脑膜下血肿的诊断优于 CT 扫描。

(三) 慢性硬脑膜下血肿

由于这类患者的头部损伤往往轻微，出血缓慢，加以老年人颅腔容积的代偿间隙较大，故常有短至数周、长至数月的中间缓解期，可以没有明显症状。当血肿增大引起脑压迫及颅内压升高症状时，患者早已忘记头伤的历史或因已有精神症状，痴呆或理解能力下降，不能提供可靠的病史，所以容易误诊。因此，在临床上怀疑此症时，应尽早施行辅助检查，明确诊断。以往多采用脑超声波、脑电图、同位素脑扫描或脑血管造影等方法辅助诊断。近年来临床都采用 CT 扫描，不但能提供准确诊断，而且能从血肿的形态上估计其形成时间，而且能从密度上推测血肿的期龄。一般从新月形血肿演变到双凸形血肿，需 3 ~ 8 周，血肿的期龄平均在 3.7 周时呈高密度，6.3 周时呈等密度，至 8.2 周时则为低密度。但对某些无占位效应或双侧慢性硬膜下血肿的患者，MRI 更具优势，对 CT 呈等密度时的血肿或积液均有良好的图像鉴别。

慢性硬脑膜下积液，又称硬脑膜下水瘤，多数与外伤有关，与慢性硬膜下血肿极为相似，甚至有作者认为硬膜下水瘤就是引起慢性血肿的原因。鉴别诊断主要靠 CT 或 MRI，否则术前难以区别。

大脑半球占位病变：除血肿外其他尚有脑肿瘤、脑脓肿及肉芽肿等占位病变，均易与慢性硬膜下血肿发生混淆。区别主要在于无头部外伤史及较为明显的局限性神经功能缺损体征确诊亦需借助于 CT、MRI 或脑血管造影。

正常颅压脑积水与脑萎缩：这两种病变彼此雷同又与慢性硬膜下血肿相似，均有智能下降和 (或) 精神障碍。不过上述两种病生均无颅内压增高表现，且影像学检查都有脑室扩大、脑池加宽及脑实质萎缩为其特征。

(四) 急性和亚急性脑内血肿

急性及亚急性脑内血肿与脑挫裂伤硬脑膜下血肿相似，患者于颅脑损伤后，随即出现进行性颅内压增高及脑受压征象时，即应进行 CT 扫描，以明确诊断。紧急情况下亦可根据致伤机制的分析或采用脑超声波测定，尽早在颞部或可疑的部位钻孔探查，并行额叶及颞叶穿刺，以免遗漏脑内血肿。由于这类血肿多属复合性血肿，且常为多发性，故而根据受伤机制分析判断血肿的部位及影像学的检查，十分重要，否则，手术中容易遗漏血肿，应予注意。急性期 90% 以上的脑内血肿均可在 CT 平扫上显示高密度团块，周围有低密度水肿带，但 2～4 周时血肿变为等密度，易于漏诊，至 4 周以上时则呈低密度，又复可见。此外，迟发性脑内血肿是迟发性血肿较多见者，应提高警惕，必要时应做 CT 复查。

(五) 颅后窝血肿

此类血肿缺乏特有的临床征象，除了进行性颅内高压症状之外，多无明显的神经系统定位体征，故早期诊断有一定困难，常须依靠 X 线照片、CT 等辅助检查方法明确诊断。通常当患者有枕骨骨折并伴有进行性加重的颅内高压时，特别是头疼、呕吐剧烈，颈部有强直或一侧颈肌肿胀，出现乳突区迟发性瘀斑 (Battle 征) 者，即应考虑颅后窝血肿的可能性。倘若患者出现双侧锥体束征、小脑功能障碍、脑干受压及生命体征改变时，应及时做辅助检查，以防漏诊。拍摄 X 线额枕前后位 (Towne 位) 平片，80% 以上可见枕骨骨折和 (或) 骨缝分离；CT 可显示高密度血肿影像；椎动脉血管造影可见小脑后下动脉、椎基底动脉受压前移和 (或) 局限性无血管区。若缺乏特殊检查手段，情况紧急时，应直接行颅后窝钻孔探查。

(六) 外伤性硬膜下积液

脑膜下积液的临床表现酷似硬脑膜下血肿，亦有急性、亚急性和慢性之分，术前难以区别。其临床特征为轻型或中型闭合性头伤，脑原发性损伤往往较轻，伤后有逐渐加重的头疼、呕吐和视盘水肿等颅内压增高的表现。病程发展多为亚急性或慢性，偶尔可呈急性过程。严重时亦可导致颞叶钩回疝，约有 30.4% 的患者出现单侧瞳孔散大，约半数有意识进行性恶化及锥体束征阳性。硬脑膜下积液量一般为 50～60 mL，多者可达 150 mL。其性状，急性者多为血性脑脊液，稍久则转呈黄色清亮液体，蛋白含量稍高于正常。本病的确诊必须依靠特殊检查，如 CT 或 MRI，有时，即使采用 CT 扫描。也可能与等密度或低密度的硬膜下血肿相混淆。不过在 MRI 图像上积液的信号与脑脊液相近，而血肿信号较强，特别是 T 加权像时，血肿均呈高强信号，可资鉴别。

五、治疗与预后

需要涉及的问题很多，重点是处理继发性脑损伤，着重于脑疝的预防和早期发现，特别是颅内血肿的早期发现和处理，以争取良好的疗效。对原发性脑损伤的处理除了病情观察以外，主要是对已产生的昏迷、高热等病症的护理和对症治疗，预防并发症，以避免对脑组织和肌体的进一步危害。

(一) 急诊处理要求

1.轻型 (Ⅰ级)

(1) 留急诊室观察 24 小时；

(2) 观察意识、瞳孔、生命体征及神经系体征变化；

(3) 颅骨 X 线摄片，必要时做头颅 CT 检查；

(4) 对症处理；

(5) 向家属交代有迟发性颅内血肿可能。

2. 中型（Ⅱ级）

(1) 意识清楚者留急诊室或住院观察 48 ～ 72 小时，有意识障碍者须住院；

(2) 观察意识、瞳孔、生命体征及神经系体征变化；

(3) 颅骨 X 线摄片，头部 CT 检查；

(4) 对症处理；

(5) 有病情变化时，头部 CT 复查，做好随时手术的准备工作。

3. 重型（Ⅲ级）

(1) 须住院或在重症监护病房；

(2) 观察意识 瞳孔、生命体征及神经系体征变化；

(3) 选用头部 CT 监测、颅内压监测或脑诱发电位监测；

(4) 积极处理高热、躁动、癫痫等，有颅内压增高表现者，给予脱水等治疗，维持良好的周围循环和脑灌注压；

(5) 注重昏迷的护理与治疗，首先保证呼吸道通畅；

(6) 有手术指征者尽早手术。

已有脑疝时，先予以 20% 甘露醇 250 mL 及呋塞米 40 mg 静脉推注，立即手术。

（二）昏迷患者的护理与治疗

长期昏迷多因较重的原发性脑损伤或继发性脑损伤未能及时处理所致。昏迷期间如能防止各种并发症，保持内外环境的稳定，使肌体不再受到脑缺血、缺氧、营养障碍或水、电解质紊乱等不利因素影响，则相当一部分患者可望争取较好的预后。

1. 呼吸道

保证呼吸道通畅、防止气体交换不足是首要的。在现场急救和运送过程中须注意清除呼吸道分泌物，呕吐时将头转向一侧以免误吸，深昏迷者须抬起下颌，或将咽通气管放入口咽腔，以免舌根后坠阻碍呼吸。估计在短时间内不能清醒者，宜尽早行气管插管或气管切开。呼吸减弱潮气量不足者，应及早用呼吸机辅助呼吸，依靠血气分析监测，调整和维持正常呼吸生理。及时清除呼吸道分泌物，保持吸入空气的湿度和温度，注意消毒隔离与无菌操作，以及定期做呼吸道分泌物细菌培养和药敏试验等措施，是防治呼吸道感染的关键。

2. 头位与体位

头部升高 15° 有利于脑部静脉回流，对脑水肿的治疗有帮助。为预防压疮，必须坚持采用定时翻身等方法，不断变更身体与床褥接触的部位，以免骨突出部位的皮肤持续受压缺血。

3. 营养

营养障碍将降低肌体的免疫力和修复功能，使易于发生或加剧并发症。早期采用肠道外营，如静脉输入 20% 脂肪乳剂、7% 氨基酸、20% 葡萄糖与胰岛素以及电解质、维生素等，以维护需要；待肠蠕动恢复后，即可采用肠道内营养逐步代替静脉途径，通过鼻胃管或鼻肠管给予每日所需营养；超过 1 个月以上的肠道内营养，可考虑行胃造瘘术，以避免鼻、咽、食管的炎症和糜烂。肠道内营养除可应用牛奶、蛋黄、糖等混合膳，配制成 4.18 kJ/mL 另加各种维生素和微量元素以外，也可用商品制剂，通常以酪蛋白、植物油、麦芽糖糊精为基质，含各种维生素和微量元素，配制成 4.18 kJ/mL。总热量和蛋白质，成人每日约 8400 kJ(2000 kcal) 和 10 g 氮的供应即可，有高热、感染、肌张力增高或癫痫时，须酌情增加。定时测量体重和肌丰满度，监测氮平衡、血浆白蛋白、血糖、电解质等生化指标，以及淋巴细胞计数等免疫学测试，以便及时调整热量和各种营养成分的供应。

4. 尿潴留

长期留置导尿管是引起泌尿系感染的主要原因。尽可能采用非导尿方法，如在膀胱尚未过分膨胀时，用热敷、按摩来促使排尿；必须导尿时，严格执行无菌操作，选择优质硅胶带囊导尿管，并尽早拔除导尿管，留置时间不宜超过 3～5 天；经常检查尿常规、尿细菌培养及药敏试验。需要长期导尿者，可考虑行耻骨上膀胱造瘘术，以减轻泌尿系感染。

5. 促苏醒

关键在于早期的防治脑水肿和及时解除颅内压增高，并避免缺氧、高热、癫痫、感染等不良因素对脑组织的进一步危害；病情稳定后如仍未清醒，可选用胞磷胆碱、乙醚谷酰胺、氯脂醒、乙胺硫脲以及能量合剂等药物或高压氧舱治疗，对一部分患者的苏醒可有帮助。

(三) 脑水肿的治疗

1. 脱水疗法

适用于病情较重的脑挫裂伤，有头痛、呕吐等颅内压增高表现，腰椎穿刺或颅内压监测压力偏离，CT 发现脑挫裂伤合并脑水肿，以及手术治疗前后。常用的药物为甘露、呋塞米 (速尿) 及清蛋白等。用法如下。

(1)20% 甘露醇按每次 0.5～1 g/kg(成人每次 250 mL) 静脉快速滴注，于 15～30 分钟内滴完，依病情轻重每 6、8 或 12 小时重复一次；

(2)20% 甘露醇与呋塞米联合应用，可增强疗效，成人量前者用 125～250 mL，每 8～12 小时一次；后者用 20～60 mg，静脉或肌内注射，每 8～12 小时一次，两者可同时或交替使用；血清蛋白与呋塞米联合应用，可保持正常血容量，不引起血液浓缩，成人用量前者 10 g/d，静脉滴入；后者用 20～60 mg，静脉或肌内注射，每 8～12 小时一次；

(3) 甘油，很少引起电解质紊乱，成人量 1～2 e/(kg/d)，分 1～4 次，静脉滴注量 10% 甘油溶液 500 mL/d，5 小时内输完。遇急性颅内压增高已有脑疝征象时，必须立即用 20% 甘露醇 250 mL 静脉推注，同时用呋塞米 40 mg 静脉注射。在应用脱水疗法过程中，须适当补充液体与电解质，维持正常尿量，维持良好的周围循环和脑灌注压，并随时监测血电解质、红细胞压积容积、酸碱平衡及肾功能等。应用甘露醇时，可能出现血尿，并须注意其一过性的血容量增加可能使原有隐匿型心脏病患者发生心力衰竭。

2. 激素

皮质激素用于重型脑损伤，其防治脑水肿作用不甚确定；如若使用，以尽早短期使用为宜。用法有：

(1) 地塞米松：成人量 5 mg 肌内注射，6 小时一次，或 20 mg/d 静脉滴注，一般用药 3 天；

(2)ACTH：成人量 25～50 U/d，静脉滴注，一般用药 3 天。用药期间可能发生消化道出血或加重感染，宜同时应用 H_2 受体拮抗剂如雷尼替丁等及大剂量抗生素。

3. 过度换气

适用于重度脑损伤早期，已行气管内插管或气管切开者。静脉给予肌松弛剂后，借助呼吸机作控制性过度换气，使血 CO_2 分压降低，促使脑血管适度收缩，从面降低了颅内压。CO_2 分压宜维持在 4.00～4.67 kPa 之间（正常为 4.67～6.00 kPa），不应低于 3.33 kPa，持续时间不宜超过 24 小时，以免引起脑缺血。

4. 其他

曾用于临床的尚有氧气治疗、亚低温治疗、巴比妥治疗等。

(四) 手术治疗

1. 开放性脑损伤

原则上须尽早行清创缝合术，使之成为闭合性脑损伤。清创缝合应争取在伤后 6 小时内进行；在应用抗生京的前提下，72 小时内尚可行清创缝合。术前须仔细检查创口，分析颅骨 X 线检查，充分了解骨折、碎骨片及异物分布情况、骨折与大静脉窦的关系、脑挫裂伤及颅内血肿等；火器伤者还需了解伤道方向、途径、范围及其内的血肿、异物等情况。清创由浅而深，逐层进行，彻底清除碎骨片、头发等异物，吸出脑内或伤道内的凝血块及碎裂的脑组织，彻底止血。碎骨片最易引起感染而形成外伤性脑脓肿，故必须彻底清除；为避免增加脑损伤，对位置较深或分散存在的金属异物可暂不取出。如无明显颅内溶血，也无明显脑水肿或感染征象存在，应争取缝合或修复硬脑膜，以减少颅内感染和癫痫发生率。硬脑膜外可置放引流。其他的手术治疗原则同闭合性脑损伤。

2. 闭合性脑损伤

闭合性脑损伤的手术主要是针对颅内血肿或重度脑挫裂伤合并脑水肿引起的颅内压增高和脑疝，其次为颅内血肿引起的局灶性脑损害。由于 CT 检查在临床诊断和观察中广泛应用，已改变了以往的"血肿即是手术指征"的观点。一部分颅内血肿患者，在有严格观察及特殊监测的条件下，应用脱水等非手术治疗，可取得良好疗效。颅内血肿可暂不手术的指征为：无意识障碍或颅内压增高症状，或虽有意识障碍或颅内压增高症状但已见明显减轻好转；无局灶性脑损害体征；且 CF 检查所见血肿不大（幕上者＜40 mL，幕下者＜10 mL），中线结构无明显移位（移位＜0.5 cm），也无脑室或脑池明显受压情况；颅内压监测压力＜2.7 kPa。上述患者在采用脱水等治疗的同时，须严密观察及特检监测，并做好随时手术的准备，如备血、剃头等，一旦有手术指征，即可尽早手术，颅内血肿的手术指征如下。

(1) 意识障碍程度逐渐加深；

(2) 颅内压的监测压力在 2.7 kPa 以上，并呈进行性升高表现；

(3) 有局灶性脑损害体征；

(4) 尚无明显意识障碍或颅内压增高症状，但 CT 检查血肿较大（幕上者＞40 mL，幕下者 10 mL），或血肿虽不大但中线结构移位明显（移位＞1 cm）、脑室或脑池受压明显者；

(5) 在非手术治疗过程中病情恶化者。颞叶血肿因易导致小脑幕切迹疝。手术指征应放宽；硬脑膜外血肿因不易吸收，也应放宽手术指征。

重度脑挫裂伤合并脑水肿的手术指征如下。

(1) 意识障碍进行性加重或已有一侧瞳孔散大的脑疝表现；

(2)CT 检查发现中线结构明显移位、脑室明显受压；

(3) 在脱水等治疗过程中病情恶化者。

凡有手术指征者皆应及时手术，以便尽早地去除颅内压增高的病因和解除脑受压。已经出现一侧瞳孔散大的小脑幕切迹疝征象，更应力争在 30 分钟或最迟 1 小时以内将血肿清除或去骨瓣减压；超过 3 小时者，将产生严重后果。

常用的手术方式如下。

1. 开颅血肿清除术

术前已经 CT 检查血肿部位明确者，可直接开颅清除血肿。对硬脑膜外血肿，骨瓣应大于血肿范围，以便于止血和清除血肿。遇到脑膜中动脉主干出血，止血有困难时，可向颅中凹底寻找棘孔，用小棉球将棘孔堵塞而止血。术前已有明显脑疝征象或 CT 检查中线结构有明显移位者，尽管血肿清除后当时脑未膨起，也应将硬脑膜敞开并去骨瓣减压，以减轻术后脑水肿引起的颅内压增高。对硬脑膜下血肿，在打开硬脑膜后，可在脑压板协助下用生理盐水冲洗方法将血块冲出，由于硬脑膜下血肿常合并脑挫裂伤和脑水肿，所以清除血肿后，也不缝合硬脑膜并去骨瓣减压。对脑内血肿，因多合并脑挫裂伤与脑水肿，穿刺或切开皮质达血肿腔清除血肿后，以不缝合硬脑膜并去骨瓣减压为宜。

2. 去骨瓣减压术

用于重度脑挫裂伤合并脑水肿有手术指征时，做大骨瓣开颅术，敞开硬膜并去骨瓣减压，同时还可清除挫裂糜烂及血循环不良的脑组织，作为内减压术。对于病情较重的广泛性脑挫裂伤或脑疝晚期已有严重脑水肿存在者，可考虑行两侧去骨瓣减压术。

3. 钻孔探查术

已具备伤后意识障碍进行性加重或出现再昏迷等手术指征，因条件限制术前未能做 CT 检查，或就诊时脑疝已十分明显，已无时间做 CT 检查，钻孔探查术是有效的诊断和抢救措施。钻孔在瞳孔首先扩大的一侧开始，或根据神经系体征、头皮伤痕、颅骨骨折的部位来选择；多数钻孔探查需在两侧多处进行。通常先在颞前部 (翼点) 钻孔，如未发现血肿或疑其他部位还有血肿，则依次在额顶部、眉弓上方、颞后部以及枕下部分别钻孔。注意钻孔处有无骨折，如钻透颅骨后即见血凝块，为硬脑膜外血肿；如未见血肿则稍扩大骨孔，以便切开硬脑膜寻找硬脑膜下血肿，做脑穿刺或脑室穿刺，寻找脑内或脑室内血肿。发现血肿后即做较大的骨瓣或扩大骨孔以便清除血肿和止血；在大多数情况下，须敞开硬脑膜并去骨瓣减压，以减轻术后脑水肿引起的颅内压增高。

4. 脑室引流术

脑室内出血或血肿如合并脑室扩大，应行脑室引流术。脑室内主要为未凝固的血液时，可行颅骨钻孔穿刺脑室置管引流；如主要为血凝块时，则行开颅术切开皮质进入脑室清除血肿后置管引流。

5. 钻孔引流术

对慢性硬脑膜下血肿，主要采取颅骨钻孔，切开硬脑膜到达血肿腔，置管冲洗清除血肿液。

血肿较小者行顶部钻孔引流术，血肿较大者可行顶部和颞部双孔引流术。术后引流 48～72 小时。患者取头低卧位，并给予较大量的生理盐水和等渗溶液静脉滴注，以促使原受压脑组织膨起复位，消除无效腔。

（五）对症治疗与并发症处理

1. 蛛网膜下隙出血

为脑裂伤所致。有头痛、发热及颈强直等表现，可给予解热镇痛药作为对症治疗。伤后 2～3 天当伤情趋于稳定后，为解除头痛，可每日或隔日做腰椎穿刺，放出适量血性脑脊液，直至脑脊液清亮为止。受伤早期当颅内血肿不能排除，或颅内压明显增高脑疝不能排除时，禁忌做腰椎穿刺，以免促使脑疝形成或加重脑疝。

2. 外伤性癫痫

任何部位脑损伤可发生癫痫，但以大脑皮层运动区、额叶、顶叶皮层区受损发生率最高。早期（伤后 1 个月以内）癫痫发作的原因常是颅骨凹陷性骨折、蛛网膜下隙出血、颅内血肿和脑挫裂伤等；晚期癫痫（伤后 1 个月以上）发作主要由脑瘢痕、脑萎缩、脑内囊肿、蛛网膜炎、感染及异物等引起。苯妥英钠每日 3 次用于预防发作，癫痫发作时用地西泮（安定）10～20 mg 静脉缓慢注射，如未能制止抽搐，须再重复注射，直至制止抽搐，然后将安定加入 10% 葡萄糖溶液内静脉滴注，每日用量不超过 100 mg，连续 3 日。癫痫完全控制后，应继续服药 1～2 年，必须逐渐减量后才能停药。突然中断服药，常是癫痫发作的诱因。脑电图尚有棘波、棘慢波或阵发性慢波存在时，不应减量或停药。

3. 高热

常见原因为脑干或下丘脑损伤以及呼吸道、泌尿系或颅内感染等。高热造成脑组织相对性缺氧，加重脑的损害，故须采取积极降温措施。常用物理降温法有冰帽，或头、颈、腋、腹股沟等处放置冰袋或敷冰水毛巾等。如体温过高物理降温无效或引起寒战时，需采用冬眠疗法。常用氯丙嗪与异丙嗪各 25 或 50 mg 肌内注射或静脉慢注，用药 20 分钟后开始物理降温，保持直肠温度 36℃ 左右，依照有无寒战及患者对药物的耐受性，可每 4～6 小时重复用药，一般维持 3～5 天。冬眠药物可降低血管张力，并使咳嗽反射减弱，故须注意掌握好剂量以维持血压；为保证呼吸道通畅及吸痰，常需行气管切开。

4. 躁动

观察期间的患者突然变得躁动不安，常为意识恶化的预兆，提示有颅内血肿或脑水肿可能；意识模糊的患者出现躁动，可能为疼痛、颅内压增高、尿潴留、体位或环境不适等原因引起，须先寻找其原因做相应的处理，然后，才考虑给予镇静剂。

5. 消化道出血

为下丘脑或脑干损伤引起应激性溃疡所致，大量使用皮质激素也可诱发。除了输血补充血容量、停用激素外，应用质子泵抑制剂奥美拉唑（洛赛克）40 mg 静脉注射，每 8～12 小时 1 次，直至出血停止，然后用 H_2 受体拮抗剂雷尼替丁 0.4 g 或西咪替丁（甲氰咪呱）0.8 g 静脉滴注。每日 1 次，连续 3～5 天。

6. 尿崩

为下丘脑受损所致，尿量每日 > 4000 mL，尿比重 < 1.005。给予垂体后叶素首次 2.5～5 U

皮下注射，记录每小时尿量，如超过 200 mL/h 时，追加 1 次用药，也可采用醋酸去氨加压素静脉注射、口服或鼻滴剂，较长时间不愈者，可肌内注射长效的鞣酸加压素油剂。尿量增多期间，须注意补钾（按每 1000 mL 尿量补充 1g 氯化钾计算），定时监测血电解质。意识清楚的患者因口渴能自行饮水补充，昏迷患者则须根据每小时尿量调整静脉或鼻饲的补液量。

7. 急性神经源性肺水肿

可见于下丘脑和脑干损伤。主要表现为呼吸困难、咳出血性泡沫痰、肺部满布水泡音；血气分析显示 PaO_2 降低和 PCO_2 升高。患者应取头胸稍高位，双下肢下垂，以减小回心血量；气管切开，保持呼吸道通畅，吸入经过水封瓶内 95% 乙醇的 40% ～ 60% 浓度氧，以消除泡沫；最好是用呼吸机辅助呼吸，行呼气终末正压换气；并给予呋塞米 40 mg、地塞米松 10 mg、毛花苷 C（西地兰）0.4 mg 和 50% 葡萄糖 40 mL 静脉注射，以增加心输出量、改善肺循环和减轻肺水肿。

第七节　颅脑损伤后综合征

颅脑损伤后综合征又称脑损伤后综合征，颅脑损伤患者在急性创伤已恢复之后，仍有许多自觉症状长期不能消除，患者的症状多种多样，主要的有头痛、眩晕、失眠、多梦、注意力不能集中、健忘、不能耐受噪声、耳鸣、眼花、步伐不稳、疲乏、无力、食欲缺乏、人格改变、消极悲观、抑郁寡欢、颈项酸痛等临床症状，如果这一组症状在脑外伤后 3 个月以上仍持续存在而无好转，但检查不出神经系统器质性损害体征，即可诊断为颅脑损伤后综合征。

本病根据其病史和临床表现，属于中医学"内伤头痛""眩晕"等疾病范畴。

一、病因

本病多由于颅脑损伤后致脑组织点状出血、小软化灶、轻度而广泛的退行性变，引起皮层和皮层下自主神经中枢的功能失调。此外，颅脑损伤后蛛网膜下腔轻度出血，继而发生蛛网膜粘连，引起脑膜和神经根的刺激。约 70% 的蛛网膜下隙出血患者可出现颅脑损伤后综合征。颅脑损伤时，如果患者精神过分紧张，对伤情恐惧，为将来担忧，这样就可能使已产生的症状，在大脑皮层内形成优势灶而固定下来，甚至产生新的症状。

二、临床表现

脑外伤后综合征的临床表现虽然多种多样，但归纳起来主要是头昏、头痛和神经系统功能障碍三方面。

(1) 头痛：头痛最多，约占 78%，患者常有头部胀痛、割裂痛或跳痛，发作时间不定，以下午为多，部位常在额颞部或枕后部，有时累及整个头部，或头顶压迫感，或呈环形紧箍感，因而终日昏沉、惶惶不安。位于枕后的头痛经常伴有颈部肌肉紧张及疼痛，多与颅颈部损伤有关。头痛的发作可因失眠、疲劳、心绪欠佳、工作不顺利或外界的喧嚣而加剧。

(2) 头昏：头昏亦较为常见，约占 50%。患者往往陈诉为头昏目眩，实际多非真正的眩晕，而是主观感到头部浑浊、思维不够清晰，或是一种混乱迷糊的感觉。有时自认为身体不能保持平衡，常因转动头部或改变体位而加重，但神经检查并无明确的前庭功能障碍或共济失调，给予适当的对症治疗和安慰鼓励之后，症状即可减轻或消失，但不久又复出现。

(3) 其他症状：除了头昏、头痛之外，患者还常有情绪不稳定、容易疲倦、失眠、注意力涣散、记忆力减退，甚至喜怒无常、易激动等表现。自主神经功能失调时，患者尚可出现耳鸣、心悸、血压波动、多汗、性功能下降或月经紊乱等症状。

三、实验室及辅助检查

1. 颅骨 X 线平片

只要病情允许应做常规检查，照正、侧位片或特殊位。开放伤更有必要，以便了解颅骨骨折部位、类型及颅内异物等情况。

2. 腰椎穿刺

以了解脑脊液压力和成分改变，但对已有脑疝表现或疑有颅后凹血肿者应视为禁忌。

3. 超声波检查

对幕上血肿可借中线波移位，确定血肿定侧，但无移位者，不能排除血肿。

4. 脑血管造影

对颅内血肿诊断准确率较高，是一项可靠的诊断方法。

5. 电子计算机断层 (CT) 和磁共振 (MRI) 检查

对颅脑损伤诊断，是目前先进的检查技术。

四、鉴别诊断

1. 脑震荡

脑震荡是指头部遭受暴力打击后，即刻发生的中枢神经系统一时性功能障碍。临床表现为头部损伤后有短暂意识障碍和近事性遗忘，醒后常有头痛、头昏、畏光、耳鸣、心悸、失眠、健忘等症状，一般均较轻微，多于数日内逐渐消失。颅脑损伤后综合征有头部外伤史，多发生于外伤 3 个月后，持续时间较长。

2. 神经衰弱

其表现与颅脑损伤后综合征极为相似，如有头痛、头晕、耳鸣、失眠、乏力、注意力不集中、健忘、精神不振等，有些也可出现自主神经症状如心悸、多汗等，这些症状可因意外刺激而加重。本病无脑外伤史，多因精神创伤或长期过度紧张、疲劳等因素而产生。神经系统检查可出现对称性腱反射亢进，脑电图检查、脑血管造影检查均无阳性发现。

五、治疗措施

必须先认真倾听患者的陈述，再做全面细致的检查，对患者的病痛应表示关注、耐心开导、解除忧虑，使患者树立信心，才能认真疾病、战胜疾病。尤其是对那些惧怕自己患有"脑震荡后遗症"而多方求医的患者，更要从医学的角度加以讲解，消除疑虑。这类患者往往在伤前或伤后曾经接受过不少错误的概念，特别是医源性的不良影响，例如，在诊断和治疗的过程中，医护人员不恰当的议论、不经心的治疗和不耐类的态度，都会造成患者的精神负担和心理因素。除此之外，若患者的头伤还涉及纠纷、责任、赔偿或失业等社会心理因素时，也可能与这一综合征的发生和发展有一定关系。

头痛症状可用对症治疗给予适量的镇痛药，但不宜用麻醉剂或吗啡类药品，以免成瘾，常用的如下。

1. 头痛症状

可用适量的镇痛药。但不宜用麻醉剂或吗啡类药物。

(1) 罗痛定：每次 30 mg，每日 1～2 次。

(2) 肠溶阿司匹林：每次 0.5 g，每日 1～2 次。

(3) 贝诺酯：每次 0.5 g，每日 1～2 次。

(4) 布洛芬：每次 0.2 g，每日 2～3 次。

2. 有头晕症状的药物

(1) 苯海拉明：每次 0.05 g，每日 1～2 次。

(2) 三氯叔丁醇：每次 0.3 g，每日 1～2 次。

(3) 维生素 B_6：每次 10 mg，每日 3 次。

3. 易于疲劳者的药物

(1) 谷氨酸：每次 0.5 g，每日 3 次。

(2) γ-氨基丁酸：每次 0.5 g，每日 3～4 次。

(3) 盐酸吡硫醇：每次 0.1 g，每日 3 次。

4. 易兴奋焦躁者的药物

(1) 奋乃静：每次 2 mg，每日 2～3 次。

(2) 地西泮：每次 5 mg，每日 1～2 次。

(3) 氯普噻吨：每次 25 mg，每日 1～2 次。

5. 自主神经功能失调者的药物

(1) 谷维素：每次 10 mg，每日 3 次。

(2) 异丙嗪：每次 25 mg，每日 1～2 次。

(3) 苯巴比妥：每次 0.06 g，每日 1～2 次。

(4) 硫酸阿托品：每次 0.3 mg，每日 2～3 次。

(5) 东莨菪碱：每次 0.2 mg，每日 2～3 次。

为了使患者恢复身心的健康，还应积极参加户外活动，锻炼身体，生活规律化，纠正不良习惯和嗜好，尽早恢复力所能及的工作，学习新的知识和技能，主动参与社会交往，建立良好的人际关系，做到心情开朗、情绪稳定、工作顺利、家庭和睦，则更有益于身体上、精神上和社会适应上的完全康复。

六、预后

脑外伤的预后因人而异，有的完全恢复，有的致残，有的死亡。影响预后的因素主要取决于损伤哪些脑组织，以及损伤严重程度。许多大脑功能由脑组织的不同区域共同承担，未受到伤害的脑组织可以代偿部分受损的功能，因此可以部分恢复。然而随着年龄增长，这些大脑区域功能相对固定。例如，小孩的语言由大脑的几个功能区控制，但成年人语言功能区常局限于一侧大脑半球。8 岁以前左半球的言语中枢被破坏，右侧半球几乎可以完全代偿其功能。但在成年人，言语中枢损害以后可以导致永久性失语。

某些功能，如视觉和肢体运动功能，是由一侧大脑半球的某些区域控制，所以这些区域损害后常引起永久的功能缺失。但通过康复治疗，可以把不利的后果减至最低程度。

严重的脑外伤患者有时会导致遗忘，患者不能回忆意识丧失前后的事情，而一周内清醒的患者往往可以恢复记忆。有些脑外伤（即使很轻微）会引起脑外伤后综合征，在相当长一段时间内，患者感头痛和记忆障碍等。

慢性植物状态是非致死性脑外伤后最严重的后果。长时间处于完全无意识状态，但睡眠觉醒周期几乎与常人无异。大脑上部的结构与复杂的精神活动有关，而下部的丘脑和脑干控制着睡眠、体温、呼吸和心跳。当大脑上部结构弥散性损害而丘脑和脑干保持完好时，常会出现植物状态。如果植物状态长达数月，重新恢复的可能性不大，但植物人如果护理得当，可以存活达数年之久。

七、预防

预防和治疗同等重要。伤后急性期患者安静卧床休息，勿过多思考问题，暂停阅读长篇读物等。急性期过后，可让患者早期活动。对存在的临床症状给予适当的镇静和镇痛剂，关心体贴患者痛苦，以解除患者思想上对所谓"后遗症"为不能治愈的紧张和忧虑，适当地进行一些体疗，如气功、太极拳等，配合中医活血化瘀药物的治疗，症状有了进步就鼓励患者逐渐转入正常的生活、学习和工作。

第七章 脑积水

第一节 儿童脑积水

儿童脑积水临床比较多见，主要表现为头围增大和智力发育障碍。如何在智力发育发生障碍前阻止其继续恶化，并提高儿童的生存质量，是儿童脑积水诊断和治疗的前提条件。但脑积水的治疗，到目前为止仍以分流术为主，且该术式为姑息性手术。因此，手术效果不佳是儿童脑积水治疗中的不足之处，仍须进一步研究，以提高治疗效果。

一、病因

主要病因可分为先天性脑积水和后天获得性脑积水两种。

（一）先天性脑积水

先天性脑积水的病因到目前为止尚不十分清楚。国外资料报道显示，先天性脑积水的发病率在 4 ～ 10/10 万，是最常见的先天性神经系统畸形疾病之一，常与其他畸形同时存在，一般认为与下列因素有关。

1. 宫内感染

宫内感染是常见的先天性脑积水病因之一，有研究显示，母亲妊娠期间弓形虫感染是胎儿脑积水的常见病因，该病原体感染母体后穿过胎盘到胎儿中枢神经系统，产生脑实质内的血管炎性肉芽肿和室管膜炎，血管闭塞和导水管阻塞，产生脑积水，多与妊娠 3 个月时弓形虫感染有关，并伴有其他神经系统损害。其他宫内感染性因素，病毒感染也比较多见，如柯萨奇病毒，可产生脑膜炎，导致蛛网膜粘连，从而产生胎儿脑积水。

2. 染色体异常

与胎儿脑积水有一定的关系，1949 年 Bicker 和 Adams 首先发现先天性脑积水部分患者，是由于隐性遗传性 X 染色体基因缺失产生的中脑导水管狭窄或阻塞。脑室扩大与智力障碍不成比例，在没有脑积水的家庭男性中也可有智力低下，脑积水分流后，智力障碍无明显恢复。25% ～ 50% 的患者，由于神经功能缺失，产生拇指内收肌屈曲畸形。

3. 中枢神经系统畸形

中枢神经系统畸形是胎儿脑积水的另一常见病因，如脑脊膜膨出、Chiari 畸形、Dandy-Walker 畸形、枕大池畸形、颅后窝及中脑导水管周围蛛网膜囊肿、第五及第六脑室畸形、先天性中脑导水管闭索、第四脑室正中孔及侧孔闭索、侧脑室穿通畸形等均可伴发脑积水。

4. 外部性脑积水

外部性脑积水是先天性脑积水比较少见的病因之一。CT 和 MRI 发现，有些头颅较大的儿童，伴有明显的蛛网膜下隙增宽，没有或仅有轻度的脑室扩大。这与颅外静脉阻塞或颅内静脉窦闭塞，引起颅内静脉压力增高，产生蛛网膜颗粒水平的脑脊液吸收障碍有关。绝大部分为良性病程，在出生后 12 ～ 18 个月病情好转，一般不需要手术治疗。如有颅压增高症状可用多次腰椎穿刺放液缓解症状。有报道认为外部性脑积水是交通性脑积水的早期阶段。通常把这一疾病认为是良性高颅压的主要原因。

（二）后天获得性脑积水

后天获得性脑积水的病因比较明确，常有下几种情况。

1. 颅内出血

颅内出血后脑积水，包括脑室内出血和蛛网膜下隙出血均可引起交通性脑积水或梗阻性脑积水。有报道认为，在脑室内出血的儿童中，有较高的脑积水发生危险，发病率为25%～74%，早产儿脑室内出血发病率高于正常儿童。现在认为主要的发病机制是颅底粘连，引起交通性脑积水；少部分因脑室系统阻塞引起梗阻性脑积水。出血后脑积水的患儿常有脑室扩大，但病情趋向稳定，有些患儿即使脑室扩大，颅压也可不高。对进行性脑室扩大、颅压较高和临床症状恶化者，可考虑为进展期脑积水。

2. 感染

感染性脑积水的致病因素多为普通细菌和结核杆菌引起的脑膜炎。由于婴幼儿血脑脊液屏障发育不健全，细菌经血液循环途径侵入颅内的机会将大大增加。该病在任何年龄的儿童中均可引起脑积水。脑脊液循环阻塞部位多在脑底蛛网膜下隙，少数化脓性室管膜炎，可见脑室内分隔成腔，有些分腔可互相交通，内含脑脊液。形成多腔脑室有些即使感染已控制，但腔隔化仍可继续发展，当腔隔内脑脊液回流受阻时，出现多腔性脑积水。

3. 外伤

外伤性脑积水多因重型颅脑损伤和蛛网膜下隙出血所致。其发病机制是颅内出血后颅底和大脑凸面蛛网膜下隙粘连，引起交通性脑积水。少数情况下，脑室内出血可引起梗阻性脑积水。

4. 肿瘤

肿瘤引起的脑积水有两方面的因素，首先是大部分脑中线肿瘤可引起梗阻性脑积水，如鞍上区及第三脑室前部肿瘤、第三脑室后部肿瘤、第四脑室肿瘤及脑桥小脑角区肿瘤等。其次的原因是脑肿瘤手术后出现的脑积水，多与手术中残留的血性脑脊液引起蛛网膜粘连有关。同时，术前存在脑积水，脑肿瘤切除术后，脑积水不缓解，其可能的原因是脑脊液通路没有打通或阻塞的远端蛛网膜下隙已经闭塞。

颅骨异常性脑积水临床比较少见，在颅软骨发育异常的巨颅症儿童中，常不伴有脑室扩大，但脑凸面蛛网膜下隙有扩张，仅有脑室轻度扩大或中度扩大，属于外部性脑积水。目前认为，这种脑积水与颅底骨增生，包绕出颅静脉，引起静脉压升高有关。但随着颅底骨的生长，出颅静脉可开放，因此该类脑积水可有一定的自限性，绝大部分不需分流。在少数颅骨软骨发育不良的患者中，由于颅底变形，枕骨大孔狭窄，第四脑室出口阻塞，产生非交通性脑积水。

二、发病机制

发病机制与成人脑积水基本相同，但婴幼儿由于颅骨的骨缝尚未闭合，颅内压力维持相对正常或稍高的水平，其脑积水的发病机制与正常颅压脑积水的发病机制相似。而年龄稍大的儿童，颅骨骨缝已闭合，其脑积水的发病机制与成人高颅压脑积水的机制相似。

三、病理

儿童脑积水的病理学改变也与成人有所不同，在临床上见到的儿童脑积水或儿童脑积水稳定后，成人时发现的脑积水，大部分病例显示侧脑室枕角相对扩大，而成人脑积水脑室扩大是在侧脑室的额角。其原因目前尚不清楚，有人认为由于枕、顶部脑室弧形凸度较大和额角的核团较多、组织较韧等形态结构特征，积水后的顶部脑组织选择性变薄。

四、临床表现

儿童脑积水的临床表现随患儿的年龄而发生变化。最主要表现在两个方面：头围增大和智力发育迟缓。在婴儿急性脑积水，通常颅高压症状明显。骨缝裂开、前囟饱满、头皮变薄和头皮静脉清晰可见，并有怒张。用强灯光照射头部时有头部透光现象。叩诊头顶，呈实性鼓音即"破壶音"称 Macewen 征。患儿易激惹，表情淡漠和饮食差，出现持续高调短促的异常哭泣，双眼球呈下视状态，上眼睑不伴随下垂，可见眼球下半部沉落到下眼睑缘，部分角膜在下眼睑缘以上，上眼睑巩膜下翻露白，亦称日落现象。双眼上、下视时出现分离现象，并有凝视麻痹、眼震等，这与导水管周围的脑干核团功能障碍有关。由于脑积水进一步发展，脑干向下移位，展神经和其他脑神经被牵拉，出现眼球运动障碍。在 2 周岁以内的儿童，由于眼球活动异常，出现弱视。视盘水肿在先天性脑积水中不明显，且少见，但视网膜静脉曲张是脑积水的可靠征象。

运动异常主要有肢体痉挛性瘫痪，以下肢为主，症状轻者双足跟紧张，足下垂，严重时呈痉挛步态，亦称剪刀步态，有时应与脑性瘫痪相鉴别。由于第三脑室前部和下视丘、漏斗部受累，可出现各种内分泌功能紊乱，如青春期早熟或落后，生长矮小等及其他激素下降症状。另外，脊髓空洞症伴有脑积水者多出现下肢活动障碍，而脊髓空洞症伴脊髓发育不全时，常有脊柱侧弯。

五、诊断分析

儿童脑积水诊断的主要依据是头颅发育异常、智力发育迟缓和各种检查脑室扩大。在婴幼儿期间，脑积水的诊断是头颅异常增大，头围的大小与年龄不相称为主要体征。定期测量患儿的头围将有助于早期发现脑积水，并能在典型的体征出现前明确诊断，及时治疗。典型的体征是头大脸小、眼球下落、常有斜视。头部皮肤光亮紧张，前额静脉怒张，囟门和骨缝呈异常的进行性扩大。除智力发育迟缓外，因为日复一日的很微小的变化，父母可能注意不到非正常的迹象。病情进一步发展，即所谓活动性脑积水，如不采取措施许多婴儿将死亡。自然生存者转变静止型脑积水，表现为智力迟钝，出现各种类型痉挛，视力障碍等。

出生前 B 型超声检查是诊断宫内脑积水的重要依据。出生后 CT 和 MRI 检查对于脑积水的诊断具有重要意义，不仅对脑室的大小可做出明确的判断，而且对脑积水的病因、分类也有一定的帮助。

六、治疗要领

儿童脑积水的治疗比较特殊，不仅要改善临床症状，同时也要改善智力发育，提高生存质量。主要的治疗方法有 4 种，分述如下。

(一) 药物治疗

药物治疗的目的是延缓脑积水的病程，也有一部分病例通过药物治疗，由进展期脑积水变为稳定期脑积水，而不需特殊治疗。

常用的药物有 3 类：

(1) 抑制脑脊液分泌药物，如乙酰唑胺 (醋氮酰胺) 能抑制脉络丛上皮细胞 Na^+-K^+-ATP 酶，减少脑脊液的分泌。

(2) 利尿剂：如呋塞米（速尿）、氢氯噻嗪（双氢克尿塞）等。

(3) 渗透利尿剂：常用的有甘露醇和山梨醇。

(二) 病因治疗

由脑肿瘤和某些先天性畸形引起的脑积水，可以用手术的方法解除其病因。如脉络丛乳头状瘤切除术、中线肿瘤切除术；颅底凹陷症、小脑扁桃体下疝畸形、Chiari 畸形可行枕下减压术；中脑导水管闭塞畸形，可行导水管成形再通术等。这是一种比较理想的治疗方法，但也有一部分病例术后脑积水不缓解，原因是脑积水的病因比较复杂，脑脊液的循环路径比较长。

(三) 减少脑脊液生成

1918 年 Dandy 首先用切除或电灼侧脑室脉络丛的方法治疗脑积水，但是，由于产生脑脊液并非只限于侧脑室脉络丛，第三脑室和第四脑室脉络丛也产生脑脊液，故手术效果不确切。同时，手术危险性较大，故现已停止使用。但近年来，颅内镜的使用，侧脑室脉络丛电灼或切除时有报道，其效果有待于在临床实践中证实。

(四) 脑室分流术

一般有 2 类方法：一类是颅内转流术，常用的术式包括适应于梗阻性脑积水治疗的侧脑室枕大池分流术 (Torkildsen 手术)、终板造瘘术。这类手术的优点在于符合人体的脑脊液循环生理。另一类是颅外分流术，如脑室－腹腔分流术、脑室－心房分流术等。但这类手术的缺点是随着儿童年龄的增长，多需要更换分流管。近年来，有人为了克服这一缺点，在儿童脑积水中试行脑室上矢状窦分流术，并取得了良好的效果。

第二节 成人脑积水

成人脑积水一般多为获得性脑积水。依据积水后颅内压力的高低，分为高颅压脑积水和正常颅压脑积水。

一、高颅压脑积水

由于各种原因引起脑室扩大，脑脊液增多，脑组织被压缩，颅内压力超过正常通称为高颅压脑积水，现在认为这只是脑积水的急性阶段，人们把这一脑积水称为失代偿期脑积水，需要外科治疗，把失代偿性脑积水变为代偿性脑积水或无积水是治疗的主要手段，从而使临床症状缓解。

(一) 病因

阻塞脑室系统的肿瘤。

(1) 侧脑室：脉络丛乳头状瘤、室管膜瘤、室管膜下巨细胞性星型细胞瘤、胶质瘤、脑室内脑膜瘤、透明隔神经细胞瘤。

(2) 第三脑室内的肿瘤：脑室内星型细胞瘤、室管膜瘤、脉络丛乳头状瘤、脑膜瘤及胶样囊肿和寄生虫样囊肿；第三脑室前后区肿瘤：松果体区肿瘤、生殖细胞肿瘤、颅咽管瘤、巨大的垂体腺瘤、异位松果体瘤、下丘脑和视神经胶质瘤、脊索瘤、畸胎瘤、鞍结节脑膜瘤和转移癌。

(3) 中脑导水管本身的肿瘤少见，但该部位胶质瘤多产生导水管继发性阻塞，中脑导水管阻塞最常见的病因是先天性导水管闭塞。

(4) 第四脑室：脉络丛乳头状瘤、室管膜瘤、髓母细胞瘤、血管网织细胞瘤、胶样囊肿和寄生虫样囊肿。小脑肿瘤可阻塞第四脑室，产生脑积水，如小脑星形细胞瘤、血管网织细胞瘤和转移癌。脑桥小脑角肿瘤压迫第四脑室，如听神经瘤和脑膜瘤。

阻塞蛛网膜下隙的病变：各种脑膜炎，如细菌性脑膜炎、结核性脑膜炎、隐球菌性脑膜炎、寄生虫性脑膜炎、无菌性或化学性脑膜炎及癌性脑膜炎。各种原因引起的蛛网膜下隙出血：包括外伤性、动脉瘤破裂性、动静脉血管畸形破裂性、肿瘤卒中性、手术后及原因不明性蛛网膜下隙出血。其他原因比较少见，如外伤性或高血压性脑室出血、大脑凸面占位性病变，包括半球胶质瘤、胶质瘤病、硬膜下血肿和巨大的蛛网膜囊肿等。

静脉窦或静脉血管闭塞性病变：这是引起脑积水的特殊原因，很多学者将其归为良性高颅压一节内阐述，但它的确是引起脑积水的原因之一。引起高颅压的原因归结为静脉血液回流受阻和脑脊液吸收障碍。通常临床见到的病例为上矢状窦、横窦及一侧颈静脉闭塞。原发性静脉窦闭塞多见于先天性心脏病、营养不良、脱水、感染性疾病、结核、癌症、心脏病右心衰竭、手术后高凝状态、头部外伤、大动脉闭塞、白血病、严重贫血等。也可见于口服避孕药、妇女妊娠期、产后或流产之后及其子宫内滴注高渗盐水治疗流产所致的高钠血症。原发性栓塞的机制尚不十分清楚，贫血、低血压、脱水等可能是主要的诱发因素，血液的黏度增加和循环减慢，血浆蛋白原增加和血小板增加等因素都起重要作用。继发性血栓形成，可由颅骨骨折直接损伤静脉窦；也可见于局部或远隔部位化脓感染的并发症。在局部感染中比较常见的是额窦感染引起的上矢状窦血栓形成；乳突或中耳感染引起乙状窦或横窦血栓形成；上唇附近、鼻、颊、上颌部、眼及筛窦和蝶窦感染引起的海绵窦血栓形成。血栓可沿引流静脉延伸入静脉窦内，化脓性细菌感染产生静脉窦炎时，脓性栓子可延伸到静脉分支或其他静脉窦；如横窦病变可延伸到颈内静脉。化脓性病灶靠近静脉窦时，窦壁的炎症也可产生窦内血栓，其栓子可能是炎性或非炎性，炎性血栓质脆易碎，随血流进入心脏和肺部，引起脓毒血症和全身多处脓肿。静脉窦血栓也可伴有硬膜外、硬膜下、软脑膜和脑内脓肿。

(二) 分类

依据脑脊液循环障碍的部位不同，将脑积水分为交通性脑积水和梗阻性脑积水，交通性脑积水是脑室以外各种原因引起的脑积水，而梗阻性脑积水是脑室系统内脑脊液循环障碍，此种分类的目的对于临床治疗，确定手术适应证及选择分流手术种类有一定的重要性。但现在研究表明，临床所见到的脑积水病例，除分泌亢进型脑积水是交通性脑积水外，其他均为不全梗阻性脑积水，只不过发生梗阻的部位不同，完全梗阻性脑积水在被发现以前大部分已经猝死。另有研究显示，即便是分泌亢进型脑积水也有脑脊液循环梗阻发生。如脉络丛乳头状瘤，既有脑脊液分泌亢进因素，同时在肿瘤生长的过程中，有少量的血液渗入到脑脊液中，从而引起脑底池的粘连，使脑脊液循环发生障碍，尸检证明了这一点。

按脑脊液蓄积的解剖部位不同称谓，脑脊液单纯蓄积在脑室内者称内部性脑积水，积水在皮质表面蛛网膜下隙者称外部性脑积水。按临床发病的长短和症状的轻重可分为急性、亚急性和慢性脑积水。一般来说，急性脑积水的病程在 1 周之内，亚急性脑积水的病程在 1 周～1 个月，慢性脑积水的病程在 1 个月以上。按临床症状的有无，可分成症状性脑积水和非症状性脑积水，或进展期脑积水和稳定期脑积水。也有学者试图用反应脑积水病理生理学过程分类，即静止性脑积水和活动性脑积水，前者意味着某种致病因素致使脑室扩大后不再发展，后者则指脑室扩大进行性发展并引起脑皮质的弥漫性萎缩。按颅内压力可分为高颅压脑积水和正常颅压脑积水，不过有人认为，此种分类只是同一疾病病程的不同时期的不同表现而已。按发病年龄可分为成人脑积水和儿童脑积水。本节主要论述成人高颅压脑积水。

（三）临床表现

高颅压脑积水主要表现为颅内压增高的症状和体征。蛛网膜下隙出血和脑膜炎并发的高颅压脑积水，常在发病后 2～3 周内发生，这些患者多能预料。有些特殊病因的脑积水患者，可只有脑积水症状而无局部定位症状，特别是脑室内肿瘤。急性脑积水多由脑室出血或脑室内活瓣性肿物所致，常常是高颅压和脑疝并存。一般常见的脑积水的症状和体征有头痛、恶心、呕吐、视盘水肿、共济失调和视物不清。头痛以双额部疼痛最常见，由于卧位时，脑脊液回流较少，故头疼在卧位后或晨起时较重，坐位时可缓解；病情进展，夜间有痛醒，出现全头持续性剧痛；颈部疼痛多与小脑扁桃疝入枕骨大孔有关。恶心、呕吐常伴有头痛，与头部位置无关，其特点是在早晨头疼严重时呕吐，这可与前庭性呕吐区别。共济失调多属躯干性的，站立不稳，宽足距，大步幅；而小脑半球病变产生的脑积水，可表现肢体性共济失调。视力障碍，包括视物不清，视力丧失和展神经麻痹产生的复视，后期患者可有近期记忆损害和全身不适。视盘水肿是颅高压的重要体征，展神经麻痹提示颅内压增高而不能做定位诊断，中脑顶盖部受压有上视调节受限。脑积水本身可伴有躯体性共济失调，也可提示小脑蚓部病变。其他局灶性体征可能预示特殊病变位置。

（四）影像学检查

1. 头颅 X 线平片

可见头颅增大，颅骨变薄，由于长期压迫，指压痕阳性；蝶鞍加深，前后床突骨质吸收；偶可见鞍上区或第三脑室后部钙化；必要时可做颅底测量，以确定是否有扁平颅底或其他颅底畸形。

2. 超声波检查

A 型超声检查主要探查脑的中线结构，并可显示侧脑室波。B 型超声可准确显示脑室的大小。

3. 脑血管造影

在脑血管造影平片上，由于脑组织受压，脑血管床减少，并血管牵拉变直，典型的脑积水特征性的表现为枯树样改变。同时还可诊断颅内占位性病变和脑血管性疾病，如脉络丛乳头状瘤、中线部位的肿瘤、动脉瘤、动静脉畸形等与脑积水有关的影像学改变。

4. 脑室造影

对于脑积水，脑室造影是较为常用而具有重要诊断价值的诊断方法。但此法常常使原已稳定的脑脊液分泌与吸收之间的平衡状态遭到破坏，而于数日后始能重趋稳定。造影后常须持续脑室外引流，并做好开颅术的准备，以便发现颅内占位性病变时及时进行手术。脑室造影可经侧脑室额角穿刺，也可经枕大池穿刺或腰椎穿刺，但后两者应注意，对于高颅压脑积水有诱发脑疝的可能性，检查后必须采取措施，或应用降颅压药，或开颅探查，并严密观察病情变化。造影剂多用空气，一般注入 20 ～ 40 mL，并在不同的头位进行脑室的定向摄片。如两侧脑室不对称，应特别注意较大一侧的脑室，必要时可注入更多的气体以发现脉络丛乳头状瘤的存在。因气体的刺激作用使脑脊液产生过多而引起颅内压过度增高，故注入的气体应较抽出的脑脊液约少 1/10。用于脑室造影的阳性对比剂包括 Conray、Dimer-X、Metrizamide，因用量小，对颅内压影响不明显，且较空气更容易通过狭窄的孔道。但也有一些不良反应，如头痛、呕吐等，最重者为抽搐发作，故须避免这类造影剂与大脑表面直接接触，以免引起抽搐，并可于造影前服用镇静剂等进行预防。脑室造影可发现颅内肿瘤，特别是脑室系统内的肿瘤及脑脊液梗阻的部位，并可准确测量脑室扩大的程度和脑皮质的厚度。如经枕大池或腰椎穿刺，遇有脑室系统梗阻，气体和特殊造影剂则不能进入梗阻以上的脑室系统，也可确定脑脊液梗阻的部位，但无法测量脑室的大小和脑皮质的厚度。

5. 核素脑扫描

常用的核素脑扫描造影剂为放射性碘化血清蛋白 (RISA)、^{99m}Tc-DTPA 等。将造影剂注入腰部蛛网膜下隙或枕大池，也可经侧脑室注入，并进行脑扫描。一般经腰池注入核素示踪剂后 30 分钟、1 小时、2 小时、3 小时、6 小时、24 小时和 48 小时各行 γ 照相一次。在正常人，30 分钟至 2 小时，核素示踪剂分布于脊髓蛛网膜下隙，不见脑部显影。3 小时核素上升至小脑延髓池；6 小时继续上行至胼胝体池，前位核素显像呈典型的"三叉状"改变。24 小时上升至大脑凸面和上矢状窦旁，形成矢状窦旁核素浓聚。前位核素显像呈"伞状"。48 小时核素接近于全部被清除，脑室系统几乎没有核素显影。在积水状态下，如果椎管内有梗阻，示踪剂不能上升至脑部。如果脑室系统内有梗阻，则示踪剂依据不同梗阻部位，不能进入相应的脑室系统，沿蛛网膜下隙核素被正常地吸收入上矢状窦。但在交通性脑积水时，由于脑底池的粘连，脑脊液回流障碍，将会出现核素示踪剂向脑室系统内逆流，并在检查后 48 小时，仍有核素在颅内残留而不被吸收。经枕大池注入核素与腰池注入核素除相差 3 小时外，其他循环路径相同。经脑室注入核素，对于脑室系统内活瓣性肿物或囊肿引起的脑积水有较大的帮助。最近有报道，在交通性脑积水分流前后，进行核素脑池造影，结果显示，核素向脑室内逆流和核素清除迟缓是交通性脑积水脑 - 腹腔分流术的良好指征。同时，对于判断分流术后，分流系统是否通畅是有重要意义的。该项检查在高颅压脑积水时应注意，特别是梗阻性高颅压脑积水经腰椎穿刺给药，应严密观察病情变化，必要时给予降颅压措施或开颅手术，以解除高颅压和脑疝的威胁。

6. 计算机断层扫描 (CT)

CT 已公认为诊断脑积水的可靠手段，其特点是无损伤性，较传统的脑室造影更为直观，并且能较好地明确脑积水的病因、分类和区别其他原因引起的脑室扩大。无论是交通性脑积水或阻塞性脑积水均与脑脊液的循环、吸收受阻有关。因此，在 CT 上，表现为病变部位以前的脑室和脑池扩大，如中脑导水管阻塞则造成两侧侧脑室和第三脑室的扩大；基底池的压塞则可使整个脑室系统扩大，同时，可有正常脑沟的缩小或消失。脑积水的脑室扩张以侧脑室的角部和第三脑室较为明显和典型，尤其是侧脑室的颞角和额角，在扩大的同时变钝、变圆，犹如一充气的气球，其扩张力由内向外，与脑萎缩所致脑室扩大不一样，后者为脑室周围组织萎缩，均为牵拉脑室壁而致扩张，故扩张脑室基本维持原形状。第三脑室的扩大，首先殃及视隐窝和漏斗隐窝，然后呈球形扩大，最后隐窝消失，整个第三脑室前下部变为圆钝，第三脑室的前后壁也分别向前后膨隆。侧脑室的枕角扩大出现较晚，但一旦出现对脑积水的诊断意义较大。

　　在一般情况下，凭经验常可判断脑室是否扩大，但一些病例很不明确，需要用已建立的测量标准进行评估，在这方面有许多测量方法，但由于各种机器不同，测量方法各异，再加上不同年龄组的影响，其结果不尽一致，而且很不精确，到目前为止标准尚不统一。这里介绍一组横断面测量标准，正常人两侧侧脑室前角尖端之间的最大距离不得超过 45 mm，两侧尾状核内缘之间的距离为 15 mm，最大不超过 25 mm，第三脑室宽度为 4 mm，最大不超过 6 mm，第四脑室宽度为 9 mm。此外，还可以用两侧侧脑室前角间距与最大颅内横径之比来判断是否存在脑积水。正常人两者之比 < 25%；脑萎缩者常达 40%，但 < 50%；阻塞性脑积水，此值常 > 45%，可达 55% 以上。

　　急性期脑积水时，扩大的侧脑室旁脑白质内常可见到间质性水肿，在 CT 上表现为不规则的低密度，但由于 CT 分辨率和部分容积效应的关系，此征象有时可不明显。出现脑室旁不规则低密度的原因，在于脑室内压力升高时，室管膜受压力的作用，其细胞间连接受损，出现小裂隙，水分子通过这一裂隙进入侧脑室周围脑组织。当颅内压力趋于平衡时，此征象则可减轻或消失。应注意的是，这种脑室旁白质的 CT 改变并非脑积水所特有，在高血压、脑动脉硬化患者、部分脑萎缩患者中均可出现，但在这些情况中所见的脑室旁白质改变，其机制与脑积水不同，有些学者认为可能与脑室旁组织变性、胶质增生、细胞萎缩后间隙扩大等原因有关。

　　7. 磁共振成像 (MRI)

　　MRI 在脑积水的病因学诊断方面，与 CT 相比更为优越，它可进行高分辨力的冠状面、矢状面和横断面扫描，尤其是颅后窝，由于矢状面扫描可更好地显示中脑导水管，又无颅骨伪影之虑。故对于脑室系统内占位性病变和阻塞性疾病显示更为清楚，如侧脑室肿瘤、第三脑室肿瘤、第四脑室肿瘤、导水管闭塞等。MRI 在诊断脑脊液向脑室旁渗出方面更为精确，在 T_1 加权图像上，呈低或等信号；T_2 加权图像上呈高信号，并能显示渗出的多少和渗出的范围；当渗出少时，脑室旁呈线状不连续的高信号；当渗出增多时，呈连续的晕环样高信号；同时，脑室旁白质也可表现为片状高信号。据最近研究的结果显示，对于脑积水而言，一旦出现脑室旁高信号，预示着脑积水的进展期，有学者把这一表现认为是脑积水外科治疗的良好适应证。由于 MRI 的高分辨率，脑沟和脑池显示特别清晰，梗阻性脑积水和部分交通性高颅压脑积水，脑池和脑沟明显变浅或消失。但是，在一部分交通性脑积水或伴有轻度脑萎缩的脑积水，脑沟和脑池可正常或轻度增宽。

　　动力学 MRI 技术，在脑积水的脑脊液动力学检查方面具有重要意义。一般来说，学者们经常探测中脑导水管的脑脊液动力学。研究结果显示，中脑导水管的脑脊液随着心脏的收缩与舒张，进行着往复流动，可以探测脑脊液流动的最大流速、最大流量、即时流速、即时流量、脑脊液的净生成量及脑脊液流动图；在交通性脑积水时，脑脊液的流速和流量均增加，表现为高动力学，脑脊液的净生成量减少，脑脊液流动图近似于正弦曲线；而在梗阻性脑积水时，依不同的梗阻部位脑脊液动力学表现为高等、低动力学；如中脑导水管本身的阻塞，表现为低动力学或无脑脊液通过，第三脑室水平的病变，表现为等或低动力学，第四脑室病变取决于第四脑室的大小，残存脑室小，为等动力学，残存脑室大或第四脑室出口阻塞，则表现为稍高动力学。从而可以间接地判断脑脊液梗阻的部位。梗阻性脑积水的脑脊液流动图为不规则的流动曲线。目前认为，交通性脑积水如脑脊液流动表现为高动力学，是脑积水的分流适应证，如表现为等动力学或低动力学，则可能为脑萎缩所致的脑室扩大，则无分流适应证。

（五）穿刺检查

临床常用的穿刺方法有两种，脑室穿刺和腰椎穿刺，另一种是枕大池穿刺，由于危险性较大，现在很少应用。脑室穿刺的目的在于测量脑脊液的压力、做脑脊液常规或特殊化验检查、脑脊液动力学的测定、脑脊液净生成量的测定以及脑室外引流。腰椎穿刺主要是测量脑脊液压力、常规或特殊化验检查和脑脊液在椎管内是否有梗阻等。用于脑积水的检查通常两种方法联合应用，先做脑室额角穿刺，后做腰椎穿刺，分别测量两处的脑脊液压力，并分别抽取少量脑脊液做细胞学和蛋白含量检验。然后两穿刺针各接一个压力管，如脑室与腰部蛛网膜下隙畅通，则两处压力相等，压迫颈静脉时两处压力升降相同。还可将检查台的头尾交替升降，两处压力管中的液柱面也相应地升降而处于同一水平面。如有梗阻存在，则颈部加压或升降检查台头尾部时，两处压力管内的液柱升降不相关联，且不处于同一水平面，即头高时脑室的液面高，脚高时腰部的液面高，两处脑脊液的蛋白质含量也可能不同，但一般情况下，脑室内的脑脊液蛋白质含量较腰池内脑脊液蛋白质含量要低。

另一鉴定交通性及梗阻性脑积水方法，即在压力测定结束后，向脑室内注入中性酚红1 mL(6 mg)，使脑脊液自腰穿针缓慢滴出并用浸以碱性液体的纱布接之，如有酚红滴在纱布上呈粉红色。在正常人或交通性脑积水，于 2～12 分钟即可自腰部滴出酚红，如 20 分钟后仍未滴出则为阻塞性脑积水。

于注入酚红后即收集全部的尿以测定酚红的排除量。饮入充分的水以保证有足够的尿量。正常时 2 小时内应排除 25%～40%，12 小时内应排除 50%～70%。如酚红于 2～12 分钟内自腰部滴出，而 12 小时内尿中排除量仅为 8%～15%，表示枕大池远端的蛛网膜下隙有重度阻塞。如自腰部滴出的时间正常而于 12 小时内尿中排除量少于 10% 时，表示枕大池或其上方的脑室系统内有完全的阻塞。另一注药检查法是向脑室内注入靛胭脂 1 mL，正常时于 4～5 分钟内即自腰椎穿刺针滴出。如不能滴出即表示有完全阻塞，10～15 分钟始滴出者表示有部分阻塞。

（六）诊断分析

目前对高颅压脑积水做出诊断比较容易，除临床表现为高颅压症状和体征，即头疼、呕吐及视盘水肿外，常规头颅 CT 扫描显示脑室系统扩大，便可确立其诊断。但确定脑积水的病因、类型、脑脊液动力学、分流手术适应证的选择及判定预后则应依赖前述各项辅助检查。

高颅压脑积水通常与脑室内囊性病变、脑室内寄生虫性囊肿及脑室穿通畸形相混淆，脑室内囊性占位病主要表现为脑室系统不对称性扩大，一侧侧脑室内病变，CT 表现为同侧脑室较对侧扩大明显，第三和第四脑室内囊虫，可表现为各脑室扩大失去比例。MRI 及动力学 MRI 对于此病的鉴别具有重要意义，如为脑室内囊肿则囊液是非流动性的，故可做出判断。

（七）治疗要领

脑积水的治疗要领是将进展期脑积水，通过各种手段使其变成稳定期脑积水，并以缓解临床症状为主。脑室系统可以缩小，也可以不变，一般不以脑室的大小作为脑积水治疗的有效标准。高颅压脑积水的治疗以手术为主。手术方法大体分为 3 类。

1. 病因治疗

对 Dandy-Walker 综合征行第四脑室正中孔切开术。对枕大孔区先天性畸形如 Arnold-Chiari 畸形、扁平颅底等症施行颅后窝及上位颈椎椎板切除减压术。切除阻塞脑脊液流通的肿瘤、动脉瘤、血管畸形以及切除产生大量脑脊液的脉络丛乳头瘤。

2. 减少脑脊液产生的手术

以往人们曾对脑积水的患者施行脉络丛切除术，因死亡率高，后改为脑室镜电灼脉络丛，又因效果不显著，近已少用。

3. 脑脊液分流术

脑脊液分流术分为两大类：即颅内转流术和颅外分流术。该术式属于姑息性手术，不能对脑积水的病因进行治疗，故脑积水的治疗效果 直不够满意。据文献报道，到日前为止，已提出脑积水分流术式 30 余种，体内所有的腔隙均有分流的尝试，如分流至脑表面蛛网膜下隙或头皮下仅有暂时的效果；分流至鼻旁窦，易引起脑膜炎及脑脊液漏；分流至胸腔仅能维持数月的吸收功能，其后常引起大量胸腔积液和呼吸困难。因此，很多分流术式已被废弃。现将临床常用的分流术式介绍如下。

(1) 侧脑室枕大池分流术 (Torkildsen 手术)：这是一种颅内转流术式，其优点在于符合脑脊液循环生理，同时分流效果可靠。主要适用于梗阻性脑积水，尤其适用于第三脑室以上的梗阻性脑积水。标准的 Torkildsen 手术是先行颅后窝开颅，并打开枕大池，然后在两侧侧脑室枕角穿刺点，即枕外粗隆上 7 cm，中线旁开 3 cm，钻孔并行双侧侧脑室穿刺，待有脑脊液流出时，将没有分流泵的普通分流管，经枕部皮下导入颅后窝，固定在枕大池的两侧，关颅即结束手术。近来，有人将 Torkildsen 手术进行了改良，即所谓的改良式 Torkildsen 氏手术。如果侧脑室两侧的室间孔没有阻塞，可行单侧的侧脑室枕大池分流术，同时，分流管也可以采用带有分流泵的分流装置；另一种改良术式是将双侧的分流管在颅骨内板下，沿硬膜下腔，穿过小脑天幕，把分流管导入枕大池，此术式的优点是分流路径短，皮下无压迫分流管的担忧。

(2) 脑室 - 腹腔分流术 (V-Pshunt)：为国内外比较流行的分流术式，其优点较多，首先分流适应证广泛，既适用于交通性脑积水，也适用于梗阻性脑积水的治疗；操作简便，效果不低于其他分流方法，术后可按需要施行脑室气脑造影，分流管更换率较脑室心房分流术者为低；最大的优点为严重并发症较少，可完全避免脑室 - 心房分流术后的危及生命的并发症。

该术式的具体做法比较灵活，一般国内常用的分流系统多为单向单泵分流装置，国外有单向双泵分流装置。单向单泵分流装置的头端有三个穿刺点可供选择，国内常规采用耳郭上 1 cm、后 1 cm 的侧脑室三角区或颞角穿刺点；近来，有人试行枕角穿刺点，即枕外粗隆上 7 cm，中线旁开 3 cm，将分流管的头端置入侧脑室的枕角，但分流管导入颅内的长度应大于其他的分流术式，以避免脑室枕角发达的脉络丛包裹分流管的末端，进入的深度以末端达到侧脑室室间孔中部为宜，但此术式也有一定的缺欠，分流装置位于枕部，给生活和睡眠带来不便或分流系统受压而导致分流不畅。据文献报道，国内外比较流行的头部穿刺点是额角穿刺点，额部发际内 2 cm 或 2.5 cm，中线旁开 2 cm 或 2.5 cm，此点的优点为分流管的走向与侧脑室的长轴平行，且避开了侧脑室枕角发达的脉络丛，只是分流管在头部皮下的行程稍长。

　　分流装置的腹腔端置入腹腔的位置更为灵活。早期通常将分流管的腹腔端置于盆腔，其末端游离，缺点是容易被大网膜包裹，也容易穿入肠腔或分流管与肠管缠绕在一起，影响分流系统的通畅性。因此，后来人们采取很多措施，如将分流管置于肝上间隙、小网膜囊、腹后壁等处，以减少分流的失败。最近，国内外采取一种流行的方式，将分流管的腹腔端置于脐旁，末端游离，统计学分析结果显示，该术式的腹腔分流管阻塞率低于其他术式。

　　根据文献资料，脑室－腹腔分流术的效果不一。有报道认为，维持 1 年以上的良好效果者仅达 40%。而婴儿脑积水的自然代偿率也与此接近，只是在自然代偿的患者脑室多保持扩大状态，而经分流治疗者其脑室正常或接近正常。另一些报道，1 年以上仍有良好分流效果者达70% 以上。首次分流手术后，不需要再次调整分流装置占全部分流手术的 28% ～ 58%，其中一部分为分流依赖型，而另一部分为分流非依赖型，后者可能发生的原因是颅内脑脊液通路的再通或其他途径脑脊液吸收的代偿。手术死亡率为 0 ～ 4.7%，近年来已接近于 0。

　　脑积水分流失败的原因很多，最常见者为分流管堵塞。脑室端的堵塞多因脑组织、血块及脉络丛所引起。腹腔端堵塞最多见，主要因大网膜包绕、管端周围炎症、异物以及来自腹膜内皮细胞所致。肿瘤细胞团块对脑室端及腹腔端皆可引起堵塞。将管端置于肝上间隙或小网膜囊内虽可能减少但不能避免堵塞的发生。较少见而严重的并发症包括分流管穿入肠腔，自脐部、阴道或肛门穿出体外。管端周围水囊肿、腹水及腹膜炎也偶有发现。分流管皮下隧道的感染及脑脊液漏较易发生。硬膜下血肿的发生率在用带阀分流管者约为 5%，用无阀管时则更高。管腔堵塞的临床表现为脑积水的症状复发，如持续性头痛、反应迟钝、视盘水肿及原有癫痫者发作增多等。沿皮下管道积液常是分流管堵塞的早期表现。发现分流系统不通畅时应检查其堵塞部位及原因。首先检查分流泵，如按压后立刻隆起，反复数次重复操作压下隆起满意，表示分流系统通畅；压下不能，表示腹腔端堵塞；压下后不能隆起，表示头端堵塞；压下后缓慢隆起，提示有头端不全堵塞。另一种检查法就是穿刺法，可在头部经皮下，以细针穿刺分流管或分流泵，先在穿刺部位的远端将分流管压闭，抽吸脑脊液，如能抽出即表示脑室端通畅，反之表示堵塞，可用生理盐水冲洗头端。然后在穿刺部位的近侧将管压闭并抽吸，如无脑脊液抽出即表示下端有堵塞，可用生理盐水冲洗，还可注入酚红，视其能否自腰穿针滴出，对于堵塞和堵塞部位诊断困难的病例，可行核素检查。交通性脑积水行核素脊髓脑池造影，梗阻性脑积水行核素脑室造影，根据造影显像确定堵塞及部位，此法比较准确。

　　(3) 脑室－心房分流术 (V-Ashunt)：使脑脊液直接流入血液循环系统的尝试，早在 20 世纪初即已在临床上实现。曾经用过的方法有，用带有或不带有单向阀的分流管使侧脑室与颈外静脉相通连；将大隐静脉移植于上矢状窦，另一端置入侧脑室；近来有人用带阀的分流系统行侧脑室—上矢状窦分流，获得了较好的效果，尤其适应于儿童脑积水，并免于更换分流管；侧脑室静脉分流术，将一段大隐静脉移植于颈内静脉，另一端经皮下引至颞部，与置入脑室内无阀硅胶管相连接。国内外都有成功的病例报道。以上各法虽然应用例数不多，但值得进一步探索和改进。

　　将脑脊液分流至血液的方法，目前最多用者为脑室－心房分流术。20 世纪 70 年代和 80年代比较流行。对于高颅内压脑积水，通常采用中压分流装置。最新产品对于高、中、低压分流装置的规定是这样的，低压分流装置承受的压力为 98 ～ 735 Pa，中压为 588 ～ 1324 Pa，高压为 1177 ～ 1961 Pa。手术的难点为确定分流管进入心房的长度，过长会影响三尖瓣的功能，过短会缺乏心房的负压效应。虽然在 X 线透视下控制深度，也常有位置不正发生。

脑室－心房分流术的优点较多，如分流效果好，颅内及脑室内压力能维持于较正常状态，对于各种脑积水都适用，分流路径短，虹吸效应低于脑室腹腔分流。但该术式的并发症也较多。早期并发症包括气体栓塞、脑室内出血、局部切口感染、皮肤压迫坏死、心内膜炎、败血症、分流泵失灵和硬膜下血肿等。晚期并发症包括分流管心脏端堵塞、脑室端堵塞、分流管脱离、腔静脉血栓形成、心脏压塞症及感染等。众多的并发症中早期和晚期并发的炎症和感染最为常见，同时也最为危险，常常引起患者的死亡。其发生率在 12 组共 3133 例脑室－心房分流，术中平均为 10.8%，最低者为 2%，最高者达 29.3%。感染的发生与脑积水的病因有重大关系。分流前施行脑脊膜膨出修补术者及有脑膜炎病史者，感染率较高。致病菌以白色葡萄球菌最多见，可能与术中经皮肤感染有关；其次为金黄色葡萄球菌、奇异变形杆菌、大肠杆菌、结核杆菌及新型隐球菌等。因感染发生于脑室血管内，故皆可引起败血症。临床上可将感染分为两类：一类为伴有败血症的脑膜脑室型。感染原发于脑室内。主要见于术前有脑膜脑室病史者及分流前脑室外引流较久或术中脑室感染者。主要表现为脑膜炎的症状，其轻重取决于致病菌的毒性大小。脑室穿刺液白细胞和蛋白质含量增多，细菌培养可阳性也可呈阴性。继发于败血症的病变最严重者为心内膜炎，肺动脉血栓形成及栓塞，并伴有右心扩大。另一类型为分流管阀门的细菌增殖并伴有慢性败血症。患者于术后一段时间内情况良好，以后出现轻度或中度体温升高、疲倦，数周后出现贫血、白细胞轻度增多或正常。症状的轻重也与细菌的毒性有关，一般表现多不严重。检查时可发现分流管引流通畅、血沉明显增速、血液细菌培养阳性但颅内压不高、脑室的脑脊液正常。对于脑室感染，可根据细菌培养给予适当的抗生素，除全身应用外，某些抗生素还可做脑室内或鞘内注射。如果效果不明显，须及早取出分流管，施行脑室外引流，待感染消失后改行脑室－腹腔分流等方法。对于分流管阀门的细菌感染，除应用抗生素外，更须快速取出分流管，待血液培养阴性后始可再置入新管或改用其他方法。

(4) 腰池－腹腔分流术 (L-Pshunt)：手术适应证为交通性脑积水。早期是将分流管的头端经小范围的椎板切除术置入腰大池内，分流泵固定在椎旁或髂骨上，腹腔端经皮下置入盆腔。近来，有人通过腰池穿刺管，将分流管置入腰大池，分流泵放在棘突上，腹腔端同样置入盆腔。该术式的优点在于虹吸作用小，手术操作简单，效果可靠。

(5) 脑室胸导管分流术 (V-Tshunt)：胸导管位于颈内静脉与无名静脉连接处进入静脉的部位具有有效的瓣膜，可用无阀或有阀的分流管，一端置入脑室，一端经皮下在颈部插入胸导管。手术的难点是如何寻找胸导管，除熟练掌握颈部的局部解剖外，术前应饮用牛乳，有利于术中寻找胸导管。其优点是分流行程短，不会有淋巴液的倒流。缺点与脑室－心房分流术基本相同，但其最大的缺点是发生胸导管阻塞，以及循环系统的感染。

(6) 脑室外引流术：脑室外引流的意义在于应付紧急状态、蛛网膜下隙出血及脑膜炎等近期内不易做常规的分流手术、同时也有预测分流术预后的作用。许多施行手术治疗的脑积水，在诊断过程中或术前常须先行脑室外引流术。引流的时间不宜过久，以免发生颅内感染而影响以后的分流手术；但近来有人提出，可以较长时间放置脑室外引流，理由是大量的蛛网膜下隙出血及严重的颅内感染在 1 周内不能控制，急行分流手术容易失败。因此，可延长外引流时间，一般可延长至 2 周甚至 3 周，以争取颅内病情的控制。但外引流部位应严密消毒，最好使用医用皮肤保护膜。有时，也可经腰椎穿刺放置外引流管，起到与脑室外引流同样的作用，但感染的概率要远远低于脑室外引流。

（八）预后

对于非占位性病变所致的脑积水，无论在婴儿或成人，常用的分流术几年内维持良好效果者为 50%～70%，维持终生有效者仅为 28%～58%。并且并发症较多，分流管的堵塞率较高。因此总的来说，治疗效果还很不满意，并且分流术的施行只是治疗的开始而非结束。患者症状体征的改变及脑室系统的大小必须永远置于医师的观察之下。因为分流系统可能随时发生各种问题而须要进行处理。在一组 202 例脑积水分流术后，在 127 例 (62.8%) 存活者中，有 34 例 (26.7%) 自行静止而不再依赖分流，但大部分不能静止，也即除少数患者外，一旦施行分流术，将永远依赖分流，也永远需要医师的监护。近年来，有人提出脑积水分流术的疗效是可以预测的，并提出建立分流预测记分表，即多项术前检查按预测分值的大小给予评分，评分高者分流有效率高，反之则低。具体的预测方法是脑室外引流预测、MRI 预测、CT 预测、脑电地形图预测、核素脑池造影预测和甘露醇静点预测。预测记分见表 (如下 7-1)。

表 7-1 脑积水分流术疗效的预测

预测方法	有效标准	预测分值
脑室外引流	症状缓解	4
MRI	脑室旁晕环	3
CT	脑室旁低密度	3
脑电图	δ 波增多	2
核素脑池造影	代谢缓慢	2
甘露醇	症状减轻	1

上述记分表总分为 15 分，经临床研究 11～15 分，分流效果优良；8～10 分，分流效果良好；≤ 7 分，分流效果不佳。

二、正常颅压脑积水

正常颅压脑积水是指脑室内压力正常或稍高，并有脑室扩大，主要表现为步态不稳，反应迟钝和尿失禁三主症的临床综合征。因其治疗后并不总是有效，正确的诊断和选择手术适应证是提高疗效的重要方面。

（一）病因

正常颅压脑积水的病因可分为两类：一类是有明确病因，如蛛网膜下隙出血、各种脑膜炎、重症脑损伤、脑肿瘤及颅脑手术后等。另一类是散发性无明显病因。主要的病理改变是脑室系统扩大，脑凸面或脑底的蛛网膜下隙粘连和闭塞。最常见的病因是蛛网膜下隙出血，其次是颅内肿瘤。也有家族性正常颅压脑积水。Page 病有时产生脑底面的蛛网膜下隙广泛性阻塞。无明显病因多与先天性因素有关，有时是先天性脑积水的成年期表现，有时是先天性疾病所致，如扁平颅底、小脑扁桃体下疝畸形等。

（二）病理生理

正常颅压情况下，脑室扩大的机制尚不完全清楚。目前主要是脑脊液动力学变化学说。

1. 脑内压力梯度形成

在蛛网膜颗粒内阻塞时，并不产生脑积水，而首先发生良性颅内压增高。脑脊液在脑室系统和蛛网膜下隙流动阻力增加时，产生脑室扩大和脑积水。因而提出脑室和脑皮质表面压力梯度形成，是产生脑室扩大的原因。已有人用白陶土诱导的猫脑积水实验模型证明了这种压力梯度形成学说。

2. 脑脊液搏动增高

有人测定正常颅压脑积水平均脑脊液压不增高，但可有脑脊液搏动压增高，使脑室扩大。提出在正常情况下，脑实质中小静脉、细胞间隙蛋白质和脂质有类似海绵样弹性物质，其中的液体成分在颅内压升高时可被挤出。在一定程度的压力下脑实质可被压缩，这种压力称为脑组织生物弹性值。在该值以下的脑内压力只作用于脑组织内，而没有任何脑实质内的液体挤出，但脑室周围承受的压力比脑实质内的压力要大，这就产生脑室扩张。动力学 MRI 检查也证实了这一学说。当交通性脑积水时，中脑导水管脑脊液动力学显示为高动力学，脑脊液流动图呈正弦曲线（一个心动周期的流动图），脑积水时到头端峰值的时间延长，而这一时期正是心脏收缩的早期，也是脑室侧壁承受相对高的压力阶段，这一时间的延长，即使平均颅内压力不高，也可使脑室继续扩大。

3. 密闭弹性容器原理

有人提出，正常颅压脑积水患者最初颅压增高，产生脑室扩大，根据 Lapace 原理，即在密闭弹性容器内的液体压力 (P) 与容器壁的面积 (A) 的乘积等于容器壁承受力 (F)，(F=PXA)。这样一旦脑室扩大后，虽然脑压恢复到正常，但作用于脑室壁的压力仍增加。也有提出正常颅压脑积水是由于脑组织顺应性改变所表现的脑室扩大。Welch 等报道，高血压动脉硬化脑血管病的脑积水发生率比同龄组患者高 3 倍以上，推测脑血管壁弹性的变化使脑组织顺应性增加，并可出现脑表面的压力梯度发生明显改变。

（三）临床表现

主要症状表现为步态不稳、记忆力障碍和尿失禁，称之为正常颅压脑积水三主症。多数患者症状呈进行性逐渐发展，有些症状出现后，其病程为数月或几年。患者没有明显的头疼，但有行为改变。查体时，虽然眼外肌活动充分，但可有眼震、持续恒定的走路困难，肢体活动缓慢，腱反射略增高，可有单侧或双侧 Babinski 征，晚期可出现摸索现象和强握反射。步态不稳常是首要症状，多先于其他症状几个月或几年，有些患者步态不稳和智力改变可同时发生，也可在其他症状以后发生。其表现有从轻度走路不稳，到不能走路，甚至不能站立，并常有摔倒病史。患者抬腿困难，不能做抗重力活动，步幅小，步距宽，走路失衡，不能两足先后连贯顺序活动。Romberg 试验表现摇摆，但没有小脑共济失调。智力障碍在每个患者中的差异较大，近期记忆丧失是最明显的特点，患者常表现呆滞，自发性和主动性活动下降，谈话、阅读、写作、爱好和创造性减弱，对家庭不关心、淡漠或冷淡、孤僻、工作效率低。有人把这些复杂行为异常，称为意志丧失性格。有试验发现，患者运用词汇能力基本保留，而非词汇运用能力，如画画、拷贝、表格排列以及难题的测试都有很大程度障碍，随着病情进展，对周围人提出的问题无反应，只做简短或部分回答，自主活动缓慢或迟钝。在某些早期智力障碍患者中，有焦虑和复杂性智力功能紊乱，如狂妄、幻想和语无伦次，也可有行动缓慢，动作僵硬，酷似 Parkinson 症状。尿失禁在某些患者表现很急，但多数患者表现为排尿知觉或尿起动作的感觉减退，大便失禁少见。

（四）影像学检查

头 CT 检查是正常颅压脑积水检查的重要手段，它可确定脑室扩大和皮质萎缩的程度及引起脑积水的病因，同时，也是观察术后分流效果及并发症的手段。典型的 CT 表现为脑室扩大而皮质萎缩不明显。MRI 影像可从矢、冠、水平全方位观察较小的颅内病变并优于 CT，同时，通过 MRI 可观察脑脊液的动力学变化，对脑积水进行评估。脑室周围 T_1 加权像低信号改变和 T_2 加权像脑室旁高信号改变可表明脑积水呈进展趋势。其他有意义的影像学检查，如核素脑池造影、脑超声波检查、脑血管造影检查及颅骨 X 线平片检查已如前述。

（五）诊断分析

多见于成年人和老年人，临床表现为走路不稳、智力下降和尿失禁三主症，CT 或 MRI 脑室系统扩大，诊断并不困难。但须与脑萎缩的脑室扩大相鉴别，两者的临床表现也极为相似，有时脑积水伴有轻微的脑萎缩，普通 CT 和 MRI 很难对两者做出判断，但动力学 MRI 对于两者的鉴别有较大的帮助。当脑积水时，动力学 MRI 检查呈高动力学，而脑萎缩时则呈低动力学。核素脑池造影也有助于两者的鉴别，脑积水时，核素代谢障碍并有核素向脑室内逆流（交通性脑积水），脑萎缩时核素代谢正常。

（六）治疗要领

正常颅压脑积水的治疗，多选择脑室腹腔分流术，其他术式应用甚少。根据正常颅压脑积水脑压的特点选择 98 ～ 735 Pa 低压分流管为宜。术前应对分流效果做以估计，有人曾对分流术的预后做过预测（见高颅压脑积水）。谨慎评估手术指征，达到手术最大效果。一般而言，对有明确病因者，如蛛网膜下隙出血、脑膜炎、脑外伤、颅脑手术后发病者，比非明确病因者手术效果好；病程短者（半年以内）比病程长者效果好；年轻者比年老者手术效果好。分流手术有效性的判定，以临床症状和体征的缓解或消失为主要标准，脑室系统的缩小仅做参考，因为很大一部分病例在术后，脑室系统无明显变化，但脑室系统较原来扩大是脑积水恶化的表现。

（七）预后预测

正常颅压脑积水分流适应证的选择对于分流预后至关重要。下面介绍几种常用的预测方法。

1. 临床症状评价

走路不稳是评价分流效果的重要指征。步态不稳先于智力障碍者，对分流手术反应良好，而单纯以智力障碍为主要症状者分流效果较差。有人认为，有 74% 的走路不稳者分流后可恢复，并把走路不稳作为正常颅压脑积水分流指征的基本条件，87.5% 的患者分流后症状明显恢复。也有作者将脑室扩大和步态不稳作为分流的标准，83% 的患者在分流后取得良好效果。

2. 颅压测定

24 小时颅内压监测，如颅内压有波动性升高或腰穿放液后患者症状改善者，分流后多有良好的效果。有报告连续性监测颅内压有 B 波频繁活动，24 小时 B 波活动多于 50% 者，分流术后可明显改善症状。

3. 腰椎灌注试验

以腰椎穿刺连接 1 个三通管，管的两端分别接压力连续描记仪和注射器，以脑脊液正常分泌 2 倍的速度 (约 1.5 mL/min) 向腰部蛛网膜下隙注入生理盐水，正常时压力上升不高于 196 Pa/min，而正常压力脑积水因脑底的蛛网膜下隙阻塞和吸收功能减退其压力上升高于此值。

4. 脑室外引流

普通脑室外引流 48 小时或 72 小时，保持颅内压力在 981 Pa，然后拔除引流，观察脑积水症状是否有改善，如有明显的改善，则分流效果良好。

5. 头颅 CT 或 MRI

脑沟变浅，脑回缩小，蛛网膜下隙变窄，脑室扩大明显和脑室周围水肿严重者分流效果明显。

6. 核素脑池造影

在交通性脑积水时，核素向脑室内逆流，或核素代谢迟缓，分流效果好。

第八章 颅内椎管内肿瘤

第一节 脑干肿瘤

脑干肿瘤占颅内肿瘤的 1.4% ～ 2.4%，占儿童中枢神经系统肿瘤的 10% ～ 15%，肿瘤可发生于各年龄段，但儿童和青少年要比成人多见。Ruseell 报道 43 例脑干肿瘤中，有 77% 患者发生在 20 岁以下，性别无明显差别。而国内罗世祺报道儿童脑干肿瘤仅占同期儿童脑肿瘤的 2.7%。随着 CT 扫描和 MRI 检查在临床应用普及，诊断脑干肿瘤病例可能会日益增加。Konovalov 在门诊通过 CT 扫描和 MRI 检查诊断脑干肿瘤约 1000 例患者中，需手术治疗 241 例，其中儿童脑干肿瘤 160 例 (66.4%)，成人 81 例 (33.3%)。患者性别无明显差别。不同性质的脑干肿瘤病程长短不一，胶质细胞瘤平均病程为 19.4 个月，海绵状血管瘤为 25.2 个月，血管网织细胞瘤 20.2 个月，转移瘤为 7.5 个月。

一、病理

脑干肿瘤最常见的类型为胶质细胞瘤，其次为海绵状血管瘤和血管网织细胞瘤，转移瘤较少见。脑干胶质细胞瘤多见于星形细胞瘤和多形性胶质母细胞瘤，而延髓胶质细胞瘤多见于室管膜瘤。病理肉眼所见肿瘤所在部位的脑干呈对称性或不对称性肿大，表面有灰白色或粉红色胶样组织及异常血管，肿瘤切面亦呈灰白色或粉红色，有时可见囊性改变，有的见出血及坏死。显微镜观察肿瘤细胞以星形细胞瘤为主。恶性肿瘤可见单核或多核巨细胞。国内王忠诚报道经手术治疗的 442 例脑干占位性病变中，胶质细胞瘤 236 例 (53.4%)，海绵状血管瘤 137 例 (31.9%)，血管网织细胞瘤 51 例 (11.5%)，转移瘤 10 例 (2.3%)，囊肿、脂肪瘤、炎性肉芽肿 8 例 (1.8%)。

二、临床表现

生长于脑干的肿瘤，其临床表现与肿瘤的发生部位、类型及恶性程度等有密切关系。最常见的症状及体征为多发性脑神经损害、锥体束征及小脑体征，病程晚期患者可表现有颅内压增高。

(一) 中脑内肿瘤

较少见，患者可出现眼睑下垂等动眼神经瘫痪症状。由于肿瘤向背侧发展、造成第四脑室或中脑导水管的狭窄或闭锁，故早期即可出现颅内压增高症状，患者常有头痛、眩晕、躁动不安和伴有恶心与呕吐等。随着肿瘤的压迫和发生占位效应，可表现出典型的中脑损害临床综合征。

(二) 脑桥肿瘤

常出现眼球内斜、复视、嘴歪、面部麻木等展神经、面神经或三叉神经受累症状；并有运动、感觉和小脑症状等表现。该部位肿瘤的颅内压增高出现较晚，因肿瘤多呈浸润性生长，故症状和体征表现较为复杂。

（三）延髓肿瘤

多有明显的症状和体征，如延髓两侧性损害，可表现为双侧后组脑神经麻痹，患者有吞咽呛咳、声音嘶哑、舌肌麻痹和萎缩等。随着肿瘤的发展，累及脑干腹侧面的锥体束时，则出现交叉性瘫痪，表现为同侧的脑神经麻痹和对侧的肢体肌力下降、肌张力增高、腱反射亢进及病理征阳性。肢体的瘫痪常先从一侧下肢开始，继之发展到该侧上肢。但有些生长缓慢的肿瘤早期表现常不明显。延髓肿瘤早期一般无颅内压增高症状，但肿瘤内出血或囊性变、影响脑脊液循环时，则可出现颅内压增高。因此，对多发性脑神经损害或进行性交叉性麻痹，并伴有锥体束征者，应考虑该部位肿瘤之可能。此外，小脑体征亦不少见，表现为步态不稳，闭目难立征阳性，眼球震颤及共济失调。晚期可出现双侧脑神经受累和锥体束征。部分患者还可因肿瘤侵及延髓及上颈髓而出现强迫头位等。

（四）恶性弥漫型肿瘤

一般病程短，病情发展迅速，伴有严重的脑干损害体征，包括脑神经麻痹等表现。但早期颅内压增高体征却较少见，多出现于病情的晚期。

（五）膨胀型肿瘤

神经功能损害表现通常进展缓慢，有些病例脑干局灶性损害体征很轻微。中脑肿瘤可有多种不同的肢体痉挛表现。

三、检查

（一）脑干听觉诱发电位

脑干听觉诱发电位结合其他听觉功能检查，对准确地诊断肿瘤部位多有所帮助。

（二）CT 扫描

通常脑干胶质细胞瘤以低密度灶和脑干肿胀多见，少数呈等密度或稍高密度影，囊变甚少；向上可侵及视丘，向后外可发展至脑桥臂及小脑半球。强化扫描可有不均匀增强或环形增强。海绵状血管瘤在出血的急性期为均匀的高密度；在亚急性及慢性期为低密度。室管膜瘤为高密度，能增强。血管网状细胞瘤为高密度，显著增强。结核球呈环形高密度，中央为低密度，能显著加强。为区别脑干肿瘤和脑干外肿瘤，必要时可进行脑池造影 CT 扫描。CT 扫描可将脑干肿瘤分为 3 型：Ⅰ型为无强化病灶，表现为低密度病变；Ⅱ型弥漫性强化；Ⅲ型为环形强化。其中Ⅰ型多见，Ⅱ、Ⅲ型较少见。

（三）MRI 检查

脑干胶质细胞瘤常呈长 T_1 和长 T_2 信号改变，多无囊变或出血，边界一般不清，形态不规则，多数肿瘤有 Gd-DTPA 增强。与 CT 扫描相比，由于其多视角成像及无颅底骨伪影干扰，能更清晰地显示病变部位及范围。海绵状血管瘤在出血的急性期 T_1WI 及 T_2WI 上皆为均匀的高密度，轮廓清晰，常呈圆形，在亚急性及慢性期 T_1WI 及 T_2WI 上也皆为高密度。室管膜瘤为长 T_1，长 T_2，向脑干外发展至第四脑室或小脑脑桥角，血管网状细胞瘤为长 T_1 及长 T_2，球形位于延髓后方。结核球为环形高密度，加强后更显著，中间为低密度。

四、治疗

（一）一般治疗

加强支持和对症治疗，控制感染，维持营养和水电解质平衡。对有延髓性延髓性麻痹、吞咽困难和呼吸衰竭者，应采用鼻饲，气管切开，人工辅助呼吸等。有颅内压增高者，应给予脱水剂，并加用皮质类固醇药物，以改善神经症状。

(二) 手术治疗

脑干肿瘤在以往被认为是手术"禁区"，这是因为脑干在很小的范围内集中有许多神经核团、传导束和网状结构等。脑干肿瘤多为浸润性生长的胶质细胞瘤，因而手术困难较大，易造成脑干内的重要结构损伤，手术致残及手术死亡率较高，预后不良。近年来随着显微神经外科技术的迅速发展，使脑干肿瘤手术效果明显改善。尽管脑干肿瘤手术仍有较大风险，但对于较局限、呈结节状或囊性变、分化较好的肿瘤，应积极采用手术切除，其预后较好。对于良性型的脑干肿瘤，采取全切除手术方式是可以获得根治效果的。

此类肿瘤的手术目的在于：①明确肿瘤性质；②恢复脑脊液循环；③良性肿瘤应争取获得全切除或次全切除，如星形细胞瘤Ⅰ级、血管网状细胞瘤或结核球 (瘤) 等，可望全切而获治愈效果；④恶性肿瘤亦应力争全切除，或行次全切除，部分切除，以达到充分的内减压效果；⑤胶质细胞瘤术后辅以放疗和化疗，可延长患者的生存期。

(三) 放射治疗

长期以来，放射治疗的方法被认为是治疗脑干肿瘤的主要手段。根据临床和影像学检查可以确诊的脑干肿瘤，即可施行放射治疗。70% ～ 90% 的患者在接受第 1 个疗程放射治疗后，症状和体征多有改善。一般采用放射总量为 50 ～ 55 Gy(5000 ～ 5500 rad)，疗程 5 ～ 6 周；高于 6 Gy 者，易引起脑放射性损伤。放疗可以单独进行，亦可与手术后治疗相配合。

(四) 化学药物治疗

常用药物有尼莫司汀 (ACNU)、卡莫司汀 (BCNU)、洛莫司汀 (CCNU) 等，依患者病情、年龄及体重等合理用药。

第二节　脑膜瘤

脑膜瘤很常见，占颅内肿瘤的 15.31%，也有的统计高达 17.6% 与 19.2%，仅次于胶质瘤。成年较多，老年与儿童较少，婴幼儿更少。女性稍多于男性或相近。由于近代麻醉术、手术器械设备与技巧的显著进步，使脑膜瘤的手术切除成功率提高，但是这一类肿瘤的血运很丰富，肿瘤常较大较深，与一些重要血管、神经、脑部结构相邻。因此，某些脑膜瘤的处理目前仍是一个难题，有赖于早期诊断。在肿瘤体积较小，尚未累及周围重要结构时进行手术，有可能达到全切，使患者得到根治。

一、病理

脑膜瘤呈球形生长，与脑组织边界清楚。瘤体剖面呈致密的灰色或暗红色的组织，有时瘤内含沙粒体。瘤内坏死可见于恶性脑膜瘤。脑膜瘤有时可使其临近的颅骨受侵而增厚或变薄。肿瘤大小可由直径 1 cm 直至 10cm。瘤体多为球形、锥形、扁平形或哑铃形。常见的脑膜瘤有以下各型。

（一）内皮型

是最常见的类型。多见于大脑镰、蝶骨嵴和嗅沟。肿瘤由蛛网膜上皮细胞组成。细胞的大小形状变异很大，有的细胞很小呈梭形，排列紧密；有的细胞则很大，胞核圆形，染色质细而少，可有 1～2 个核仁，胞质丰富均匀。瘤细胞呈向心性排列成团状或呈条索状，瘤细胞之间血管很少，无胶原纤维。

（二）成纤维型

由成纤维细胞和胶原纤维组成，瘤细胞成纵行排列，偶呈栅栏状。细胞间有大量粗大的胶原纤维，常见沙粒小体。

（三）血管型

瘤内有丰富的血管及许多血窦，血管外壁或间质中的蛛网膜上皮细胞呈条索状排列，胶原纤维很少。肿瘤生长快时，血管内皮细胞较多，分化不成熟，常可导致血管管腔变小闭塞。血管周围常有类似血管内皮的多角形细胞。

（四）沙粒型

瘤内含有大量沙粒体，细胞排列成漩涡状，血管内皮肿胀，玻璃样变后钙化。

（五）混合型或移行型

此型脑膜瘤中含上述四型成分，但不能肯定以哪种成分为主时，可称为混合型脑膜瘤。

（六）恶性脑膜瘤

有些脑膜瘤的生长特性，细胞形态具有恶性肿瘤的特点，而且可以发生转移。这类肿瘤开始可能属良性，以后出现恶性特点，特别是对一些多次复发的脑膜瘤应想到恶性变的可能。恶性脑膜瘤生长较快，向周围组织内生长，瘤细胞常有核分裂象，易恶变为肉瘤。在上述的良性脑膜瘤中，以血管型脑膜瘤最常发生恶变。另外，恶性脑膜瘤可发生颅外转移，多向肺转移，也可以经脑脊液在颅内种植。

（七）脑膜肉瘤

肿瘤从一开始就是恶性的，具有肉瘤的形态特点，临床较少见，多见于 10 岁以下儿童。病情发展快，术后迅速复发，可见远处转移。肿瘤位于脑组织中，有浸润、形状不规则、边界不清、质地软、易碎，瘤内常有坏死、出血及囊变。瘤细胞有三种类型，即纤维型、梭状细胞型、多形细胞型，其中以纤维型恶性程度最高。

另外，有些作者将脑膜的黑色素瘤也归于脑膜瘤。

二、临床表现

（一）脑膜瘤属良性肿瘤，生长慢，病程长。有报道认为，脑膜瘤出现早期症状平均 2.5 年，少数患者可长达 6 年之久。Firsching 等人观察 17 例脑膜瘤长达 21 个月，发现肿瘤的平均年增长体积 3.6%，仅 2 例增长速度为 18% 和 21%。

（二）局灶性症状，因肿瘤呈膨胀性生长，患者往往以头疼和癫痫为首发症状。根据肿瘤部位不同，还可以出现视力、视野、嗅觉或听觉障碍及肢体运动障碍等。在老年患者，尤以癫痫发作为首发症状多见。

（三）颅内压增高症状多不明显，尤其在高龄患者。在 CT 检查日益普及的情况下，许多患者仅有轻微的头痛，甚至经 CT 扫描偶然发现为脑膜瘤。因肿瘤生长缓慢，所以肿瘤往往长得很大，而临床症状还不严重。有时患者眼底视盘水肿已很严重，甚至出现继发视神经萎缩，而头痛并不剧烈，没有呕吐。值得注意的是哑区的肿瘤长得很大，而脑组织已无法代偿时，患者才出现颅内压增高的表现，病情会突然恶化，甚至会在短期内出现脑疝。

(四) 脑膜瘤对颅骨的影响

临近颅骨的脑膜瘤常可造成骨质的变化。可表现为骨板受压变薄，或骨板被破坏，甚至穿破骨板侵蚀至帽状腱膜下，头皮局部可见隆起。也可使骨内板增厚。增厚的颅骨内可含肿瘤组织。

三、诊断

脑膜瘤的临床特点是发病缓、病程长。不同部位脑膜瘤可有不同的临床表现，因成人发病较多，故凡成年人有慢性头痛、精神改变、癫痫、一侧或两侧视力减退甚至失明、共济失调或有局限性颅骨包块等，特别是伴有进行性加重的颅内压增高症状时，要考虑脑膜瘤的可能性。眼底检查常发现慢性视神经盘水肿或已呈继发性萎缩。

肿瘤的确诊还需要依靠辅助性诊断检查。诊断脑膜瘤，具有重要参考价值的检查包括颅骨平片、CT 或核磁共振 (EMR) 扫描和脑血管造影。不仅可以达到定位，还可以了解肿瘤大小和定性。

(一) 颅骨平片检查

由于脑膜瘤解剖上与颅骨的密切关系，以及共同的供血途径，极易引起颅骨的各种改变，头颅平片的定位征出现率可达 30% ～ 60%。颅内压增高症在没有 CT 诊断的情况下可达 70% 以上。主要表现如下。

1.局限性骨质改变：可出现内板增厚，骨板弥漫增生，外板骨质增生呈针状放射。一般认为，肿瘤细胞到达硬膜后，通过血管途径进入颅骨，引起周围或骨细胞的增生反应。无论有无肿瘤细胞侵入，颅骨增生部位都提示为肿瘤的中心位置。脑膜瘤引起局部骨板变薄和破坏的发生率为 10% 左右。

2.颅板的血管压迹增多：可见脑膜动脉沟增粗扭曲，最常见于脑膜中动脉沟。局部颅板板障静脉异常增多。

(二)CT 扫描

在 CT 出现以前，根据患者的临床表现，再辅以头颅平片和脑血管造影，对脑膜瘤即可做出确诊。CT 的出现，使脑膜瘤的定位以及定性诊断水平大大提高。典型的脑膜瘤，在未增强的 CT 扫描中，呈现孤立的等密度或高密度占位病变。其密度均匀一致，边缘清晰，瘤内可见钙化。增强后可见肿瘤明显增强，尽管一部分肿瘤在脑血管造影中并非显示富于血管。这是因为对比剂从脑膜瘤四周的毛细血管直接进入脑组织内，两者间无血脑屏障。约 15% 脑膜瘤伴有不典型的坏死、囊变或瘤内出血。观察脑膜瘤在 CT 的表现，要注意肿瘤与邻近组织如颅骨、小脑幕、矢状窦的关系，因此行冠状及侧位的重建有时是很重要的。

肿瘤四周的脑水肿对判断肿瘤的生长速度是有帮助的。肿瘤生长缓慢，水肿可能很轻，甚至没有水肿，富于血管的脑膜瘤周围水肿多较广泛。偶尔脑膜瘤四周合并大片水肿，需与恶性脑膜瘤或脑转移癌相鉴别。脑膜瘤引起周围水肿的原因尚不十分清楚，可能与脑膜瘤患者的正常血脑屏障遭到破坏以及脑膜瘤组织分泌出某种物质有关。最近有人研究认为，幕上脑膜瘤周围的水肿与肿瘤的前列腺素水平或肿瘤黄体酮受体释放作用有关。

(三) 脑血管造影

各种类型的脑膜瘤都是富于血管结构的。在 CT 临床应用以前，脑血管造影是诊断脑膜瘤的传统的重要手段。特别是近年来开展的数字减影技术 (DSA) 和超选择血管造影，对证实肿瘤的血管结构，肿瘤富于血管程度，主要脑血管的移位，以及肿瘤与大的硬膜窦的关系，窦的开放程度 (决定术中是否可以结扎) 都提供了必不可少的详细资料。同时造影技术也为术前栓塞提供了条件。对颅底和凸面脑膜瘤术前栓塞供应动脉，减少术中出血提供了帮助。

约 50% 的脑膜瘤脑血管造影可显示肿瘤染色。通常脑膜瘤在脑血管造影像上的表现如下：

(1) 脑膜血管一般表现粗细均匀，排列整齐的小动脉网，动脉管腔纤细，轮廓清楚呈包绕状。

(2) 肿瘤同时接受来自颈外、颈内动脉或椎动脉系统的双重供血。位于前颅窝的脑膜瘤可接受眼动脉，筛动脉和大脑前动脉分支供血。位于中颅窝的脑膜瘤可接受脑膜中动脉、咽升动脉供血。后颅窝脑膜瘤可由枕动脉、椎动脉脑膜前支、脑膜后动脉供血。

(3) 肿瘤的循环速度比脑血流速度慢，造影剂常在肿瘤中滞留。在造影的静脉期，甚至窦期仍可见肿瘤染色，即迟发染色。

(4) 脑膜瘤周围脑血管呈包绕状移位。

上述特点在脑膜瘤的脑血管造影中可同时出现，亦可能部分出现。

此外腰椎穿刺可反映颅内压增高、脑积液蛋白含量增高的情况，在诊断与鉴别诊断上仍有一定参考意义。

四、治疗

(一) 手术

脑膜瘤是一种潜在可治愈性肿瘤，外科手术可治愈大多数脑膜瘤。影响手术类型的因素包括部位、术前颅神经损伤情况 (后颅凹脑膜瘤)、血管结构、侵袭静脉窦和包裹动脉情况。如患者无症状且全部肿瘤切除有产生难以接受的功能丧失的危险，应选择部分切除。对大脑凸面的脑膜瘤，力争全切肿瘤并要切除受累硬膜以减少复发机会。蝶骨翼内侧、眶、矢状窦、脑室、脑桥小脑角、视神经鞘或斜坡的脑膜瘤可能难以完全切除。对海绵窦脑膜瘤，要考虑到有损伤颅神经和颈内动脉的风险，外科治疗要求高，一般采取 γ 刀治疗。手术能逆转大多数神经系统体征。

(二) 立体定向放射外科

包括 γ 刀、X 线刀和粒子刀。适用于术后肿瘤残留或复发、颅底和海绵窦内肿瘤，以肿瘤最大直径 ≤ 3 cm 为宜。γ 刀治疗后 4 年肿瘤控制率为 89%。本法安全、无手术的风险是其优点，但是长期疗效还有待观察。

(三) 栓塞疗法

包括物理性栓塞和化学性栓塞两种，前者阻塞肿瘤供血动脉和促使血栓形成，后者则作用于血管壁内皮细胞，诱发血栓形成，从而达到减少脑膜瘤血供的目的。两法均作为术前的辅助疗法，且只限于颈外动脉供血为主的脑膜瘤。

(四) 放射治疗

可作为血供丰富脑膜瘤术前的辅助治疗，适用于：①肿瘤的供血动脉分支不呈放射状，而是在瘤内有许多小螺旋状或粗糙的不规则的分支形成；②肿瘤以脑实质动脉供血为主；③肿瘤局部骨质破坏而无骨质增生。术前放射剂量一般 40 Gy 1 个疗程，手术在照射对头皮的影响消退后即可施行；④恶性脑膜瘤和非典型脑膜瘤术后的辅助治疗，可延缓复发。

五、各论

(一) 矢状窦旁脑膜瘤

矢状窦旁脑膜瘤，是指肿瘤基底附着在上矢状窦并充满矢状窦角的脑膜瘤，在肿瘤与上矢状窦之间没有脑组织。其瘤体常突向一侧大脑半球，肿瘤以一侧多见，也可以向两侧发展。矢状窦旁脑膜瘤约占脑膜瘤的 18%。其基底位于矢状窦壁，瘤体突向大脑半球。多发生在矢状窦中 1/3 段，依次为前 1/3 与后 1/3 部位。以一侧性者多见，少数肿瘤向两侧生长。

临床所见的病例有下列情况：①肿瘤位于矢状窦壁，向大脑半球凸面，或沿大脑镰伸长，肿瘤主体嵌入大脑半球内侧，仅有一小部分肿瘤裸露于矢状窦旁，类似脑内肿瘤。②肿瘤同时侵入上矢状窦，窦腔呈部分性或完全性梗死。③肿瘤由矢状窦旁向两侧生长，瘤组织有时跨于上矢状窦，将静脉窦包围，窦腔多已部分性或完全性闭塞，硬脑膜与颅骨经常受肿瘤侵犯，颅骨显著增生，向外隆起，有时可误为骨瘤。头皮动脉参与肿瘤供血，常见受累的颅骨，硬脑膜与肿瘤结成一体。这类脑膜瘤的血运特别丰富。④肿瘤同时累及大脑镰，基底较宽广。

外观上，矢状窦旁脑膜瘤多呈分叶状或结节状，肿瘤裸露于脑表面的部分与硬脑膜紧密粘连，周围脑组织因长期受压、软化、变性呈黄白色。该区域蛛网膜下隙闭塞，在肿瘤周边的蛛网膜下隙或有少量积液。肿瘤表面蜿蜒的静脉汇入邻近的大脑上行静脉，流向上矢状窦。中央区矢状窦旁脑膜瘤上面的中央沟静脉不仅显著扩张，有时还可能被包埋在肿瘤表面的瘤组织内。个别的肿瘤尚可生长在窦汇区域。

1. 临床表现

下肢无力，感觉异常，或以局限性癫痫发病，同时有慢性头痛。定位症状具有特征性。矢状窦前 1/3 段的脑膜瘤可有精神症状，表现为欣快感、不拘礼节，或淡漠少语，有时出现癫痫大发作。神经系统检查除可能发现视神经盘水肿锥体束征外，不一定有阳性体征，所以在早期易漏诊。肿瘤位于矢状窦中 1/3 者，常有局限性或 Jackson 癫痫，肢体无力最先表现在脚趾与下肢，或同时有感觉减退。上肢的症状比下肢稍轻。两侧矢状窦旁脑膜瘤可引起典型的两侧下肢痉挛性瘫痪，肢体内收呈剪状，易与脊髓病变引起的两下肢痉挛性瘫痪混淆。后 1/3 者因累及枕叶，可能引起视幻觉和对侧同向偏盲，这一部位的两侧性肿瘤，个别的可引起失明。

CT 扫描矢状窦旁显示相当于肿瘤大小的高密度影像，密度均匀，注射造影剂后影像明显增强。脑血管造影可见特征性的脑膜瘤肿瘤染色和抱球状的供血动脉影像。鉴别诊断需与结节型的胶质瘤区别。

2. 治疗

矢状窦旁脑膜瘤的生长情况比较复杂，因此术前准备需要更加充分。术前行脑血管造影，了解肿瘤的供血情况及上矢状窦、回流静脉的通畅与否对手术有一定的指导作用。有些患者需同时行肿瘤主要供血动脉栓塞术，再手术切除肿瘤，以减少术中出血。另外，术前需详细了解肿瘤所在部位的解剖关系，了解肿瘤与上矢状窦，大脑镰和颅骨的关系。

一侧生长的矢状窦旁脑膜瘤可采用一侧开颅，切口及骨窗内缘均抵达中线，如肿瘤向对侧生长，切口设计则可过中线。为避免锯开骨瓣或掀起骨瓣时矢状窦及周围血管撕裂引起大出血，尤其是肿瘤侵透硬脑膜和侵蚀颅骨并与之粘连紧密时，可在矢状窦一侧多钻数孔，用咬骨钳咬开骨槽的办法代替线锯锯开，并轻轻分离与颅骨的粘连，可以减少血管及矢状窦撕裂的机会。翻开并取下游离骨片后，要立即着手处理骨板出血，封以骨蜡。矢状窦旁脑膜瘤血供丰富，术中止血和补充血容量是手术成功的关键因素之一。除了术前可行供血动脉栓塞外，术中还可采取控制性低血压的方法。矢状窦表面出血可用吸收性明胶海绵（明胶海绵）压迫止血，硬脑膜上的出血可以用电凝或压迫的方法，也可开颅后先缝扎脑膜中动脉通向肿瘤的分支。双侧生长的肿瘤可采用以肿瘤较大一侧为主开颅，切口及骨瓣均过中线。

肿瘤与硬脑膜无粘连或粘连比较疏松时，可将硬脑膜剪开翻向中线，如粘连紧密则要沿肿瘤周边剪开硬脑膜。对于体积较小的肿瘤，可仔细分离肿瘤与周围脑组织的粘连，最好在显微镜下严格沿肿瘤包膜和蛛网膜层面分离瘤体，由浅入深，逐一电凝渗入肿瘤供血的血管，并向内向上牵拉瘤体，找到肿瘤基底，予以分离切断，常可将肿瘤较完整地取出。

对于体积较大的肿瘤，尤其是中 1/3 的矢状窦旁脑膜瘤常可见到中央静脉跨过肿瘤生长，为避免损伤中央沟静脉及邻近的大脑皮质功能区，可沿中央沟静脉两侧切开肿瘤并将之游离后，再分块切除肿瘤。术中应尽量保护中央沟静脉及其他回流静脉，只有在确实完全闭塞时方可切除。

对残存于矢状窦侧壁上的肿瘤组织有效而又简单易行的方法就是电灼，电灼可以破坏残留的肿瘤细胞，防止复发，但要注意电灼时不断用生理盐水冲洗，防止矢状窦内血栓形成。若肿瘤已浸透或包绕矢状窦，前 1/3 的上矢状窦一般可以结扎并切除，中、后 1/3 矢状窦则要根据其通畅与否决定如何处理。只有在术前造影证实矢状窦确已闭塞，或术中夹闭矢状窦 15 分钟不出现静脉瘀血，才可考虑切除矢状窦，否则不能结扎或切除。也可以将受累及的窦壁切除后用大隐静脉或人工血管修补。也有作者认为窦旁脑膜瘤次全切除术后肿瘤复发率较低，尤其在老年患者中，肿瘤生长缓慢，即使复发后，肿瘤会将矢状窦慢慢闭塞，建立起有效的侧支循环，再行二次手术全切肿瘤的危险性要比第一次手术小得多。肿瘤受累及的硬脑膜切除后需做修补，颅骨缺损可根据情况行一期或延期手术修补。

（二）大脑凸面脑膜瘤

为起源于大脑凸面的脑膜瘤，其发病率仅次于矢状窦旁脑膜瘤，约占颅内脑膜瘤的 25%。在大脑前半部的发病率比后半部高。大多数患者有头痛、呕吐等颅内压增高症状，多数病例有视盘水肿，导致视力减退。

临床表现大脑凸面脑膜瘤的症状主要取决于肿瘤的部位，从精神症状到运动障碍、感觉障碍、视野缺损均可出现。此病癫痫的发生率较高，并常为首发症状。头痛、呕吐等颅内压增高症状见于绝大多数患者，相当多的病例视盘水肿，导致视力减退。

手术切除大脑凸面脑膜瘤技术上一般难度不大，可参照矢状窦旁脑膜瘤的手术方法。切除肿瘤时，如肿瘤与周围脑组织粘连紧密，要小心地由浅入深进行分离，避免伤及供应肿瘤周围区域脑组织的供血动脉，更要防止伤及言语中枢与运动区脑皮质。手术要求将肿瘤连同受累的硬脑膜一并切除。

（三）大脑镰脑膜瘤

大脑镰脑膜瘤位于大脑纵裂，这一部位脑膜瘤的发生率占颅内脑膜瘤的 6.8%，可为一侧性或两侧性。肿瘤呈球形，突入一侧或两侧大脑半球之内。少数大脑镰脑膜瘤为扁平形，在大脑镰内浸润生长，个别有累及大脑镰全长者。也有在扁平型肿瘤上又长出较大的瘤结节，形成两种情况的混合。肿瘤的血液供应来自大脑镰脑膜动脉与大脑前动脉，在肿瘤基底及周围的大脑镰内，贯穿有多数扩张的静脉，使大脑镰呈瘀血状态。因肿瘤深埋于大脑半球内侧，早期很少出现定位症状，以致发病时肿瘤多已长到相当大，逐渐出现颅内压增高症状，下肢无力，少数引起癫痫、排尿困难。大脑镰前 1/3 段脑膜瘤，可引起精神症状；后 1/3 部位引起对侧同向偏盲。该区域的两侧性巨大脑膜瘤由于压迫两侧枕叶距状裂，可以引起失明。晚期病例颅内压增高症状突出。

诊断上有时与矢状窦旁脑膜瘤及胶质瘤不易区别，通过 CT 扫描与脑血管造影可以确诊，并有利于了解肿瘤的范围与血液供应。

手术切除较大的大脑镰脑膜瘤相当困难，因为肿瘤埋在大脑纵裂之中，大脑上行静脉往往阻碍手术入路。尤其是大脑镰中段者，因正在大脑运动区，表面有扩大的中央沟静脉，不可切断。多有颅内压增高，手术时要求手术野宽敞，需采取有效的脱水降低颅内压的措施。手术由大脑上行静脉之间、大脑纵裂深入至肿瘤区。可以切断 1 ～ 2 条次要的上行静脉以扩大显露，减少对脑组织牵拉。

处理这一类位置深、基底宽、血运极丰富的大脑镰脑膜瘤时，因为手术野显露有限，应避免简单地伸入手指去游离和剜出肿瘤，也不能过度牵拉脑组织。只能用脑压板自纵裂轻柔地向外牵开一侧大脑半球，沿肿瘤周围用吸引器头游离，逐一用电凝处理进入肿瘤的动脉小分支，而不伤及胼缘与胼周动脉主干，以免影响远处脑组织供血。然后由瘤内分块地切除肿瘤直至其基底。

肿瘤在大脑镰浸润生长的，可以绕肿瘤的基底做一圈切开，将受累的大脑镰连同残留肿瘤切除。大脑镰出血用电凝、银夹止血。这种由分块切除，逐渐缩小肿瘤体积，以达全切除的方法，是在显露较窄、解剖关系复杂部位切除肿瘤的通用方法，很适合处理大脑镰脑膜瘤。肿瘤较小的，可先切断肿瘤基底，而后断开周围供血动脉，将肿瘤整个切除。

两侧生长的肿瘤，手术从肿瘤较大的一侧进入，做跨中线切口，骨瓣达中线，必要时也可跨过中线。在切除一侧肿瘤之后切开大脑镰，显露对侧肿瘤，稍加游离，多能将对侧瘤结节一并切除。如两侧的瘤体等大，手术由非主侧半球侧进入，以减少手术反应。困难情况下，可分期处理另一侧肿瘤。

应特别注意防止损伤中央沟静脉与大脑运动区以免造成下肢瘫痪。避免对枕叶牵拉过度，伤及距状裂区域而致偏盲。如两侧枕叶损伤，有引起两眼失明的危险。切除肿瘤后经脱水降压治疗，如脑水肿仍很明显，最好不缝合硬脑膜，或辅加颞肌下减压术，以缓解颅内压，预防术后发生脑疝。肿瘤广泛浸润大脑镰者，常需分期手术。

（四）蝶骨嵴脑膜瘤

蝶骨嵴脑膜瘤是起源于蝶骨大、小翼上的脑膜瘤。内起自前床突外抵翼点。早年 Cushing 将蝶骨嵴脑膜瘤分为内、中、外三个部位。Watts 建议将此传统的定位分类方法简化为两型，即内侧型和外侧型肿瘤多为球型，可以向周围各个方向生长。蝶骨嵴脑膜瘤可向颞部、额部和额颞交界处生长。内侧型肿瘤可起源于前床突，向眼眶内或眶上裂侵犯也有少见的肿瘤向前颅窝底生长，从而引起相应的临床表现。外侧型蝶骨嵴脑膜瘤早期不出现症状。

临床不易早期诊断。患者有慢性头痛、一侧视力下降、精神症状，或在颞窝发现骨性包块。有时出现一侧眼球突出才引起注意。内侧型肿瘤压迫视神经可致视力减退，出现原发性视神经萎缩，而对侧由于颅内压增高表现为视盘水肿，称为 Forster-Kennedv 综合征。肿瘤向颅中窝伸长者，可引起颞叶癫痫。至晚期，患者多有明显的颅内压增症状。颅骨平片显示蝶骨嵴骨质增生。

CT 扫描蝶骨嵴部位显示高密度的肿瘤影像，有助于早期发现肿瘤。肿瘤甚小的，脑血管造影不一定发现阳性征象，肿瘤长到一定体积，形成占位，使大脑中动脉向后、向上移位，大脑前动脉向对侧移位，同时可显出肿瘤的病理循环。

蝶骨嵴脑膜瘤的治疗，蝶骨嵴脑膜瘤全切蝶骨嵴脑膜瘤又不损害患者的神经功能并非易事。内侧型脑膜瘤由于可能侵犯海绵窦和颈内动脉而尤为困难。无论是内侧型或外侧型多采用以翼点为中心的额颞入路对于直径大于 2.0 cm 的肿瘤，不要企图完整切除肿瘤，以免损伤重要的血管和神经组织。在分离肿瘤与大脑中动脉的粘连时应特别小心，对于大脑中动脉的任何分支都应小心将其自肿瘤壁上分离下来，如分离确实困难可将与动脉粘连的部分瘤壁留下来，尽量不要损伤大脑中动脉及其分支，以免术后造成严重的后果。

内侧型肿瘤的深处是颈内动脉和视神经。多数情况是肿瘤呈球形生长，将颈内动脉向内推移，少数情况是颈内动脉被肿瘤包裹。前者，肿瘤与颈内动脉和视神经之间有一层蛛网膜相隔。手术显微镜下包膜内切除肿瘤，使术野空间扩大再将瘤壁向一方牵拉可以找到颈内动脉和视神经，小心分离多能全切肿瘤如确有困难，不可勉强。但如肿瘤将颈内动脉包裹，颈内动脉可呈环状缩窄，甚至闭塞，此时切除颅内动脉四周的肿瘤确有困难。

侵犯海绵窦的肿瘤，已能做到全切除。分离肿瘤时应注意辨认和保护Ⅲ、Ⅳ、Ⅵ脑神经，对于海绵窦的出血可用吸收性明胶海绵（明胶海绵），止血纱布，肌肉等材料压迫止血。

（五）鞍结节脑膜瘤

鞍结节脑膜瘤是由 Stewart 于 1899 年首次介绍，Cushing 等于 1929 年将其称之为"鞍上脑膜瘤"，包括起源于鞍结节、前床突、鞍隔和蝶骨平台的脑膜瘤。鞍结节脑膜瘤属鞍区肿瘤，发生率约占颅内脑膜瘤总数的 1/10。Cushing 称之为鞍上脑膜瘤。肿瘤生长缓慢，由鞍结节向上、向前、向后和向侧方生长。其中有一类肿瘤向侧方压迫视神经、向后压迫视交叉，也向前与向上发展，但未累及颈内动脉与大脑前动脉。另一类肿瘤较大，朝向视神经与视交叉上方及下方伸长，压迫视神经，向外挤压颅内动脉，并将大脑前动脉第一段与前交通动脉推压向上移位，甚至将动脉包围。鞍结节脑膜瘤的直径在 2.5 cm 以下者为小型，4 cm 以上者为大型，介于其间者为中型。少数情况下，肿瘤可侵入视神孔与眶上裂，引起眼球突出与眶上裂综合征。

临床表现如下。

1. 视力、视野障碍

为鞍结节脑膜瘤最常见症状。几乎所有患者都有视力、视野的改变，80% 以上的患者为首发症状。视力障碍多为缓慢、进行性减退，可持续数月或数年。早期一侧视力减退伴颞侧视野缺损，单侧视力障碍占 55%，随后对侧视神经和视交叉受压表现为双眼视力下降或双侧视野缺损，双侧视力障碍者占 45%，最后可导致失明。但双侧视力或视野的改变往往不对称，不规则，甚至极少数患者一侧已经失明而另一侧尚属正常。这部分患者常首诊于眼科。此外，由于视神经、视交叉受压，眼底常出现视盘原发性萎缩，可高达 80%。晚期由于颅内压增高，也可同时发生继发性眼底水肿。

2. 头痛

头痛为早期常见症状。约 50% 以上患者有头痛病史。多以额部、颞部、眼眶等间歇性疼痛为主，不剧烈。颅内压增高时，头痛加剧，伴有呕吐，常在晚间和清晨发作。

3. 垂体和丘脑下部功能障碍

垂体内分泌功能障碍和下丘脑损害症状较少见，但肿瘤长大后压迫垂体时，也可发生垂体功能减低的症状，如性欲下降、阳痿或闭经；丘脑下部受累时，也可出现多饮、多尿、肥胖及嗜睡等表现。

4. 邻近结构受累症状

影响嗅束时有一侧或两侧嗅觉减退或消失。累及额叶时可产生嗜睡、记忆力减退、焦虑等精神症状。压迫海绵窦时可引起动眼神经麻痹及眼球突出等。

5. 颅内压增高症状

肿瘤晚期，由于肿瘤增大或由于肿瘤突入第三脑室内阻塞室间孔导致脑脊液循环障碍，发生脑积水所致。主要表现为头痛、恶心、呕吐、视盘水肿等。

6. 其他

少数患者以癫痫为主诉就诊，有的患者可出现锥体束征。

鞍结节脑膜瘤由于缺乏特异性的症状及体征，故不易早期发现，因此凡发现成年人有进行性视力减退、单或双颞侧偏盲，伴有头痛，眼底有原发性视神经萎缩或 Foster-Kennedy 综合征者，即应考虑鞍结节脑膜瘤的可能性，确诊主要靠影像检查。CT、MRI 的普及为此病诊断提供了简单易行、安全可靠的诊断手段。在无上述检查设备的基层医院，颅骨 X 线拍片及脑血管造影也有一定的诊断价值。

确诊依靠放射学检查，需常规照颅骨平片。鞍结节脑膜瘤常引起鞍结节部位与蝶骨平板骨质增生，或有骨质破坏，累及前床突与蝶骨小翼。蝶鞍通常并不扩大，而垂体瘤常有蝶鞍扩大。平片如可见到视神经孔与眶上裂扩大，多表明肿瘤向神经管与眶上裂伸长。脑血管造影，肿瘤较小的，不一定有血管移位征象。中等以上大小的肿瘤，可有大脑前动脉第一段及前交通动脉向上向后移位。这些动脉因受肿瘤挤压、血管牵张或被瘤组织包围而变细。少数病例引起动脉闭塞。CT 扫描鞍结节脑膜瘤的典型征象是在鞍上区显示出造影剂增强的团块影像，密度均匀一致。

手术切除肿瘤是本病的根本治疗，多在全身麻醉与控制性低血压下进行。早期病例肿瘤较手术切除肿瘤是本病的根本治疗。早期病例肿瘤较小，尚未累及视神经与动脉，亦无颅内压增高，易于取得全切除与根治。晚期病例肿瘤已累及视神经、视交叉、颈内动脉、大脑前动脉与前交通动脉，以及垂体与下丘脑等重要结构者，往往使手术非常困难。对于这类肿瘤不能强求全切，千万不可盲目剥离与牵拉肿瘤，以免损伤重要神经血管引起大出血，造成患者残废甚至死亡。

手术入路多采用额颞瓣，由额叶底部外侧沿蝶骨嵴接近肿瘤，或由前额底部从中线部位接近肿瘤。晚期病例肿瘤较大，且已累及神经与血管者，宜采用冠状切口，右侧跨中线的额颞瓣扩大显露，部分切开大脑镰，由大脑纵裂前方进到肿瘤部位。手术切除肿瘤的要点如下。

(1) 鞍结节：脑膜瘤的血液供应主要来自鞍结节，视神经内侧常有一小动脉支进入肿瘤。切除肿瘤，宜先由肿瘤前极与其基底部进行游离，切断肿瘤供血来源，而后游离肿瘤的基底两侧和肿瘤后极。较小的肿瘤采用此法多能顺利予以切除。

(2) 肿瘤较大者最好采用包膜内切除法，分块切除瘤组织，断开肿瘤基底部，使肿瘤缩小、塌陷，与周围脱离联系。至此，进一步游离残余的肿瘤后达到完全切除。避免伤及周围神经血管。

(3) 肿瘤已将大脑前动脉、前交通动脉、颈内动脉及视神经包围，或其后与视交叉垂体紧密黏着者，行包膜内切除一部分瘤组织，争取断开肿瘤基底。下一步骤继续在手术显微镜下，将受累的神经与血管自瘤组织内游离，这种手术需要耐心细心，要花费较长的时间。残余的一部分肿瘤，经过努力最终也能取得全切。但是也有一些病例，手术中虽尽一切努力，仍只能达到大部切除。

(4) 肿瘤入侵视神经管与眶上裂者，宜打开视神经管，尽可能切除肿瘤。

(5) 受肿瘤浸润的增生骨质应予刮除，以减肿瘤复发的机会。

(六) 嗅沟脑膜瘤

嗅沟脑膜瘤与硬脑膜地沾着处位于前颅窝底筛板及其后方嗅沟脑膜瘤可分为单侧或双侧，单侧较多见，肿瘤也可以一侧为主向对方延伸。

患者常有慢性头痛与精神障碍，可能误为神经衰弱或其他精神病。因嗅神经受压产生一侧或两侧嗅觉丧失。肿瘤长大到一定程度，引起颅内压增高症状，若肿瘤压迫视神经，可出现原发性神经萎缩，患侧视力下降，或有不规则的视野缺损。少数患者出现癫痫大发作。个别的巨大嗅沟脑膜瘤因压迫额叶底部，间接累及基底节引起肢体震颤。

CT 扫描显示颅前窝一侧或两侧近中线部位有均匀一致的团状高密度影像，可以明确肿瘤的范围。脑血管造影显示典型的额叶底部脑外肿瘤引起的血管移位征象，额极动脉、胼周动脉皆受压向上向后呈弧形。

嗅沟脑膜瘤多能完全切除。手术一般做额部冠状切口或一侧切口，额骨瓣达中线或做双侧额骨骨瓣。由硬脑膜内从额叶底部显露肿瘤前极。之后先分离肿瘤基底，用电凝法使肿瘤自嗅沟脱离同时切断由颅底来的供血血管，出血可大为减少。再游离肿瘤的顶部与后部予以切除。瘤体附着于嗅沟的基底，可能较窄，但有时也很宽，并使嗅沟附近骨质破坏与筛窦相通。受累的硬脑膜与骨质应予一并切除或电凝处理。与筛窦鼻腔相通者，颅底脑膜缺损应予修补。切除肿瘤的鞍上区部分时，应细心操作，谨防损伤视神经与大脑前动脉。肿瘤结节伸长至对侧颅前窝者，可切开大脑镰，扩大显露，以同样方式予以切除。肿瘤特大、显露困难时，宜采取由包膜内切除及分块切除的方法，以免过分牵拉而损伤脑组织。

(七) 视神经鞘与眶内脑膜瘤

视神经鞘脑膜瘤可能生长在颅眶交界处，向颅中窝与眶内两个方向发展，或仅生长于眶内而位于球后。肿瘤与视神经密切相连，有时将视神经包围。

临床表现为患侧视力下降与眼球突出，眼球活动受限。局限于眶内者，多在眼科就诊。

CT 扫描可显示肿瘤的大小与部位，有时还能看清肿瘤与视神经的局部关系。

肿瘤局限于眶内者，过去多由眼科按眶内肿瘤一般手术方法处理。从眼眶外侧开一骨窗，进行球后肿瘤切除，小的肿瘤，可以达到切除目的。目前趋向于神经外科处理。尤其是颅眶交界处的脑膜瘤，单纯按眼科方法手术，难以完全切除肿瘤，也不易仔细止血。采用额颞骨瓣入路，同时打开眶顶，就能够由颅眶两个方面进行肿瘤切除，仔细从视神经周围将肿瘤切除。应用激光手术刀与超声吸引有利于切除黏着于视神经的瘤组织，提高肿瘤全切率。肿瘤完整切除后，视力与眼球活动可取得部分或完全恢复，使眼球突出消除。反之，因摘除肿瘤不当，损伤视神经与 3、4、6 颅神经，可致失明、眼球活动障碍等不良结果。

（八）颅中窝脑膜瘤

中颅窝前界为蝶骨嵴，后方以颞骨岩部与后颅窝相隔窝的中央为蝶骨体，在这一区域有眶上裂、圆孔和卵圆孔等重要脑神经通路。如患者早期即出现眼球突出和眶上裂综合征，提示肿瘤原发于蝶骨嵴内侧，通常归于蝶骨嵴脑膜瘤中颅窝脑膜瘤是指发生于蝶骨大翼内侧中颅窝底部的脑膜瘤。一般位于硬脑膜内，血运异常丰富。

临床常有海绵窦综合征、颞叶癫痫与颅内压力增高的表现。肿瘤向眶上裂伸长可引起眼球突出。肿瘤巨大压迫颞顶叶时，可出现对侧同向偏盲与轻偏瘫。向外侧生长，使颞骨鳞部变薄并向外隆起。

X 线平片多能发现阳性征象，如局部骨质增生、颞骨变薄、颅中窝低凹、骨质吸收，有时骨质破坏。脑血管造影可显示典型的颞叶肿瘤征象伴有肿瘤血管团。CT 扫描可以明确地看出高密度团状肿瘤影像。

手术切除颅中窝肿瘤时，要充分考虑肿瘤供血异常丰富与肿瘤可能累及海绵窦、颈内动脉及其侧裂分支的特点。术前最好先结扎瘤侧颈外动脉或予以栓塞。手术的进路尽可能接近颅中窝底。显露肿瘤后，先从其基底部开始游离。手术可以参照蝶骨嵴内侧型脑膜瘤切除的方法。肿瘤累及海绵窦与颈内动脉者，分离肿瘤内侧时要格外细致，采用分块切除法。切记不可在肿瘤周围解剖关系尚未弄清的情况下，强行牵拉肿瘤或用手指剥离并深入至肿瘤鞍旁部分伤及下丘脑或海绵窦发生危险。

瘤组织广泛浸入海绵窦者，可在显微手术下，试行一小块、一小块地切除其中的瘤组织。尽管如此多数病例只能做到大部切除肿瘤。鉴于此部位肿瘤可为恶性或恶性变，术中肿瘤冰冻活检是必要的。如肿瘤恶性度高，已向周围结构浸润，更难取得根治。术后可采用放疗。

（九）三叉神经节脑膜瘤

三叉神经节脑膜瘤属于少见的脑膜瘤类型。肿瘤位于三叉神经节囊内，多为小型肿瘤如樱桃或核桃大小。也有较大者，突破三叉神经节囊，在颅中窝底伸长或经岩骨嵴向颅后窝发展。

临床表现为三叉神经痛，但疼痛多为持久性，并同时有三叉神经感觉根与运动根神经损害的表现。可资与原发性三叉神经痛鉴别。脑血管造影不一定显出阳性征象，CT 扫描有助于早期诊断。

手术采取颞部入路，开颅时，骨窗尽可能靠近颅底，以利显露肿瘤。进入三叉神经节部位，可见三叉神经节囊隆起，切开硬脑膜与囊壁，即见到肿瘤。细心游离摘除肿瘤结节。

（十）岩骨尖脑膜瘤

岩骨尖脑膜瘤少见。由于该部位解剖关系特殊，这一部位的脑膜瘤也是手术中较为困难的一类。岩骨尖位于小脑幕卵圆形裂孔的侧方，前下为破裂孔与颈内动脉；内侧为海绵窦后部、环池与中脑；后下方为斜坡、脑桥，并有Ⅲ、Ⅳ、Ⅴ、Ⅵ颅神经通过；后外方为Ⅶ、Ⅷ颅神经；上方为岩上窦。这一区域内的主要动脉，除颈内动脉外，尚有基底动脉、大脑后动脉、小脑上动脉等。斜坡附近则有与海绵窦、岩上窦及岩下窦相连的静脉丛。

岩骨尖脑膜瘤早期，肿瘤甚小时，仅在局部使岩骨尖骨质受侵蚀和累及Ⅲ、Ⅳ、Ⅴ、Ⅵ或Ⅶ颅神经。待肿瘤逐渐增长，肿瘤由岩骨尖向颅中窝、颅后窝与小脑幕内侧发展，自然压迫上述神经、血管和脑干。

由于肿瘤长大占位，使脑干移位、环池受阻、导水管受压，以及静脉瘀血，可引起严重的颅内压增高。患者表现尚可有对侧肢体部分性偏瘫，小脑性共济失调。

诊断有赖于CT扫描与脑血管造影，X线平片显示岩骨尖及其周围骨质破坏也是一个重要的依据。进行这一部位脑膜瘤的切除手术，要熟悉肿瘤邻近正常的与病理的解剖关系。需要事先进行脑血管造影查明由颈外动脉、颈内动脉及基底动脉多方面而来的供血来源。CT扫描虽然可以提示肿瘤的大小和生长方向，但不能提供肿瘤供血的情况。

手术通常由扩大的一侧颞枕入路，从颞叶底部进至岩骨尖区域显露肿瘤。原则上先从肿瘤基底部分离，采用包膜内分块切除的方式，逐步缩小肿瘤体积，使肿瘤塌陷，然后由肿瘤周围游离，一切断所能见到的进入肿瘤的供血动脉。再将肿瘤与周围相连的颅神经、脑干分开，最后全部切除肿瘤。较小的岩骨尖脑膜瘤可达到整个切除。手术中特别注意应防止伤及脑干和重要的动脉。

第三节 神经上皮性肿瘤

神经上皮性肿瘤又称脑胶质瘤，是颅内最常见的原发性肿瘤，国内统计胶质瘤占颅内肿瘤的 35.26% ～ 60.96%。

一、星形细胞瘤及间变性星形细胞瘤

星形细胞瘤在神经上皮性肿瘤中最常见，占胶质瘤的 21.2% ～ 51.6%。男性多于女性，任何年龄均可发生，发病高峰在 20 ～ 40 岁。星形细胞瘤可发生在中枢神经系统的任何部位，一般成人多见于大脑，小脑星形细胞瘤占儿童脑肿瘤的 30%。星形细胞瘤常发生于额叶、顶叶、颞叶，较少发生于枕叶。星形细胞瘤的预后与患者的年龄密切相关，年轻人的生存期较长。

（一）临床表现

星形细胞瘤生长缓慢，病程较长，自出现症状至就诊平均 2 年。临床症状包括一般症状和局部症状，前者主要取决于颅内压增高，后者则取决于病变部位和肿瘤的病理类型及生物学特性。

肿瘤的不断生长占据颅腔内空间，脑水肿、肿瘤阻塞脑脊液循环通路造成脑脊液的回吸收障碍等均可造成颅内压增高。各部位肿瘤出现颅内压增高症状早晚不同。小脑肿瘤易压迫阻塞第四脑室，出现颅内压增高较早，大脑半球肿瘤则较晚，颅内压增高的症状主要包括头痛、呕吐、视盘水肿、视力视野改变、癫痫、复视、头颅扩大（儿童期）和生命体征的改变等。各部位星形细胞瘤的症状和体征有所不同。

1. 大脑半球星形细胞瘤

约60%发生癫痫，肿瘤接近脑表面者易出现，约1/3的患者以癫痫为首发症状或主要症状，而后才出现颅内压增高及局灶症状。癫痫发作的类型与肿瘤所在的部位有关。额叶多为癫痫大发作，中央区及顶叶多为局灶性发作，颞叶肿瘤则表现精神运动性发作。广泛侵犯的额叶肿瘤尤其侵犯胼胝体延至对侧半球的患者，出现明显的精神障碍。在颞枕叶累及视觉传导通路或视觉中枢时可出现幻视、视野缺损。额后中央前回附近受累时常出现不同程度的对侧偏瘫。顶叶下部角回和缘上回受累者可有失算、失读、失用及命名障碍。在优势半球运动或感觉性语言中枢损害时，可相应出现运动或感觉性失语。顶皮层病变可造成皮层感觉障碍。由于大脑半球的所谓"哑区"的存在，使得该部位（主要指额、颞叶前部）的肿瘤无局部症状，约占20%。

2. 小脑星形细胞瘤

多数位于小脑半球，其次为蚓部及第四脑室。儿童较成人多见。位于小脑半球者多表现为患侧肢体共济失调，上肢较下肢明显。位于蚓部或小脑半球近中线者，可出现平衡障碍，走路及站立不稳。上蚓部肿瘤表现向前倾斜，下蚓部肿瘤多向后倾斜。严重的小脑损害可出现构音障碍和暴发性语言。存在小脑扁桃体下疝者则可表现颈抵抗、强迫头位甚至出现小脑危象。

3. 脑干星形细胞瘤

肿瘤多位于脑桥，其次为延髓，位于中脑者罕见。早期出现患侧脑神经麻痹，中脑肿瘤出现动眼神经麻痹；脑桥肿瘤为展神经、面神经或三叉神经受累；延髓肿瘤可有后组脑神经麻痹。同时出现对侧肢体运动及感觉障碍，即"交叉性麻痹"。患者感觉障碍和小脑性共济失调十分常见。晚期可有双侧脑神经麻痹、双侧锥体束征及颅内压增高等表现。

（二）辅助检查

1. 神经电生理学检查

脑电图检查对以癫痫为首发症状者有一定帮助。视觉诱发电位(VEP)检查对颞枕叶肿瘤有帮助，脑干听觉诱发电位(BAEP)则有助于脑干、小脑等部位肿瘤的诊断。

2. X线检查

多数患者头颅X线平片表现颅内压增高征象。部分可见到肿瘤有点状或圆弧状钙化。脑血管造影表现血管受压移位，少见肿瘤染色和病理血管。

3. CT检查

星形细胞瘤在CT上通常为一密度不均匀的肿块，病变的边界比胶母细胞瘤更不清楚，肿瘤周围常无明显水肿。20%的星形细胞瘤在CT上可见到钙化。肿瘤的强化通常取决于肿瘤的级别，在星形细胞瘤Ⅰ～Ⅱ级中有大约40%的肿瘤不强化。在肿瘤强化的病例中，其强化的模式多种多样，可以是局灶性、结节性、环形，或均匀强化。

4. MRI检查

良性星形细胞瘤由于细胞内外水分增多，造成T_1和T_2延长，表现T_1加权像呈低信号，

T_2 加权像呈高信号，信号强度均匀，瘤周水肿轻微，注射 Gd–DTPA 增强不明显。瘤内发生囊变则 MRI 信号不均匀。瘤体与周围水肿在加权像不如 T_2 加权像容易区分开来，肿瘤可有轻度增强。

恶性星形细胞瘤在 T_1 加权像呈混杂信号，以低信号为主，间以更低或高信号，体现了瘤内坏死或出血，T_2 加权像呈高信号，信号强度不均匀，可见到肿瘤血管所造成的曲线状或圆点状低信号区。在质子密度加权（长 TR 短 TE）图像上，肿瘤信号低于周围水肿信号，而肿瘤内部坏死区信号却高于周围水肿信号；在长 TR 长 TE 图像上，肿瘤内部坏死区信号强度近似于周围水肿信号强度，瘤体信号强度相对减低。由于瘤周组织的神经胶质增生。有时在瘤周可见一圈低信号晕环绕，介于肿瘤和水肿之间，这在恶性程度高的肿瘤较为多见。恶性者常有显著的异常对比增强，增强持续时间长，增强部分呈斑块状、线条状、花环状或结节状，但肿瘤坏死或出血区不发生对比增强。

（三）治疗

星形细胞瘤的治疗为手术、放疗、化疗、生物治疗等综合治疗，以手术切除为主。根据肿瘤所在部位及范围，做肿瘤切除、脑叶切除或减压术。如梗阻性脑积水未能解决时可行脑脊液分流术，解除颅内压增高。局灶性的囊性小脑星形细胞瘤若有巨大囊腔和偏于一侧的瘤结节，只要将瘤结节切除即可达到根治目的。一般实质性星形细胞瘤难以做到根治性切除，术后应给予放疗、化疗等综合治疗。对 I 级星形细胞瘤（毛细胞型星形细胞瘤、室管膜巨细胞星形细胞瘤）只需手术彻底切除，一般不需化疗或放疗。

二、胶质母细胞瘤

胶质母细胞瘤在神经上皮性肿瘤中占 10.2% ～ 22.3%，是最常见的弥漫性星形细胞瘤，具有高度恶性的生物学行为，可于发生时即为胶质母细胞瘤，也可以较良性的星形细胞瘤、少突胶质细胞瘤和室管膜瘤恶变而来。本病主要发生于成人，好发年龄为 45 ～ 55 岁，男性多于女性，约 (2 ～ 3):1。胶质母细胞瘤位于皮质下，呈浸润性生长，常侵犯几个脑叶，并侵犯深部结构，还可经胼胝体侵及对侧大脑半球。胶质母细胞瘤 95% 以上为单发，多发不足 5%。

（一）临床表现

胶质母细胞瘤是胶质瘤中最为恶性的肿瘤，生长快、病程短，自出现症状到就诊多数在 3 个月之内，70% ～ 80% 在半年以内。个别病例因肿瘤出血，可呈卒中样发病。偶尔可见病程较长者，可能肿瘤早期较多为良性，随肿瘤生长而发生恶性转化有关。由于肿瘤生长迅速，脑水肿广泛，颅内压增高症状明显，几乎全部患者都有头痛、呕吐、视盘水肿。肿瘤浸润性破坏脑组织，造成一系列的局灶症状，患者可因肿瘤出血而出现脑膜刺激症状，而癫痫的发生率较星形细胞瘤和少突胶质细胞瘤少见。

（二）辅助检查

1. 影像学检查

放射性同位素检查诊断阳性率较星形细胞瘤为高，病变局部显示放射性浓集区。头颅 X 线平片仅显示颅内压增高，偶见松果体钙化和移位。脑血管造影见血管受压移位，约 50% 显示病理血管，病变处血管多粗细不均、扭曲不整，有的呈细小点状或丝状。

2.CT 扫描

在 CT 平扫上，胶母细胞瘤多为形态不规则的低密度为主或等密度为主的低等混合密度病灶。瘤周多数水肿较重。瘤内坏死及囊变部分为低密度影。囊变常有较光整的内壁，而坏死常常位于肿瘤的中央，边缘不光整。

在 CT 强化上，绝大多数胶母细胞瘤有强化，强化率 61% ～ 100%，强化主要为肿瘤的实体部分，肿瘤内的坏死和肿瘤周围的水肿不强化，表现为不均匀的强化或环状增强。

3.MRI 检查

MRI 同样显示胶母细胞瘤肿瘤内部信号不均匀。在长 T2W 的图像上，MRI 常能显示灶性坏死及出血，显示肿瘤内的出血比 CT 敏感。在 MRI 图像上常显示线状或蜂窝状流空的血管影，反映出丰富的肿瘤血供。肿瘤的强化多不均匀。肿瘤组织常显示强化，而坏死不强化。环形强化肿瘤壁的特点通常为壁厚、不均匀。不规则、壁上有结节状，肿瘤壁的影像与转移瘤及放疗后的坏死难于鉴别。

(三) 治疗及预后

治疗以手术切除为主。手术的原则同星形细胞瘤，但胶质母细胞瘤不太可能做到真正完全切除，应尽量多切除肿瘤，同时做内外减压术。此肿瘤约有 1/3 边界比较清楚，手术可做到肉眼全切除；另 2/3 呈明显浸润性，与正常脑组织无明显界限，如果位于额叶前部、颞叶前部或枕叶者，可将肿瘤连同脑叶一并切除，使术后有一个比较大的空间。如果肿瘤位于重要功能区(语言中枢或运动中枢)，为了不加重脑功能的障碍，多数仅能做部分切除。对位于脑干、基底神经节及丘脑的肿瘤可在显微镜下尽量切除肿瘤，手术结束时可做外减压术。手术目的是减少肿瘤体积，减低颅内压，改善临床症状，为其他后续治疗创造条件。术后均应进行放疗、化疗或生物治疗等综合治疗。因肿瘤恶性程度高，术后易复发，一般常在 8 个月之后。复发后再次手术的效果不如第 1 次手术。生存时间平均 1 年，个别可达 2 年。

三、少突胶质细胞瘤及间变性少突胶质细胞瘤

少突胶质细胞瘤在神经上皮性肿瘤中占 4% ～ 12.4%。常见于中年人，好发年龄为 35 ～ 45 岁。男女之比为 2 ：1。少突胶质瘤好发于额叶 (38%)，颞叶次之 (30% 左右)，小脑很少见，脑干则罕见。像其他胶质瘤一样，少突胶质瘤亦没有包膜，为浸润性生长的恶性肿瘤。

(一) 临床表现

少突胶质细胞瘤大部分生长缓慢，病程较长，自出现症状到就诊时间为 2 ～ 3 年。常见的症状为癫痫，常为首发症状。精神症状常见于额叶少突胶质细胞瘤，以情感异常和痴呆等为主。颅内压增高见于约 50% 的患者，一般出现较晚，除头痛、呕吐外，视力障碍和视盘水肿患者约占 1/3。依肿瘤部位可出现相应的症状和体征，如偏瘫、偏身感觉障碍及运动性或感觉性失语等。

(二) 诊断

少突胶质细胞瘤与星形细胞瘤鉴别困难。临床上有生长缓慢、癫痫发生率和肿瘤钙化率高 (47%)、病变多位于额颞叶和精神症状常见等特点。头颅 X 线平片可见肿瘤钙化斑多数呈条带状或点片状，为神经上皮性肿瘤中钙化率最高者。少突胶质瘤在 CT 上通常为一低密度或混合密度的肿块，位于额叶边缘。有 50% ～ 90% 的病例在 CT 上可以见到线状或结节状钙化，少

数病例中为曲线状。钙化可以发生于肿瘤内的任何区域，但多见于皮质的肿瘤侵入处，形如不规则的脑回样。少突胶质瘤中有半数造影强化，肿瘤内常不均匀强化。肿瘤周围常无明显的水肿。MRI 扫描肿瘤常为一个信号不均匀的肿块，T_1 加权像呈低信号，T_2 加权像为高信号，肿瘤内的钙化为低信号。少突胶质细胞瘤对比增强比较突出。

（三）治疗及预后

治疗以手术切除为主。手术原则为尽可能多切除肿瘤。术后放疗有利于延长生存期，间变形少突胶质细胞瘤还应进行化疗。由于肿瘤呈浸润性生长，术后几乎都要复发。术后复发患者可再次手术以延长生命。术后 2 年与 5 年生存率为 81% 和 65%。

四、髓母细胞瘤

髓母细胞瘤是一种极度恶性的肿瘤。髓母细胞瘤占颅内神经上皮性肿瘤的 3.7% ~ 11.1%。近 75% 的髓母细胞瘤的发病年龄小于 10 岁，占儿童所有脑肿瘤的 13% ~ 20%，占颅后窝肿瘤的 1/3。通常认为髓母细胞瘤起源于下髓帆的原始神经上皮细胞，这些细胞在发育时向上和两侧迁移形成小脑半球的外颗粒层。这个假说的临床依据是：在儿童髓母细胞瘤通常位于中线，并好发于Ⅳ脑室顶壁；而成人的髓母细胞瘤几乎全位于小脑半球的两侧，很少位于中线。

（一）临床表现

髓母细胞瘤高度恶性，生长快，病程较短，主要表现为颅内压增高和小脑损害。由于小脑蚓部的肿瘤常使第四脑室和（或）中脑水管受阻，导致梗阻性脑积水，形成颅内压增高。除颅内压增高外，肿瘤直接刺激第四脑室底的迷走神经核常发生严重呕吐。肿瘤侵犯小脑主要表现为躯干性共济失调，表现步态蹒跚，甚至站、坐不稳。原发于小脑半球者可表现小脑性语言。约 50% 以上的患者有水平性眼震。

因颅内压增高导致的双侧展神经不全麻痹，表现为双眼球内斜视，外展运动受限，复视。出现单侧展神经麻痹伴同侧周围性面瘫者，常提示肿瘤已侵犯菱形窝上部（第四脑室底）的面神经丘。当肿瘤或下疝的小脑扁桃体伸入椎管内时，刺激及压迫颈神经根，造成患者采取保护性头位，头颈始终保持在一固定位置上，称强迫性头位。

髓母细胞瘤肿瘤细胞脱落，可随脑脊液循环播散为其重要特征。多向椎管内转移，少数转移至大脑半球，极少数甚至可随血行播散，发生远隔部位转移。

（二）诊断

凡 10 岁以下儿童，出现无明显诱因的持续性头痛，头围增大迅速，有反复发作的呕吐，伴有步态不稳等症状者，应怀疑髓母细胞瘤的可能。

1.CT 检查

髓母细胞瘤的影像表现有明显特征性。CT 平扫，髓母细胞瘤常为小脑蚓部中线上 1 个密度均匀增高的肿块。注造影剂后，肿瘤均匀强化。大部分肿瘤周围有轻到中等的瘤周水肿。95% 的病例有阻塞性脑积水，15% 可见瘤内钙化，瘤内出血不常见。

2.MRI 检查

T1WI 髓母细胞瘤为略低信号，T2WI 为等信号或略高信号。髓母细胞瘤一般信号强度均匀，发生坏死或囊变时，肿瘤内部可见到比肿瘤更长 T_2 的病灶区。在 MRI 的强化上，髓母细胞瘤表现为均匀一致强化。MRI 比 CT 的优点是在矢状面图像上可以显示髓母细胞瘤小脑蚓部下髓帆的起源，MRI 强化对脑室系统和蛛网膜下隙内种植转移的检测，亦有助于髓母细胞瘤的诊断。

（三）治疗

髓母细胞瘤的治疗主要是手术切除与术后放射治疗，部分病例可辅以化疗。

由于肿瘤属高度恶性，肿瘤边界不十分清楚，手术易复发。手术尽可能多切除肿瘤使脑脊液循环恢复通畅。髓母细胞瘤对放射治疗极为敏感，术后均应进行放疗。因髓母细胞瘤有沿蛛网膜下隙转移的趋势，放疗应包括脑脊髓轴。髓母细胞瘤术后单一药物的化疗疗效不明显，故目前多主张联合用药。手术加放疗 2 年、5 年生存率分别为 66% 和 60%。

五、室管膜瘤和间变性室管膜瘤

室管膜瘤和间变性室管膜瘤占神经上皮性肿瘤的 9.3% ～ 18.2%；男性与女性之比为 1.9 : 1。多见于儿童及青年。约 3/4 位于幕下，1/4 位于幕上。在儿童，幕下占绝大多数。肿瘤多位于脑室内，少数肿瘤的主体位于脑组织内。幕上肿瘤多见于侧脑室，可起源于侧脑室各部位，常向脑实质内浸润。发生于第三脑室者少见，位于其前部者可通过室间孔向两侧脑室延伸。肿瘤位于第四脑室者大多起于脑室底延髓部分。肿瘤的增长可占据第四脑室而造成梗阻性脑积水，有时肿瘤可通过中间孔向枕大池延伸，少数可压迫甚至包绕延髓或突入椎管而压迫上颈髓。

（一）临床表现

由于肿瘤所在部位的不同，室管膜瘤患者的临床症状有很大差别。第四脑室室管膜瘤，极易阻塞脑脊液循环通路，早期出现颅内压增高症状。当肿瘤压迫第四脑室底部诸脑神经核或向侧方压迫小脑脚时，临床上可引起脑神经损害及小脑症状。侧脑室室管膜瘤起自侧脑室壁，以侧脑室额角及体部为多见，肿瘤生长缓慢，可以长得很大而充满全部侧脑室，少数瘤体可经室间孔进入第三脑室内。第三脑室室管膜瘤极为少见，肿瘤多位于第三脑室后部。由于第三脑室腔隙狭小，极易阻塞脑脊液循环通路造成梗阻性脑积水，早期出现颅内压增高并呈进行性加重。有时因肿瘤活瓣状阻塞室间孔及导水管上口，出现发作性头痛及呕吐等症状，并可伴有低热。位于第三脑室前部者可出现视神经压迫症状及垂体、下丘脑症状。位于第三脑室后部者可以出现眼球上视运动障碍等症状。

部分室管膜瘤不长在脑室内而位于脑实质中，其组织来源为胚胎异位的室管膜细胞，亦可能为起源于脑室壁的肿瘤向脑实质内生长。幕上者多见于额叶和顶叶内，肿瘤常位于大脑深部邻近脑室，亦可显露于脑表面，临床表现与脑各部占位症状相似，术前确诊较为困难。

（二）辅助检查

1.CT 检查

位于侧脑室内的肿瘤一般显示不均匀的等或略高密度影像。瘤内可见高密度的钙化及低密度的囊变。增强扫描肿瘤呈不均匀强化，多数肿瘤边界较清楚，囊变区一般不强化。病变侧脑室可因肿瘤占位和室间孔堵塞而扩大、变形。

2.MRI 检查

室管膜瘤 T_1 加权像呈低或等信号，T_2 加权像呈明显的高信号。肿瘤具有明显的异常对比增强，间变部分更为突出，瘤体周围水肿亦十分显著。

（三）治疗

以手术切除肿瘤为主。术后放疗和化疗有助于改善患者的预后。

六、脉络丛乳头瘤

脉络丛乳头状瘤起源于脑室的脉络丛上皮细胞，包括脉络膜乳头状瘤和脉络膜乳头状癌。本病发病率较低，占神经上皮性肿瘤的 1.7%～2.0%。本病可发生于任何年龄，20 岁以下者多见，男女的发病率相似。好发于第四脑室，其次是侧脑室，第三脑室少见。肿瘤在侧脑室者多位于三角区，亦可发生在颞角、额角或体部。发生于颅后凹的脉络丛乳头状瘤除可见于第四脑室外侧隐窝或第四脑室内外，亦可见于脑桥小脑三角区，后者系肿瘤原发于第四脑室外侧隐窝或第四脑室内，经外侧孔突向脑桥小脑三角所致。在儿童多见于侧脑室而在成人多位于第四脑室。

（一）临床表现 .

病程长短不一，平均 1 年半左右，表现有颅内压增高和局限性神经系统损害两大类。症状取决于肿瘤的部位。

大部分患者伴有脑积水，是因脉络膜乳头状瘤有分泌脑脊液的功能，使脑脊液量增加；肿瘤反复出血使蛛网膜粘连、狭窄及蛛网膜颗粒重吸收障碍；肿瘤直接梗阻脑脊液循环。肿瘤的占位效应亦是颅内压增高的重要原因。临床表现为头痛、呕吐及视盘水肿，甚至可出现发作性昏迷。

局限性神经系统损害的表现因肿瘤所在部位而异。肿瘤生长在侧脑室者半数有对侧轻度锥体束征；位于第三脑室后部者表现为双眼上视困难；位于颅后凹者表现为走路不稳、眼球震颤及共济运动障碍等。

（二）辅助检查

1. 腰椎穿刺

脉络丛乳头状瘤的脑脊液蛋白含量明显增高，有的外观为黄色。

2. X 线平片

部分患者头颅 X 线表现颅内压增高征，15%～20% 可见病理性钙化，侧脑室肿瘤钙化较正常脉络丛钙化大且多为单侧。

3. CT 检查

在 CT 平扫上，脉络膜乳头状瘤常为一界面清楚的肿块，为均匀略高密度，可见病理性钙化。脉络膜乳头状瘤常引起脑积水。在 CT 强化扫描上，脉络膜乳头状瘤常均匀强化，肿瘤中间有时可见到一些不强化区，通常是包裹的脑脊液瘤。

4. MRI 检查

脉络膜乳头状瘤的信号在 MRI 的所有加权图像上通常与脑组织相比均为等信号。在少数病例中，T2WI 的图像上瘤体为高信号。瘤体内的低信号通常是由于钙化和血管的流空所引起。在 MRI 的 T2WI 图像上，侧脑室周围的渗出性水肿显示很清楚，表现为高信号。肿瘤有显著的对比增强有脑积水。

（三）治疗

脉络丛乳头状瘤的治疗以手术切除为主，应尽可能做到全切除。本病系良性肿瘤，全切除的患者常可获得十分满意的长期疗效。对于未能完全切除肿瘤而不能缓解脑积水者，应做分流手术。如为脉络丛乳头状癌术后应予放射治疗。

七、松果体细胞肿瘤

发生于松果体实质细胞的肿瘤包括松果体细胞瘤和松果体母细胞瘤。年龄分布范围较广，松果体细胞瘤多见于成人，儿童多为松果体母细胞瘤，男女性别间比率基本相等。过去把好发于松果体部位的生殖细胞瘤称为松果体瘤。实际上两者是完全不同的两类肿瘤。生殖细胞瘤源于原始胚胎生殖细胞，不属于神经外胚层肿瘤，虽好发于松果体区，但也可发生于其他部位，称为异位松果体瘤。

（一）临床表现

病程长短不一，多在1年以内，为6～10个月。由于肿瘤易压迫阻塞中脑水管，造成梗阻性脑积水而出现颅内压增高的症状和体征，且多为早期症状。

肿瘤压迫四叠体上丘可引起眼球上下运动障碍、瞳孔散大或不等大等，称为Parinaud综合征。肿瘤体积较大时可压迫四叠体下丘和内侧膝状体出现双侧耳鸣和听力减退。肿瘤向后下发展可压迫小脑上脚和上蚓部，则出现躯干性共济失调及眼球震颤。

内分泌症状表现为性征发育停滞或不发育，是因松果体腺可分泌褪黑激素，它可抑制腺垂体的功能，降低腺垂体内促性腺激素的含量和减少其分泌。肿瘤直接侵犯或播散性种植到下丘脑，或因肿瘤使导水管梗阻造成第三脑室前部扩大而影响下丘脑，症状表现为尿崩症、嗜睡和肥胖等。

（二）辅助检查

1.X线造影

头颅X线平片多数可显示颅内压增高。松果体细胞瘤发生病理性钙化者少见。

2.CT及MRI检查

CT平扫肿瘤可呈低密度等高混杂密度或均一稍高密度病灶，肿瘤呈边界清楚的类圆形病灶，可有散在小钙化灶，双侧侧脑室及第三脑室前部扩大，有室管膜或室管膜下转移者可见两侧侧脑室及第三脑室周围带状略高密度病灶，可呈均匀一致的对比增强。

MRI检查肿瘤在加权像呈等信号，也可呈低信号，而在T_1加权像为高信号，矢状扫描有助于了解肿瘤的生长方向以及中脑受压的程度，Gd-DTPA增强对比亦为均一强化表现。

（三）治疗及预后

松果体细胞瘤的治疗应以手术治疗为主。对于肿瘤未能全切除且脑脊液循环梗阻未能解除者，应及时行侧脑室-腹腔分流手术。作为辅助疗法，术后可予以放疗。本病远期疗效不佳。

八、胶质瘤的生物治疗

胶质瘤的细胞生物学特征及病理研究发现，脑胶质瘤细胞在脑组织中呈浸润性生长，与正常脑组织间无明显界限，临床上发现胶质瘤时，肿瘤细胞已侵袭远离瘤实体的部位，故传统的手术、放疗、化疗虽发展很快，胶质瘤尤其恶性胶质瘤的治疗效果仍不佳。约占恶性胶质瘤50%的多形性胶质母细胞瘤2年和5年生存率仅为6%和1%。近20年来几乎没有改善。近年来随着脑胶质瘤的分子生物学、分子遗传学研究的发展，脑胶质瘤的生物治疗正在兴起。胶质瘤的生物治疗主要有免疫治疗和基因治疗。

（一）脑瘤的免疫治疗

由于宿主在胶质瘤中的免疫反应很微弱，中枢神经系统存在着一些免疫功能的缺陷和低下，又因恶性胶质瘤可产生一些抑制宿主的免疫反应因子，这些都为胶质瘤的免疫刺激疗法提供了理论依据。近年来用于抗胶质瘤免疫治疗的实验研究和临床应用，尚未有显著而确定性的效果。如被动的非特异性免疫疗法，干扰素、白细胞介素和 LAK 细胞等细胞因子的输入，不论是全身性应用或是瘤腔内注入，不能肯定是否延长患者生存期。寻找多克隆或有特异性的单克隆抗体的被动特异性免疫治疗，或用卡介苗、短小棒状杆菌、溶血性链球菌等非特异性主动疗法的研究，以及用肿瘤抗原或自体、异体肿瘤接种刺激，或用特异性抗基因抗体等主动性特异性免疫疗法的探讨，均也在摸索阶段。随着分子生物学技术的日渐发展，运用细胞因子尤其是干扰素类，注射抗原特异性的细胞毒淋巴细胞，通过改变肿瘤细胞或免疫活性细胞的基因，以增强抗胶质瘤活性等，将成为新的免疫治疗手段，希望在胶质瘤的治疗中有所突破和获得成效。

肿瘤血管形成在肿瘤的生长、转移过程中起着十分重要的作用。肿瘤血管的形成受内源性形成因子和负性调节因子共同调节，血管内皮细胞生长因子 (VEGH 是肿瘤血管形成的主要刺激因子，而主要的血管形成的抑制因子是 angiostatin，通过对肿瘤血管形成的抑制来阻止肿瘤的生长，使肿瘤中心部分因缺少营养而发生坏死。通过抑制肿瘤血管的形成来治疗实体肿瘤是当前研究的前沿热点。

（二）脑瘤的基因治疗

脑内的神经元和大部分其他细胞为静止期细胞。当患脑肿瘤时，分裂活跃的细胞主要为脑肿瘤细胞，而且脑组织是对免疫应答低的部位，因此脑肿瘤的基因治疗具有很大的吸引力。对恶性肿瘤行基因治疗的主要方法有以下几种。

(1) 使异常表达的癌基因逆转：主要采用反义 RNA 或 DNA 阻止癌基因表达。

(2) 引入抑癌基因：如引入 P53 基因、Rb 基因，对肿瘤细胞生长起负向调节作用。

(3) 加强基因转录以阻止转移：如加强"抗癌转移基因"中的 NM23 基因或编码金属蛋白酶组织抑制因子 (T1MP) 基因转录，可能会阻止癌细胞转移和浸润性生长。

(4) 导入肿瘤血管生长因子抑制基因：达到抑制血管的生成以控制癌细胞生长和转移，阻止新肿瘤细胞形成的目的。

(5) 在过继性免疫疗法的基础上应用肿瘤免疫淋巴细胞 TIL 或 LAK 细胞为靶细胞，将一些杀瘤细胞因子的基因转录后，再回输给患者。

(6) 引入自杀基因：将单纯疱疹病毒Ⅰ型 (HSV-I) 的胸腺嘧啶激酶基因 (TK) 插入反转录病毒中构建载体，使肿瘤细胞产生 HSV-1 TK，这种酶使更昔洛韦和阿昔洛韦变为核苷酸前体，参加肿瘤细胞的核酸代谢，引起基因组合不稳定而导致肿瘤细胞死亡。通过重组质粒 PM47 将人野生型 P53 基因导入人多型胶质母细胞瘤株 T98 G，发现其抑制肿瘤细胞进入 S 期，并见有DNA 堆集，提示野生型 P53 基因对胶质母细胞瘤起负调节作用。

总之，基因治疗虽刚刚起步，还处于试验阶段，但发展很快，随着分子生物技术的进展，与细胞生物学中的较成熟的治疗方法结合，必在不久的将来展示其广阔的治疗前途。

第四节 脊膜瘤

脊膜瘤发病率位居椎管内肿瘤的第二位，占椎管内肿瘤的 10% ～ 15%。多见于中年人，好发年龄为 40 ～ 60 岁，青年人发病率低，儿童极少见。男女比例 1 ：4。脊膜瘤多发生在胸段 (81%)，其次是颈段 (17%)，腰骶部较少 (2%)。绝大多数脊膜瘤位于髓外硬膜内，约 10% 生长在硬脊膜内外或完全硬脊膜外。脊膜瘤多位于脊髓的背外侧，上颈段及枕骨大孔的腹侧或侧前方亦为常发部位，基底为硬脊膜。常为单发，个别多发。脊膜瘤绝大多数是良性肿瘤。

一、病理生理

脊膜瘤起源于蛛网膜内皮细胞或硬脊膜的纤维细胞，尤其是硬脊膜附近神经根周围的蛛网膜帽状细胞。肿瘤包膜完整，以宽基部与硬脊膜紧密附着。肿瘤血运来自硬脊膜，血运丰富。瘤体多呈扁圆形或椭圆形，肿瘤组织结构较致密硬实，切面呈灰红色。

常见肿瘤亚型如下。

(1) 内皮型：由多边形的内皮细胞嵌镶排列而成，有时可见有旋涡状结构，多起源于蛛网内皮细胞。

(2) 成纤维型：是由梭形细胞交错排列组成，富有网状纤维和胶原纤维，有时可见有玻璃样变，多起源于硬脊膜的纤维细胞。

(3) 沙粒型：在内皮型或纤维型的基础上散在多个沙粒小体。

(4) 血管瘤型：瘤组织由大量形态不规则的血管及梭形细胞构成，血管壁透明变性，内皮细胞无增生现象，丰富血管基质中见少量肿瘤性脑膜细胞巢。

二、临床表现

脊膜瘤生长缓慢，除非发生瘤内出血或囊性变等使其体积短期内明显增大，临床主要表现为慢性进行性脊髓压迫症状，导致受压平面以下的肢体运动、感觉、反射、括约肌功能及皮肤营养障碍，由于脊髓的代偿机制，症状可以表现为波动性，但总的趋势是逐渐恶化。

脊膜瘤的早期症状不具有特征性，也不明显，多为相应部位不适感，和 (或) 非持续性的轻微疼痛，不足以引起重视，即或就医，亦可能被误诊为胸膜炎、心绞痛、胆囊炎等内科疾病，或是关节炎、神经根炎、骨质增生、腰肌劳损、坐骨神经痛等，一般给予对症处理也可缓解，从而延误治疗。

三、辅助检查

(一) 腰椎穿刺及脑脊液检查

脑脊液蛋白含量中度增高。压颈试验出现蛛网膜下隙梗阻。

(二) X 线平片

X 线平片的表现与神经纤维瘤基本相似，但脊膜瘤的钙化率比神经纤维瘤高，因此，有的可发现砂粒状钙化。

(三) CT

CT 平扫时肿瘤为实质性，密度稍高于正常脊髓，多呈圆形或类圆形，边界清楚，瘤内可有钙化点为其特点，肿瘤均匀强化。椎管造影 CT 扫描可见肿瘤处蛛网膜下隙增宽，脊髓受压向对侧移位，对侧蛛网膜下隙变窄或消失。

（四）MRI

MRI 检查具有重要的定位、定性诊断价值。MRI 平扫的矢状位或冠状位显示肿瘤呈长椭圆形，T_1 加权像多呈等信号或稍低信号，边缘清楚，与脊髓之间可有低信号环带存在。T_1 加权像信号均匀，稍高于脊髓，钙化显著时信号也可不均质。肿瘤均匀强化，多有"硬脊膜尾征"为其特征性表现。

四、诊断

中年以上妇女缓慢出现肢体麻木无力，应及时行辅助检查，明确诊断，以防误诊。

五、治疗方案

脊膜瘤属于良性脊髓肿瘤，手术切除治疗效果良好。有的患者虽已出现脊髓横贯性损害，但肿瘤切除后，脊髓功能仍可能恢复。与颅内脑膜瘤相比较，脊髓脊膜瘤较少出现骨性破坏，缺乏大的静脉窦和动脉分支供应，可轻轻牵拉肿瘤远离脊髓，进而保护好脊髓组织。硬膜外静脉丛在腹侧较为丰富，并随腹侧面脊膜瘤的生长而扩大，在手术中这些血管出血时止血常较为困难。脊髓背外侧肿瘤可以通过牵引硬膜边缘远离脊髓，切除肿瘤起源处的局部硬膜将获得肿瘤全切除。对位于侧方及腹侧面的肿瘤，位于肿瘤表面的蛛网膜层应切开，这样将便于从肿瘤表面进行分离肿瘤的两极，用少许棉片置于肿瘤周边，减少血液进入蛛网膜下隙，然后对暴露的肿瘤表面进行电凝，减少肿瘤血管及其体积。对较大的肿瘤通过电凝肿瘤中央，分块切除之，然后再将与脊髓相粘连的肿瘤囊壁仔细分离，进而切除之，最后对硬膜基底部底肿瘤进行切除，对硬膜受累部分予以电灼，达到充分切除。用胸背筋膜予以修补硬膜。用温的生理盐水将蛛网膜下隙的血块及坏死物冲洗干净。对于受压变形的脊髓组织处的蛛网膜粘连，可予以松解。这些操作可能有助于防止术后并发症，如脊髓栓系、蛛网膜炎、迟发的脊髓空洞形成及脑积水等。极少数脊膜瘤通过椎间孔神经根硬膜袖套长出椎管外，形成哑铃状。切除肿瘤的技术同前切除神经鞘瘤技术，在此水平处切断受累神经根很少引起功能障碍。对硬膜基底部的处理是脊膜瘤治疗中最有争议的，切除肿瘤起源处的硬膜，并以胸背筋膜修复之，或在原位扩大电凝灼范围，均为治疗过程中行之有效的方法。手术中应注意脊膜瘤大都和硬脊膜有紧密相连的较宽基部底，术中可在显微镜下操作，先沿肿瘤基底硬脊膜内层剥离，如有困难可将附着的硬脊膜全层切除，以减少出血和肿瘤复发。脊膜瘤大都血运较丰富，手术时应先电凝阻断通往肿瘤供血，以减少出血。对于生长在脊髓背侧或背外侧的肿瘤，经剥离肿瘤基底阻断血运后，肿瘤体积缩小游离后，再分离瘤体周围粘连以完整取下肿瘤。对于位于脊髓前方或前侧方的肿瘤，切忌勉强做整个切除，以免过度牵拉脊髓造成损伤，应先行包膜内分块切除，肿瘤体积缩小后再切除包膜。为了充分暴露术野，有时需要切断 1～2 个神经根和齿状韧带。

六、预后

脊膜瘤为良性肿瘤，完全切除后，预后良好。

第五节 神经鞘瘤

神经鞘瘤又称雪旺氏瘤，实际椎管内肿瘤中最常见的良性肿瘤，约占椎管内肿瘤的 45%，占髓外硬膜内肿瘤的 70% 以上。多起源于脊神经后根，8.5% 肿瘤经椎间孔发展到椎管外呈哑铃形。脊髓神经纤维瘤多见于青壮年，30 ～ 50 岁为好发年龄，老年人发病率低，儿童较少见。男性略多于女性。

一、神经鞘的解剖

中枢神经系统向周围神经系统过渡变化的组织学结构改变发生在 Obersteiner-Redlich 区。在此处，中枢神经系统的基质支持细胞如星形细胞、少枝胶质细胞、小胶质细胞亦由组成周围神经的雪旺氏细胞，神经元周细胞及纤维细胞所替代。周围神经在横截面上，是有许多成束的纤维组成，谓之神经束。在每一神经束内，每一单个神经纤维均由雪旺氏细胞包裹。雪旺氏细胞镶嵌在一层疏松的结缔组织上，称为神经内膜，其细胞膜被基膜包裹，在神经损伤时，基膜即成为轴突再生及髓鞘再形成的模板，引导神经再生。每一神经束周围均有另外一层结缔组织包裹，称之为神经周膜，其作半透膜屏障作用，类似中枢神经系统的血脑屏障。雪旺氏细胞有助于调节神经束内的体液交换，并防止绝大多数免疫细胞进入神经内膜。神经外膜是一层致密的结缔组织，将多个神经束包绕于一体，组成周围神经。供应神经的营养血管均行走在神经外膜层里。在椎间孔部位，神经根袖套处硬膜与脊神经的外膜相融合。每一个节段的神经前根及后根的神经小枝，在鞘内行走过程中缺少神经外膜，比周围神经更加娇嫩。

二、神经鞘瘤的分类

神经鞘瘤的概念一直存有争议。现代有关神经鞘瘤的分类包括两种良性类型，雪旺氏细胞瘤和神经纤维瘤。虽然雪旺氏细胞和神经纤维瘤均被认为是起源于雪旺氏细胞，但它们仍表现出独立的组织学及其大体形态学的特征。

(一) 雪旺氏细胞瘤

雪旺氏细胞瘤是最常见的神经鞘瘤。可发生于任何年龄组，但以 40 ～ 60 岁为高峰发病年龄组。无明显性别差异。虽然可以发生在周围神经的任何部位，但最常见部位是第 8 对颅神经的前庭神经部分和脊神经感觉根。

脊神经鞘瘤趋向于呈球状，包膜完整，完全占据神经小枝的起源部位。在硬膜外，特别是神经周围部，神经由神经周膜和神经外膜支持，肿瘤形状直接与其所在的空间相适应，如在椎间孔部位，可以呈球形，哑铃形。由于含有脂肪类物质，外观呈黄色，较大的肿瘤经常呈囊性变。组织学上，雪旺氏细胞瘤经典的分为 Antonni A 型和 B 型。Antonni A 型，细胞致密排列成束状，多为双极细胞，胞核呈纺锤形，细胞质界限不分明，这些细胞平行成行排列，间隔区为无核的苍白的细胞质分布。Antonni B 型，细胞相对不规则，含有更圆更加浓缩的细胞核，背景呈现空泡样及微囊改变，偶见多核聚细胞和泡沫样脂肪沉积的巨噬细胞，血管过度增生常存在，但这并不意味恶性行为。免疫组化检查显示，雪旺氏细胞瘤因含 S-100 蛋白和 Leu-7 抗原，常浓染。

(二) 神经纤维瘤

神经纤维瘤常见于多发性神经纤维瘤病 1 型 (NFl) 患者。发生于椎管硬膜内时，像雪旺氏细胞瘤，最常起源于脊神经感觉根。在硬膜外，其比雪旺氏细胞瘤更少形成囊变，经常表现为受累脊神经梭形膨大，呈串状的神经纤维瘤可波及多个邻近的神经小枝。由于神经纤维瘤经常广泛分布于神经纤维上，因此要完全保留受累神经功能，完全切除肿瘤往往极为困难。神经纤维瘤常由菱状雪旺氏细胞，编织成束排列，细胞外基质中富含胶原及黏多糖。在 Antonni A 区常缺乏规则的细胞构型，可见散在的轴突，成纤维细胞及其神经周围细胞亦常可见。免疫组化常见 S-100 蛋白强阳性反应。

(三) 恶性神经鞘瘤

目前恶性周围神经鞘瘤的概念是指包涵一组起源于周围神经的一组不同类的肿瘤，有明确的细胞恶性变的证据，如多形性细胞、非典型细胞核及异形体，高度有丝分裂指数、坏死形成及血管增生等。组织学形态多变，可以包括菱形、箭尾形及其上皮样等不同细胞构型，亦偶见定向分化为横纹肌肉瘤、软骨肉瘤、骨肉瘤。组织化学染色 S-100、Leu-7 抗原及其髓基蛋白的反应亦是不稳定的。在超微结构水平，某些肿瘤显示出形成不良的微管及其雪旺氏细胞线性排列形成的基板结构。主要的鉴别诊断应考虑细胞型雪旺氏细胞瘤、纤维肉瘤、恶性纤维组织细胞瘤、上皮样肉瘤和平滑肌肉瘤等。

三、病理

椎管内神经纤维瘤起源于脊神经鞘膜和神经束纤维结缔组织，大多发生于脊髓神经后根。肿瘤包膜完整，呈圆形或椭圆形，粉红色，大小多在 1 ～ 10 cm，胸段肿瘤一般较小，马尾部的肿瘤多数较大。一般为单发，多发者多为神经纤维瘤病。常为实质性肿瘤，部分 (约 1/3) 病例可发生囊性变。

神经纤维瘤由致密的纤维束交织构成。大致有两种组织类型，一种细胞核呈栅状排列，另一种组织稀松呈网状结构。2.5% 的神经纤维瘤可发生恶性变，至少有 50% 发生在多发性神经纤维瘤病患者中。神经纤维瘤呈膨胀性生长，压迫脊髓；大部分位于髓外硬膜内的蛛网膜下隙，少数可发生在硬脊膜外，有的通过椎间孔向椎管外生长，呈哑铃状，哑铃状神经纤维瘤多发生于颈段，其次是胸段，腰骶部较少见。腰骶部的神经纤维瘤大多与马尾神经明显粘连。

四、临床表现和诊断

各种年龄、不同性别均可发生。发生于颅神经较周围神经者更为常见。通常为单发，有时多发。大小不等，大者可达数厘米。皮肤损害常发生于四肢，尤其是屈侧较大神经所在的部位。其他如颈、面、头皮、眼及眶部也可发生。此外尚可见于舌、骨及后纵隔。

肿瘤为散在柔软肿块，通常无自觉症状，但有时伴有疼痛及压痛。如肿瘤累及神经组织时，则可发生感觉障碍，特别是在相应的部位发生疼痛与麻木。运动障碍很少见到，最多在受累部位表现力量微弱。

受累神经干途径上触及圆形或椭圆形的实质性包块，质韧，包块表面光滑，界限清楚，与周围组织无粘连。在与神经干垂直的方向可以移动，但纵行活动度小，Tinel 征为阳性。有不同程度的受累神经支配区感觉运动异常。

源自听神经的神经鞘瘤可引起耳鸣、听力下降、面部麻木或疼痛等症状，病变体积较大，还可引起面瘫、饮水呛咳、吞咽困难、脑积水等症状。

临床上很难做出诊断，但此种神经鞘瘤损害具有疼痛，特别是阵发性疼痛，因此疼痛性肿物往往要怀疑到本病，但确诊需做活检。真皮或皮下组织的肿瘤，如纤维瘤、神经纤维瘤及脂肪瘤等均易误诊，表皮囊肿或皮样囊肿也要考虑鉴别，本病甚至类似血管瘤或机化的血肿，这些通过病理检查即可加以区别。

五、外科治疗

(一) 患者选择

从手术切除的角度看，仔细分析硬膜内外、椎旁及其多个节段的定位是十分必要的。术前得出准确结论有时比较困难，但这些考虑有助于外科医生决定是否扩大手术暴露或计划分期手术及其联合入路等。对于无症状的偶然通过影像学检查发现的肿瘤，通常采取系列的临床及放射学跟踪监测，这种情况在 NF2 患者中较为常见。较大的肿瘤压迫脊髓变形或在监测之下进行性增大，尽管患者无症状，但仍应该考虑手术治疗。除非特殊例外情况，有症状的肿瘤患者，应该考虑手术治疗。迄今认为良性脊神经鞘瘤对放疗和化疗均无效果，手术为最佳选择。

(二) 硬膜内肿瘤

绝大多数神经鞘瘤表现为硬膜下髓外病变，没有硬膜外扩展。通过常规的椎板切开。硬膜下探察，显微技术切除，肿瘤均能得到全切除。可采用俯卧位，这种姿势可以保证血流动力学稳定，减少脑脊液的流失，手术助手易于参与等优点。对于巨大的颈髓部位的肿瘤，在运送患者过程中，要特别注意姿势，防止引起脊髓损伤。鼓励在清醒状态下使用纤维光导引导下行麻醉诱导，患者俯卧位时，应保持颈椎中立位。我们习惯使用三钉头架固定头颅，防止眼球及其面部在较长时间的操作中受压。胸部和腹部中央应该悬空保持最佳通气状况并减少硬膜外静脉丛的压力。在颈部操作过程中，手术床的头部轻度提高，有助于静脉回流。使用能透放射线的手术床便于在行胸椎及腰椎的操作过程中使用术中透视进行术中肿瘤定位及其放置脊柱植入材料。在脊柱暴露的过程中，使用适量的肌松剂是有益的，但在分离邻近的神经组织时，应避免使用肌松剂，便于评估自发的肌肉收缩及其术中刺激所诱发的反应。术中监测感觉及运动诱发电对处理巨大的肿瘤有损害脊髓功能的潜在危险时具有一定价值。

在切开椎板之前准确的术中定位十分重要。在颈椎，由于第 2 颈椎棘突特别明显，定位不存在困难。在下颈椎水平及脊柱的其他水平，术中拍片或透视，识别标志为：第 1 肋或第 12 肋或腰骶联合部，比较术野中的节段水平与术前的定位是否相附和。椎板切除范围应该在嘴侧及尾侧涵盖整个肿瘤。脊椎侧块及其关节面连接应保留，除非需要做椎间孔探察时，才有可能做部分切除。较小的病变，位于椎管侧方者，可以通过单侧椎板切开，完成肿瘤的切除。在剪开硬膜之前，准确充分对硬膜外止血，便于有效使用手术显微镜。硬膜切开范围，应超过肿瘤两极，仔细的缝合固定将有利于硬膜外的止血。尽量减少对脊髓的牵拉及旋转。用较小的棉片分别置入肿瘤两极处的硬膜下腔。减少硬膜下腔的刺激。神经鞘瘤的起源是背侧感觉根，肿瘤不断生长，侵入侧方及侧前方的硬膜下腔，蛛网膜产生粘连增厚反应，包裹肿瘤，应尽力保留蛛网膜的完整。

一般很容易找到肿瘤与脊髓的界面，而在分离肿瘤与脊神经前根的界面时，当肿瘤巨大时，比较困难。背侧神经根进入肿瘤，需要切断之，偶尔可引起神经功能缺失。较大的肿瘤或粘连紧的肿瘤可以使用吸引、电凝、超声波及激光等技术，先做瘤内切除，再分离肿瘤与脊髓之间的粘连。通过不断改变瘤内瘤外的操作，即使较大的肿瘤亦易切除。在颈椎操作过程中，术者应注意保护嘴侧副神经的脊神经根，这些神经根往往位于肿瘤的前面。当证实肿瘤全切除后，获得绝对的硬膜下止血，严密缝合硬膜，通常可能需要自身筋膜作为硬膜修补，获得较为轻松的缝合。

　　呈哑铃状生长的肿瘤进入神经孔，通常需要较为广泛的暴露，甚至切除部分或全部的关节面。硬膜切开，可呈"T"形，暴露受累的神经根及其硬膜，某些病例，通过显微分离可以将受累的和未受累的神经束分离开，尤其对于侵犯臂丛或马尾神经的肿瘤，应仔细分离存在重要功能的神经根。术中使用神经刺激器直接刺激神经根，有助于对有功能的神经辨认。虽然有部分学者认为对受累神经根如有重要功能，可采取保守的措施，保留神经根，但由于存在肿瘤复发的可能，因此在术前对于存在神经潜在损伤的危险时，应该对患者充分解释，力争全切除。对需要硬膜内外切除肿瘤，术后硬膜缝合是一大挑战，严密的缝合难以达到。有时在神经根出口水平的硬膜袖套处近端增厚，通常不需要缝合。此时可以通过游离的筋膜组织附上纤维蛋白胶粘贴在硬膜缺损处，其余层次的缝合一定要对位良好，防止术后脑脊液漏，如果术中修补特别薄弱，则可以放置腰部引流管数日。

　　起源于 C1 和 C2 神经根的神经鞘瘤由于其与椎动脉的关系，常出现特殊并发症，椎动脉走行在寰椎横突孔，在颈 1 侧块后方的椎动脉切迹内走行，在枕骨大孔区硬膜内进入颅内。颈神经根向远端行走通过横突，通过椎动脉内侧，神经根和椎动脉的近端极易受损，术前应该重点评估，尤其在颈 1 和颈 2 水平，椎动脉常被肿瘤包裹，单纯后正中暴露，有时控制近心端椎动脉比较困难。可以考虑放置球囊导管于椎动脉近心端，然后切除侧块的尾侧部，暴露病变部位的椎动脉内侧，从而便于控制近端椎动脉。

　　(三)椎旁肿瘤和椎管内外肿瘤

　　硬膜下和椎间孔内肿瘤通过椎板切除和椎间孔切开均能有效地获得手术切除。肿瘤侵及颈部、胸腔或后腹膜时需要前侧方、侧方、或扩大的侧后方入路进行。如果较大的硬膜下肿瘤同时合并存在椎旁肿瘤，则可考虑联合入路或分期手术切除之。一般而言，对绝大多数病例，我们选择常规后正中入路首先切除硬膜内病变，这样保证脊髓和神经根能和残留的肿瘤分开，这样可减少随后的椎管外肿瘤手术切除时所造成的牵拉损伤。

　　在上颈椎，椎旁肿瘤没有显著压迫前方的椎动脉时，可以通过旁正中切口暴露中心为 C1 和 C2 棘突和横突中点，做 C1 的半侧椎板切开术，暴露椎动脉的 C0 至 C1 段，对 C1 神经根的病变，应联合较小的开颅，其前界为乙状窦侧方。对于肿瘤位于椎动脉前方者，从后方切除肿瘤，有较大的损害椎动脉的危险，故应选择侧方入路。可选用耳后"S"形切口，中心位于 C1 至 C2 横突。胸锁乳突肌应从乳突尖部离断，并向前方牵引。应该仔细分辨和保护副神经。椎动脉位于颈内静脉和胸锁乳突肌之间。

　　对胸椎椎间孔外的较大肿瘤，可以通过前侧方经胸腔入路，胸膜外入路或改良的肋骨横突切除后路进行肿瘤切除，虽然对相邻的胸膜要仔细保护，如果有所损伤，常规不需要放置胸管，除非合并相应部位的肺损伤时，导致了气胸，应做胸腔闭式引流。如果胸膜破损，应予以缝合或修补，这样做可以减少胸腔 CSF 漏。进入椎体内的肿瘤内容物可以使用剥离子将其完全刮除。

由于一侧肋骨切除合并一侧椎旁切除及关节突切除，易形成侧弯畸形，因此，需要做后路钩棒或螺钉棒内固定术，恢复相应部位的脊柱稳定性。如果后路需要双侧暴露，则后路固定是必需的。

腰椎旁病变可以采用后腹膜外入路，但由于椎旁肌肉深在，髂骨覆盖，对腰骶部肿瘤的暴露显得较为困难。通过对椎旁肌肉的仔细分离能够保证其内侧及侧方均能牵引开，并且切除部分髂嵴骨质等措施，均能增加暴露、我们比较赞同采用直接后路暴露椎管内及椎间孔内外呈哑铃形的肿瘤，作手术切除，对于较大的椎旁肿物，采用联合的常规的后腹膜入路。通常首先进行后正中入路操作及其完成相应的脊柱稳定固定术。然后将患者去除消毒敷料，重新摆体位，侧屈俯位，保持椎旁病变位于最高点。这一入路可以直视上、中腰椎区域病变。如果切除第12肋，将有助于暴露L1椎体和膈肌附着点结构。腰大肌向后游离，便于显露椎体前侧方和椎间孔，腰丛通常位于腰大肌深面，如果椎旁肌肉与肿瘤粘连紧密或者分离困难，通常容易引起神经损伤。如果肿瘤浸润在腰大肌，则通过囊内切除与囊外分离，阻断肿瘤与腰大肌的粘联结构。术中神经电刺激对于鉴别因肿瘤压迫变薄或拉长的神经组织与肌纤维组织有一定价值。

神经鞘瘤亦可位于骶管内或骶管前。原发于骶管内病变可通过后路骶管椎板切除，暴露肿瘤。肿瘤充满整个骶管并不常见，如果这样，则术中对未侵犯的神经根辨认和保留非常困难。术中直接电刺激和括约肌肌电图将有助于保护上述所及的神经组织。如果S2到S4神经根，至少一侧保留完整，则膀胱及直肠括约肌功能将有维持的可能。较小的骶骨远端病变可以通过后路经骶骨入路切除。在正中切开骶骨椎板后，识别并切除骶管内病变成分，然后切断肛尾韧带，这样便可以用手指分离远端骶前间隙，在分离好骶尾部肌肉后，切除尾骨与远端骶骨，用手指钝性分离，游离肿瘤与直肠结构基底周围的疏松组织，然后根据肿瘤大小和特征进行整块切除或块状切除。

（四）恶性神经鞘瘤

当脊柱脊髓发生恶性神经鞘瘤（MPNST）侵犯时，控制肿瘤的目的通常难以达到。如前所述，MPNST可以散发，或为放疗的后期并发症，多达50%的病例发生于NF。脊柱MPNST的外科治疗目的主要为姑息性治疗，缓解疼痛和维持功能，然而由于肿瘤具有局部恶性破坏倾向，因此最佳治疗措施仍为大部切除加局部放疗。化疗无肯定疗效。患者的生存率为数月到一年左右。

六、结论

椎管良性神经鞘瘤是常见肿瘤。绝大多数通过椎板及椎间孔切开能得到肿瘤切除。肿瘤全切除为治疗目的。椎旁神经鞘瘤可以通过不同的手术入路得到切除，在颈椎，可经扩大后侧方入路；在胸腔，可经后侧方或侧方胸膜外入路；在腰椎，可经腹膜后入路。脊柱恶性神经鞘瘤的治疗仍具挑战性，外科治疗不是治愈性的，但仍为最有效的治疗手段。对恶性神经鞘瘤患者，手术对缓解疼痛与维持功能仍存在积极意义。

第六节 脊髓转移瘤

脊髓转移瘤又称椎管内转移瘤，椎管内转移瘤压迫脊髓较为常见，因绝大多数患者一旦诊断为椎管内转移瘤后往往接受单纯的放疗或手术加放疗，或放弃治疗。因此，确定转移瘤的准确来源较为困难。

一、病因

肿瘤转移至椎管内的途径有：①经动脉播散；②经椎静脉系统播散；③经蛛网膜下隙播散；④经淋巴系统播散；⑤邻近的病灶直接侵入椎管。

椎管内转移瘤多来自肺癌、胃癌、乳癌、甲状腺癌、结肠癌和前列腺癌，淋巴系统肿瘤包括淋巴肉瘤、网状细胞肉瘤和淋巴网状细胞瘤等都可侵犯脊髓。椎管内转移比颅内多 2～3 倍，因为椎管淋巴结的肿瘤经过椎间孔可侵入硬脊膜外，肿瘤破坏椎骨也可压迫硬脊膜。急性白血病，尤其是急性淋巴细胞性白血病可浸润到硬脊膜、脊髓或神经根，亦可浸润脊髓血管壁。

二、临床表现

（一）起病方式

起病急，病情发展快，发病后多在 1 个月内出现脊髓休克，呈弛缓性瘫痪。

（二）首发症状

背部疼痛是最常见 (80%～95%) 的首发症状。可表现为三种类型。

(1) 局部痛：最常见，多呈持续性、进行性，不受运动或休息影响。

(2) 脊柱痛：疼痛可随运动而加重，随休息而减轻。

(3) 根性痛：运动可使疼痛加重。根性痛以腰骶段病变多见 (90%)，其次为颈段 (79%)、胸段 (55%)。

（三）神经损害症状

一般在疼痛持续数天至数周后出现神经感觉、运动与自主神经功能障碍。多数情况下，一旦出现神经损害症状，病程即迅速发展，可在数小时至数天内出现截瘫。

三、检查

脑脊液动力学测定，大多数患者有不同程度的梗阻，脑脊液蛋白含量常增高。脊柱 X 线平片对椎管内转移瘤的价值比其他椎管内任何肿瘤为大。其主要特征是椎管周围骨质疏松破坏，以椎板及椎弓根骨质破坏最常见，其次为椎体破坏引起压缩性骨折。CT 扫描对椎管内转移瘤的主要价值在于能明确椎管周围骨质破坏情况，通过轴位骨窗像或三维重建图像，能清晰显示椎体、椎板及椎弓根处骨质破坏情况。对肿瘤本身轮廓显示则不如磁共振敏感。磁共振对脊髓及其椎管病变特别敏感，首先能准确定位并对受累节段的脊髓、椎体、椎板、椎间孔等结构能明确分辨，因受肿瘤压迫邻近脊髓水肿或受压变形，常为高 T_1 及高 T_2 信号。注药增强检查后，往往发现病变能明显强化。总之，通过磁共振检查能够准确发现椎管内转移瘤的位置、肿瘤本身特征，邻近脊髓与神经根的受压情况，为进一步治疗提供最准确的信息。

四、诊断

对于有肺癌、乳腺癌、前列腺癌、淋巴瘤等容易发生骨转移的恶性肿瘤患者，一旦出现背部疼痛或无肿瘤史，但新近出现局部疼痛或根性痛并伴脊柱压痛，卧床休息不能缓解，随后出现脊髓受压症状者，要高度怀疑椎管内转移瘤。应及时行辅助检查，明确诊断。早期诊断对椎管内转移瘤极为重要，若能早期诊断，97%的患者可保存运动功能。

五、鉴别诊断

在临床应注意与下列疾病相鉴别。

(一) 慢性腰背疼痛

以椎间盘突出或椎关节增生最为常见。转移瘤的疼痛固定，持续进展不因休息或体位改变而缓解，常规镇痛剂效果不佳。对中年以上有上述疼痛者，应进行必要的检查。

(二) 脊柱结核

脊柱结核患者有时无明确的结核史，当结核引起椎体及邻近结构的破坏时，放射影像学常难以区别，临床上，经针对性的检查与一般保守治疗仍不能明确者，应行手术探察，进行针对性治疗。

(三) 嗜酸性肉芽肿

常有腰背疼痛，与椎管转移瘤相似，但此症多发生于儿童及青年，外周血中白细胞及嗜酸性细胞居多，病情稳定，可做长期随访观察，无特殊治疗。

六、治疗

椎管内转移瘤通常压迫脊髓和神经根引起脊髓功能障碍或顽固性疼痛，往往以单纯放疗或手术后加放疗作为姑息性治疗。血液系统恶性肿瘤，如淋巴瘤及其白血病均可侵犯脊髓或神经根，通常只做放疗选择。

对椎管内转移瘤的治疗强调以手术治疗、放疗及生物治疗为主的综合治疗。手术治疗的主要价值在于可以减轻脊髓及神经根受压程度，减轻疼痛，可能尽量切除肿物，明确病理诊断为术后放疗及化疗提供依据。

(一) 椎管内转移瘤的手术治疗

1. 适应证

①全身情况尚能耐受手术者；②转移瘤压迫脊髓明显且为单发者；③剧烈疼痛行各种非手术治疗无效者；④原发癌已切除后出现的椎管内转移瘤。

2. 禁忌证

①合并全身广泛转移者；②原发病灶已属晚期；③发病72小时内已出现完全性弛缓性截瘫者；④虽为转移瘤但无脊髓明显受压者。

3. 手术原则

主要是做充分的椎板切除减压，并尽量做肿瘤切除以解除对脊髓的压迫。对个别顽固性疼痛者可做脊髓前外侧索切断术或前联合切开术。转移瘤病灶常与硬脊膜粘连紧密，只能做到部分或大部分切除，有的只做到活检。因此，术后再辅以放疗或化疗，使症状进一步得到缓解。

(二) 椎管内转移瘤的放疗

无论是单独进行或术后辅以放疗，均取得一定效果。由于正常脊髓组织对放射耐受程度极为有限。因此，在选择放射剂量时，应该对因高剂量放射引起的脊髓损害和因低剂量无法抑制肿瘤生长而导致的脊髓功能障碍进行权衡。

放射治疗所引起的不良反应分为两类：瞬间放射性脊髓损害和迟发性放射性脊髓损害。瞬间放射损害症状通常为突发的，电击样疼痛由脊柱向肢体放射，症状通常对称分布，神经系统检查常无特殊阳性体征，瞬间放射性脊髓损害症状主要是由于脊髓后柱与侧方脊丘束神经纤维脱髓鞘所致，绝大多数患者未经特殊治疗，临床症状可以不同程度地自发性恢复。迟发性放射性损害，通常表现数月的进行性神经功能障碍，包括感觉麻木、温痛觉减退等，往往持续数周至数年。虽然通过使用类固醇激素或高压氧治疗后可获得临床改善，但总的说来，尚无有效的办法治疗迟发性放射性损害。

（三）椎管内转移瘤的化学药物治疗

主要决定于原发性肿瘤的类型，有学者虽试用插管化疗治疗神经系统肿瘤，但尚无论据证明该方法比单纯静脉给药能延长生存率。

（四）对转移瘤侵犯椎体引起广泛破坏，导致严重椎体压缩骨折者

一般状况较好时，进行根治性肿瘤切除，并以人工椎体植入辅以内固定技术，将有助于延缓截瘫发生和护理，提高患者生存质量。

七、预后

椎管内转移瘤单纯放疗或手术后加放疗作为姑息性治疗，预后极差。普遍认为，对椎管内转移的患者，无论做何种手术，术后存活率很少能超过 1 年以上，若出现截瘫，手术后神经功能的改善不明显。手术治疗、放疗及生物治疗为主的综合治疗，对患者生存率改善也不明显。

第九章 颅内感染性疾病

第一节 脑蛛网膜炎

蛛网膜炎是一种继发于颅内非化脓性感染的组织反应性改变，以蛛网膜增厚、粘连和囊肿形成为主要特征。脑蛛网膜因浆液性炎症发生增厚、粘连和囊肿，引起对脑和颅神经的压迫和供血障碍。好发于中青年。其主要病理改变是局限性或弥漫性蛛网膜与软脑膜的慢性反应性炎症，蛛网膜增厚、粘连，部分脑组织、脑血管、室管膜和脉络丛也可有不同程度的炎症改变。因此，以往文献中又称浆液性脑膜炎、局限性粘连性蛛网膜炎、假性脑瘤和良性颅内压增高症。

一、病因与分型

（一）病因

1. 感染

(1) 颅内感染细菌、真菌、病毒和各种寄生虫病等引起的各种类型脑膜炎、脑脊髓膜炎脓肿等均可引起蛛网膜炎，其中最常见为结核性感染。

(2) 颅脑邻近病灶感染蝶窦、额窦等的感染灶易引起视交叉部位的蛛网膜炎，中耳炎与乳突炎易引起颅后窝蛛网膜炎，尚有扁桃体炎、上呼吸道感染等，亦可引起蛛网膜炎。

(3) 全身感染可由感冒、风湿热、盆腔炎、败血症等引起。

2. 外伤

颅脑损伤、颅脑手术后等。

3. 颅内原发病灶并发症

如脱髓鞘疾病、脑血管硬化等血管病变及脑表浅肿瘤。

4. 医源性因素

鞘内注射某些药物，如抗生素、抗肿瘤药物、造影剂、麻醉剂等均可引起蛛网膜炎。

（二）分型

1. 根据不同病程中组织形态学改变分为三型

(1) 炎症型：主要在急性期，表现为炎性细胞浸润，有轻度纤维增殖。

(2) 纤维型：多见于亚急性期，主要以网状层纤维增殖为主要表现。

(3) 增殖型：主要为内皮细胞增殖，多见于慢性期，此型多见。

2. 根据手术所见分为三型

(1) 斑点型：蛛网膜上散在白色斑点或花纹。

(2) 粘连型：蛛网膜呈不规则增厚，并与软脑膜、脑表面及血管、神经呈片状或条索样粘连。

(3) 囊肿型：在蛛网膜粘连的基础上形成囊肿，内含无色透明脑脊液，或黄绿色囊液，囊内可有间隔，囊肿增大可出现占位效应。上述三型可同时存在，或以某一型为主要表现。

二、临床表现

（一）起病方式

可呈急性、亚急性和慢性起病。

（二）炎症表现

急性、亚急性的患者可有不同程度的发热、全身不适及脑膜刺激征等症状，慢性起病者炎症表现不明显。

（三）脑部受损表现

脑蛛网膜炎的部位不同，临床表现也不同。

1. 视交叉区蛛网膜炎

这是颅底蛛网膜炎最常见的受累部位，表现为额部及眶后疼痛，视力、视野障碍，视盘呈炎性改变、水肿，原发性或继发性萎缩，累及上脑下部时可有垂体功能异常，如嗜睡、轻度尿崩、性机能减退等。多数颅内压正常。

2. 颅后窝蛛网膜炎

约占脑蛛网膜炎的 1/3，又分为三亚型。

(1) 中线型：最常见，侵犯枕大池区，粘连阻塞中孔、侧孔或枕大孔，引起梗阻性脑积水导致颅内压增高症，病程发展快，一般病情较重。累及延髓时可发生真性延髓性麻痹。

(2) 小脑凸面型：病程可达 1～3 年，表现为慢性颅内压增高征及小脑体征。

(3) 桥小脑角型：出现桥小脑角综合征，如眩晕、眼震、病侧耳鸣及耳聋、周围性面瘫、颜面疼痛及感觉减退、共济失调等。如累及颈静脉孔区，可出现病变侧颈静脉孔综合征，即同侧舌咽、迷走及副神经受累。颅内压增高较少。病程较缓慢，可长达数年。

3. 大脑半球凸面蛛网膜炎

病变发展慢，可反复发作，可长达数月或数年，主要累及大脑半球凸面及外侧裂，表现为头痛、精神症状及癫痫发作。无或轻度偏瘫、偏侧感觉障碍及失语等。

4. 混合型

以上各型蛛网膜炎可混合存在，如大脑凸面、颅底和环池等广泛粘连，引起交通性脑积水，主要表现颅内压增高征，局灶性体征不明显。

（四）脊髓受损表现

脑蛛网膜炎可并发脊髓蛛网膜炎，出现相应的脊髓症状。

三、辅助检查

（一）腰椎穿刺

早期可压力正常，多数患者脑脊液压力有轻度升高，有脑积水者压力多显著增高。急性期脑脊液细胞数多稍有增加（50×10^6/L 以下），以淋巴细胞为主，慢性期可正常。蛋白定量可稍增高。

（二）CT 扫描

可显示局部囊性低密度改变，脑室系统缩小、正常或一致性扩大。通过扫描可排除其他颅内占位性病变。

（三）MRI 扫描

对颅底、颅后窝显示比 CT 更清晰，排除颅内占位性病变，有助于本病的诊断。

四、诊断

单独依靠临床表现诊断不易，须结合辅助检查、综合分析才能明确诊断。在诊断时，应了解患者是否有引起蛛网膜炎的原发病因如颅内外感染、颅脑损伤及手术、蛛网膜下隙出血等病史。症状常有自发缓解或在感冒、受凉和劳累时加重或复发，局灶体征轻微或呈多灶性，症状多变等特点。

五、鉴别诊断

（一）颅后窝中线型蛛网膜炎须与该区肿瘤相鉴别

颅后窝中线肿瘤包括小脑蚓部肿瘤、第四脑室肿瘤，儿童多见，常为恶性髓母细胞瘤，症状发展快、病情严重，可出现脑干受压征及双侧锥体束征。

（二）桥小脑角蛛网膜炎与该区肿瘤相鉴别

该区肿瘤多为听神经瘤，此外尚有脑膜瘤及表皮样囊肿。如听神经瘤及脑膜瘤，早期出现听神经损害症状，随后出现面神经、三叉神经及小脑损害症状。表皮样囊肿早期多出现三叉神经痛的症状。颅骨 X 线，听神经瘤可出现内听道口破坏与扩大，脑膜瘤可有岩骨破坏及钙化。CT 或 MRI 扫描可确定诊断。

（三）神经交叉部位蛛网膜炎与该区肿瘤鉴别

该区常见肿瘤为垂体腺瘤及颅咽管瘤。垂体腺瘤大多数早期出现内分泌障碍，眼底及视野改变比较典型，颅咽管瘤多见于儿童，X 线平片鞍上可有钙化。该区尚有鞍结节脑膜瘤，表现为视神经慢性受压的视力减退和视野障碍，后期出现原发性视神经萎缩。这些病变经 CT 和 MRI 扫描，可做鉴别。

（四）大脑半球凸面蛛网膜炎与大脑半球表浅胶质瘤、转移瘤等病变相鉴别

这些病变大多数可通过 CT 或 MRI 扫描，做出明确诊断。

六、治疗

（一）非手术治疗

1.抗感染治疗

可根据感染灶的部位和感染性质，选择恰当的抗生素治疗。对于结核引起的蛛网膜炎应常规给予抗结核药物治疗。激素也有明显的抗炎作用，并且对预防和治疗蛛网膜粘连均有较好的疗效，尤其在蛛网膜炎的早期，在应用抗生素的同时，应给予激素治疗，包括石梁桥内应用地塞米松。

2.降低颅内压力

根据颅内压增高的程度，选择口服或静脉应用脱水剂。重复腰椎穿刺，每次缓慢放液 10 ～ 20 mL，也有降低颅内压与减轻蛛网膜粘连的作用。

3.其他药物

适当选择改善脑组织营养及血运的药物，如 ATP、辅酶 A、维生素 B_6、维生素 C、烟酸、地巴唑、654-2、曲克芦丁等。

（二）手术治疗

1.开颅蛛网膜粘连松解切除术

对颅后窝中线型蛛网膜炎有第四脑室正中孔和小脑延髓池粘连者，可手术分离、松解、切除，疏通正中孔，必要时可切开下蚓部，保证正中孔通畅。对脑桥小脑角和小脑半球的蛛网膜粘连和囊肿，可行剥离松解、切除。对于视交叉部位的蛛网膜炎，经非手术治疗效果不佳或病情恶化者，可开颅行粘连及囊肿分离，切除绞窄性纤维带和压迫神经的囊肿，有效率为30%～40%，故术后仍应继续各种综合治疗。

2.脑脊液分流术

对于枕大池广泛粘连，无法剥离，可试行第四脑室－枕大池分流术，或先行枕肌下减压术，最后再作脑室－腹腔分流术。弥漫性蛛网膜炎导致梗阻性或交通性脑积水明显者，可行脑室－腹腔分流术。

3.单纯蛛网膜囊肿切除术

适用于蛛网膜囊肿引起癫痫、颅内压增高或其他神经功能障碍者。

4.腰椎穿刺

术后应反复腰椎穿刺释放脑脊液，并应用激素。每次10～20 mL，亦可同时注入滤过氧或空气10～20 mL。

七、预后

各种治疗方法均有一定疗效，但病灶完全消退者少见。可自行缓解或治疗后好转又复发。因此，患者可能长期存在一些症状，时轻时重。一般不会影响生命。

第二节　脑脓肿

细菌侵入颅内，引起脑组织内的化脓性炎症，形成脓腔，称脑脓肿。按病因和感染途径分类，分为耳源性、鼻源性、损伤性、血源性及隐源性五类，其中隐源性脑脓肿实际是血源性的隐伏者。常见致病菌为金黄色葡萄球菌、链球菌、肺炎球菌，其次为白色葡萄球菌、大肠杆菌、变形杆菌、副大肠杆菌等。有时为两种以上的细菌混合感染。一般脑脓肿患者以急性感染症状、颅内压增高及脑局灶性症状为主要临床特征。脑脓肿可引起颅内压增高而产生脑疝导致死亡。脓腔内的压力不断增加导致破裂造成弥漫性化脓性脑膜炎，如不迅速救治则可危及生命。

一、流行病学趋向

在21世纪初，有人将波士顿儿童医院的神经外科资料，对比了20年前脑脓肿的发病、诊断和疗效等一些问题，研究其倾向性的变化。他们把1981～2000年的54例脑脓肿病例和1945～1980年的病例特点进行了比较，发现婴儿病例从7%增加到22%，并证实新出现以前没有的枸橼酸杆菌和真菌性脑脓肿，前者现在见于新生儿，后者则是免疫抑制患者脑脓肿的突出菌种。过去的鼻窦或耳源性脑脓肿从26%下降到现在的11%，总的病死率则呈平稳下降，从27%降至24%。

过去罕见的诺卡菌脑脓肿、曲霉菌脑脓肿发病率也有增加，而免疫缺陷 (AIDS) 患者的神经系统弓形虫病则报道更多，其中少数也形成脑脓肿，甚至多发性脑脓肿。这表明一些原属于机会性或条件性致病菌 (病原生物) 现在变得更为活跃。另一方面，在广谱抗生素和激素的广泛使用中，耐药人群普遍增加，同时，大量消耗病、恶性病患者的免疫功能受损、吸毒人群增加等，脑脓肿的凶险因素在增加，脑脓肿菌群变化的概率也在上升。

二、病原学

常见的致病菌为金黄色葡萄球菌、变形杆菌、大肠杆菌和链球菌。血源性感染者以金黄色葡萄球菌最常见；鼻源性感染以咽峡炎链球菌多见；耳源性感染以厌氧链球菌、变形杆菌、肠杆菌多见；外伤性感染以金黄色葡萄球菌和肠杆菌最多见。

三、发病机制

脑脓肿的感染途径如下。

(1) 耳源性脑脓肿，多发生于颞叶，其次为小脑，偶然亦可发生于额叶、顶叶与枕叶，以慢性中耳炎引起的多见，多数脑脓肿为单发，少数可呈多发或多房性。

(2) 血源性脑脓肿 (又称转移性脑脓肿)，是远离脑部的感染灶在栓子脱落后随血行转移到脑部而形成脓肿。栓子可通过动脉、静脉或椎管静脉丛进入脑白质内，继而形成脓肿。

(3) 外伤性脑脓肿，由颅脑火器伤污染的异物和碎骨片直接进入脑内，或在平时开放伤、颅底骨折时，细菌通过伤口或气窦直接进入脑内而形成脓肿。

(4) 鼻源性脑脓肿，多因额窦炎、筛窦炎、上颌窦炎与蝶窦炎而引起，但较少见。

(5) 隐源性脑脓肿。由于原发感染灶隐匿或已消失，感染的来源难于判明，严格说来，应属血源性脑脓肿，临床上往往以脑瘤收入院，经检查或手术证实。

外伤性脑脓肿的发病时间差异很大，可自伤后数周乃至数年之后，甚至数十年。常见的致病菌以金黄色葡萄球菌为最多，溶血性链球菌及厌氧链球菌次之，偶尔可有产气荚膜杆菌的感染。外伤性脑脓肿多为单发，但可有多房，脓壁的厚薄依时间而异。感染早期 2 周前后，处于化脓性脑炎及脑膜炎阶段。此时脑组织坏死、软化，炎性细胞浸润、充血、水肿较明显，尚无脓壁形成。至 3 周左右脓肿形成，周围有肉芽组织、纤维组织、网状内皮细胞及胶质细胞增生，构成完整的包膜，脓壁的厚度与时间成正比，1 个月的壁厚约 1 mm，为时较久的慢性脓肿，其壁厚度可超过脓腔直径。

四、临床表现

1. 脑膜脑炎症状

多半先有中耳炎急性发作等原发灶病史。其后出现脑膜脑炎的高热、头痛、寒战、颈强直等症状，脑脊液白细胞增多，一般卧床不起，数日或一二周内改善。

2. 颅内压增高表现

在脑膜脑炎阶段就已有颅内压增高。当急性炎症消退脑脓肿形成后，症状出现反复，一般是在起病两周以后，或第三周更明显。临床上重新出现头痛加重，呕吐、脉搏慢及视盘水肿。严重者出现意识障碍。

3. 局灶性体征

视脓肿所在部位而异，由于耳源性者以颞叶和小脑脓肿最常见，故相应的颞叶和小脑体征多见。额叶部靠近颞叶，可见对侧轻偏瘫和失语（优势半球）。晚期则有脑疝形成。急性暴发性脑脓肿可突然起病，中毒症状明显，高热、脉速、常伴心衰，迅速昏迷、死亡，但临床罕见。

五、诊断要点

1. 有化脓性感染病灶或全身感染病史。

2. 颅内占位病变表现

见颅高压三主征伴脑的局灶性症状和体征。

3. 辅助检查

(1) 头颅 X 线摄片：可发现颅内压增高征象，偶可见脓肿包膜钙化影或脓腔内积气。

(2) CT：普通扫描可见脓肿呈较均匀的低密度灶，增强扫描可见脓肿周围有宽窄不等的密度增强带，为脑脓肿的特征。

(3) 脑脊液：可有压力增高，亦有压力正常者。急性化脓性脑炎阶段脑脊液以中性粒细胞为主，而在潜伏期或脓肿形成期细胞数只轻度增加。

4. 需与下列疾病相鉴别

(1) 化脓性迷路炎：为中耳炎并发症，可有眼震、共济失调和强迫头位，酷似小脑脓肿，但眩晕突出，颅压不高，CT 可以鉴别。

(2) 脑肿瘤：起病隐袭，进行性加重，无感染灶及全身感染的表现，可有头痛、呕吐，但无发热，血象正常。肿瘤型的脓肿易与脑肿瘤混淆。

(3) 硬脑膜外和硬脑膜下脓肿：单纯的硬膜外脓肿一般无神经系统局灶体征。硬膜下脓肿脑膜刺激征明显，常见较严重的意识障碍。

六、治疗

1. 抗生素治疗

在脑脓肿的脑膜脑炎阶段应及早、足量及充分时间给药，部分可治愈。小脓肿 (0.8～2.5 cm) 也有治愈的希望，具体如下。

(1) 耳源性者变形杆菌居多，首选青霉素、庆大霉素、氯霉素。

(2) 肺源性者以肺炎双球菌最多，故大剂量青霉素、氨苄西林（氨苄西林）或先锋霉素为首选。

(3) 外伤性者金黄色葡萄球菌多见，心源性者以草绿色和溶血性链球菌为主，用药与球菌类相同。

(4) "无菌性" 脑脓肿大部分是厌氧菌感染，大量青霉素和甲硝唑（灭滴灵）为首选，术后用药至少 1 个月。

2. 手术疗法

(1) 穿刺排脓法：本法简单，适用于深部或功能区脓肿，或脑疝危重阶段。缺点是需反复穿刺，住院时间延长，多房或含有异物的脓肿不适用，且偶尔会由于穿刺而穿破脓肿。目前多采用塑料管或硅胶管插入脓腔，抽尽脓液后留置于脓腔，以利术后用抗生素冲洗脓肿。

(2) 脓肿切除：适用于非重要功能区的多房或有异物或厚壁脓肿。

(3) 对原发灶应进行有效的治疗。

第三节 病毒性脑膜炎

病毒性脑膜炎是指由各种病毒感染导致的一组以软脑膜弥漫性炎症为特点的临床综合征，又称无菌性脑膜炎或浆液性脑膜炎。一般急性起病，以发热、头痛、脑膜刺激征和脑脊液改变为主要临床表现。病程有自限性，多在 2 周以内，一般不超过 3 周，预后较好，多无并发症。病毒若同时侵犯脑实质则形成脑膜脑炎。

一、流行病学

肠道病毒性脑膜炎可见于世界各地，呈规模不等的流行或散在发病。患者及带病毒者为传染源。病毒经粪便排出，持续数周至 2 年，也可从咽部排出，持续约 3 周。肠道病毒传染性很强，主要经粪 - 口传播，也可经呼吸道传播，易在家庭及集体机构中散布。该病具有流行性和地方性的特征，全年均可发生，夏秋季高发且多有流行。14 岁以下小儿受感染机会明显高于成年人，男性略多于女性。肠道病毒有型特异性保护性免疫，但一般各型之间无交叉反应。该病隐性感染明显多于显性感染，比例高达 130：1。艾柯病毒中 4、6、9、30 型及肠道病毒 71 型常引起暴发流行，而艾柯病毒 23、5 型感染多为散发。

腮腺炎病毒脑膜炎多发生于流行性腮腺炎病程中或后期，常为自限性。该病毒是一种 DNA 病毒，1 经呼吸道飞沫传播，全年均可发病，高峰季节在 3～7 月份。单纯疱疹病毒 (HSV-1、HSV-2) 可引起散发感染，主要通过直接接触 (包括性接触) 传播，无明显季节性，其中 HSV-2 可引起脑膜炎，而 HSV-1 多与脑炎相关。虫媒病毒为一类通过在脊椎动物和嗜血节肢动物宿主间传播而保存在自然界的病毒，分布在多个病毒家族中，至少有 80 种可使人类染病，在流行病学上有其特殊的地理分布特点，并与季节关系密切。人类免疫缺陷病毒 (HIV) 引起的脑膜炎常发生在病毒血清学转换期间，偶见于慢性感染期。

二、发病机制

病毒经肠道 (如肠道病毒) 或呼吸道 (如腺病毒和出疹性疾病) 进入淋巴系统繁殖，然后经血流 (虫媒病毒直接进入血流) 感染颅外某些脏器，此时患者可有发热等全身症状。在病毒血症的后期进入中枢神经系统，并经脉络丛进入脑脊液，出现中枢神经症状。若宿主对病毒抗原发生强烈免疫反应，将进一步导致脱髓鞘、血管与血管周围脑组织损害。

该病毒在人体内还可导致心肌炎、咽炎、肋间肌痛及皮肤等器官损害。

病理改变大多弥漫分布，但也可在某些脑叶突出，呈相对局限倾向。

脑部大体观察一般均无特殊异常，可见脑表面血管充盈及脑水肿的表现。脑膜和 (或) 脑实质广泛性充血、水肿，伴淋巴细胞和浆细胞浸润。病变主要在软脑膜，可查见蛛网膜有单核细胞浸润，大脑浅层可有血管周围炎细胞浸润形成的血管套，血管周围组织神经细胞变性、坏死和髓鞘崩解。但深层脑及脊髓组织无炎性改变和神经细胞坏死的证据。

在有的脑炎患者，见到明显脱髓鞘病理表现，但相关神经元和轴突却相对完好。此种病理特征，代表病毒感染激发的机体免疫应答，提示"感染后"或"过敏性"脑炎的病理学特点。

三、临床表现

由柯萨奇病毒或埃可病毒所致的病毒性脑膜炎，临床表现相似。婴幼儿，儿童及成人均可患病。起病急性或亚急性，发热、头痛、恶心、呕吐、腹痛、腹泻、喉痛、全身无力，较快出现颈部强直及典型的脑膜刺激征如 Kernig 征阳性。重者可出现昏睡等神经系统损害的症状。少数患者出现唇周疱疹应考虑是否为疱疹性病毒所致，腮腺肿大者应当考虑有腮腺炎病毒感染的可能。

病情轻重差异很大，取决于病变主要是在脑膜或脑实质。一般说来，病毒性脑炎的临床经过较脑膜炎严重，重症脑炎更易发生急性期死亡或后遗症。

（一）病毒性脑膜炎

急性起病，或先有上感或前驱传染性疾病。主要表现为发热、恶心、呕吐、软弱、嗜睡。年长儿会诉头痛，婴儿则烦躁不安，易激惹。一般很少有严重意识障碍和惊厥。可有颈项强直等脑膜刺激征。但无局限性神经系统体征。病程大多在 1～2 周。

（二）病毒性脑炎

起病急，但其临床表现因主要病理改变在脑实质的部位、范围和严重程度而有不同。病毒性脑炎病程大多 2～3 周。

1. 大多数患儿在弥漫性大脑病变基础上主要表现为发热、反复惊厥发作、不同程度意识障碍和颅压增高症状。惊厥大多呈全部性，但也可有局灶性发作，严重者呈惊厥持续状态。患儿可有嗜睡、昏睡、昏迷、深度昏迷，甚至去皮质状态等不同程度意识改变。若出现呼吸节律不规则或瞳孔不等大，要考虑颅内高压并发脑疝可能性。部分患儿尚伴偏瘫或肢体瘫痪表现。

2. 有的患儿病变主要累及额叶皮质运动区，临床则以反复惊厥发作为主要表现，伴或不伴发热。多数为全部性或局灶性强直－阵挛或阵挛性发作，少数表现为肌阵挛或强直性发作。皆可出现痫性发作持续状态。

3. 若脑部病变主要累及额叶底部、颞叶边缘系统，患者则主要表现为精神情绪异常，如躁狂、幻觉、失语以及定向力、计算力与记忆力障碍等。伴发热或无热。多种病毒可引起此类表现，但由单纯疱疹病毒引起者最严重，该病毒脑炎的神经细胞内易见含病毒抗原颗粒的包涵体，有时被称为急性包涵体脑炎，常合并惊厥与昏迷，病死率高。

其他还有以偏瘫、单瘫、四肢瘫或各种不自主运动为主要表现者。不少患者可能同时兼有上述多种类型表现。当病变累及锥体束时出现阳性病理征。

四、诊断

大多数病毒性脑膜炎或脑炎的诊断有赖于排除颅内其他非病毒性感染、Reye 综合征等常见急性脑部疾病后确立。

少数患者若明确地并发于某种病毒性传染病，或脑脊液检查证实特异性病毒抗体阳性者，可直接支持颅内病毒性感染的诊断。

根据临床起病比较迅速，以发热、头痛为主，有脑膜刺激征，CSF检查无色透明，白细胞呈轻、中度增多，且以单核细胞为主等改变，若患者缺乏脑主质损害的证据，不难考虑为病毒性脑膜炎。但仅就临床表现完全排除病毒性脑炎并非易事，特别是病情严重，发生神志障碍及抽搐者，即使脑部影像学检查提示脑主质并无损害也难完全排除。

既往在病原学的诊断中，多借血、CSF、咽拭子进行病毒细胞培养及分离，但需时且阳性率并非理想。目前多采用血清学检测柯萨奇、埃可及单纯疱疹等病毒抗体进行确诊，一般须在发病后数天方能测出阳性结果，且抗体可在血中存在数周。另从 CSF 或血中采用聚合酶链反应 (PCR) 技术检测病毒也有助于确诊病原。

五、鉴别诊断

(一) 流行性脑脊髓膜炎和其他细菌性脑膜炎

典型患者较易区分，但轻症和未经彻底治疗者需加以鉴别。流脑和其他细菌性脑膜炎起病急，症状重，脑膜刺激征明显，脑脊液外观浑浊，以中性粒细胞为主，糖和氯化物降低，如能在脑脊液中找到致病菌可确诊。外周血白细胞总数及中性粒细胞均明显升高。血清降钙素原 (PTC) 在细菌感染时明显升高，对鉴定细菌性和病毒性脑膜炎有重要意义。

(二) 结核性脑膜炎

起病缓慢，常有低热、盗汗、消瘦等长期病史，有肺、肠等其他结核病灶。脑脊液示糖和氯化物降低，蛋白明显升高。糖含量常低于 2.5 mmol/L。氯化物含量多低于 120 mmol/L。脑脊液腺苷脱氨酶 (ADA) 活性往往显著升高，对诊断有重要的参考价值。

(三) 新型隐球菌性脑膜炎

多起病缓慢，轻至中度发热，病程反复迁延，颅内高压症呈进展性，多伴有视盘水肿。易发生后遗症。

(四) 流行性乙型脑炎

多集中于夏秋发病，起病急，多伴有神志改变，外周血及脑脊液中白细胞增多明显，中性粒细胞比例升高。临床表现以脑实质损害症状较为突出。

(五) 虚性脑膜炎

某些急性传染病早期伴有严重毒血症时，可表现为脑膜刺激征。但除脑脊液压力稍高外，其余均正常，多见于小儿。

六、治疗

(一) 对症和支持治好

患者需卧床休息，多饮水，进食易消化食物。高热、头痛等可给予解热、镇痛药物，急性期有颅内压增高征象者，可给予 20% 的甘露醇等脱水治疗。肾上腺皮质激素可抑制干扰素合成，促进病毒复制，故疾病早期一般不主张使用。症状较重者，可短程、小剂量使用激素。

(二) 抗病毒治疗

肠道病毒性脑膜炎多为良性、自限性疾病，病后数日开始恢复，不需抗病毒治疗。疱疹病毒性脑炎抗病毒治疗可显著降低病死率，应积极应用。单纯疱疹病毒性脑膜炎可选用阿昔洛韦 10 mg/8 小时静脉滴注。更昔洛韦是巨细胞病毒性脑膜 (脑) 炎的首选药物。

七、预后

肠道病毒性脑膜炎病情轻，通常为自限性，预后良好，罕见严重并发症和后遗症，但在肠道病毒所致的手足口病流行期间，脑膜炎的发生仍使儿童患者病死率率显著升高。疱疹病毒性脑膜炎预后也较好，但易复发。在免疫缺陷患者人群中，疱疹病毒性脑膜炎，特别是 HSV-2 和 CMV 脑膜炎的发病率和病死率均显著升高。虫媒病毒性脑膜炎的死亡病例、神经系统及全身严重的并发症和后遗症常见于年老患者、免疫缺陷者和糖尿病患者，如发生脑膜脑炎则50%会遗留有神经、精神系统并发症。

第四节 结核性脑膜炎

结核性脑膜炎是结核杆菌引起的脑膜和脊髓膜非化脓性炎症，是神经系统结核病中最常见的疾病，常继发于粟粒性结核或体内其他器官结核。好发于青年和幼儿，冬、春季多见。

一、病原学

结核病的病原菌为结核分枝杆菌。结核分枝杆菌在分类上属于放线菌目、分枝杆菌科、分枝杆菌属。包括人型、牛型、非洲型和鼠型4类。人感染结核的致病菌90%以上为人型结核分枝杆菌，少数为牛型和非洲型分枝杆菌。结核分枝杆菌具有多形性、抗酸性、生长缓慢、抵抗力强、菌体结构复杂等生物学特性。

二、发病机制及病理生理

疾病早期由于脑膜、脉络丛和室管膜炎性反应，脑脊液生成增多，蛛网膜颗粒吸收下降，形成交通性脑积水，颅内压轻、中度增高。晚期蛛网膜、脉络丛粘连，呈完全或不完全性梗阻性脑积水，引起颅内压明显增高。

脑邸处破裂的结核结节周围结核性渗出物在蛛网膜下隙中扩散，至基底池和外侧裂。光镜下渗出物由纤维蛋白网络中带有不同数量细菌的多形核白细胞、巨噬细胞、淋巴细胞和红细胞组成。随着疾病的进展，淋巴细胞和结缔组织占优势。渗出物经过的小动脉和中动脉，以及其他一些血管（毛细血管和静脉）可被感染，形成结核性血管炎，导致血管堵塞，引起脑梗死。慢性感染时，结核性渗出物可使基底池，第四脑室流出通路阻塞，引起脑积水。

三、临床表现

多起病隐匿，慢性病程，也可急性或亚急性起病，可缺乏结核接触史，症状往往轻重不一，其自然病程发展一般表现如下。

1.结核中毒症状

低热、盗汗、食欲减退、全身倦怠无力、精神萎靡不振。

2.脑膜刺激症状和颅内压增高

早期表现为发热、头痛、呕吐及脑膜刺激征。颅内压增高在早期由于脑膜、脉络丛和室管膜炎性反应，脑脊液生成增多，蛛网膜颗粒吸收下降，形成交通性脑积水所致。颅内压多为轻、中度增高，通常持续1～2周。晚期蛛网膜、脉络丛粘连，呈完全或不完全性梗阻性脑积水。颅内压多明显增高，表现头痛、呕吐和视盘水肿。严重时出现去脑强直发作或去皮质状态。

3.脑实质损害

如早期未能及时治疗，发病4～8周时常出现脑实质损害症状，如精神萎靡、淡漠、谵妄或妄想，部分性、全身性癫痫发作或癫痫持续状态，昏睡或意识模糊；肢体瘫痪如因结核性动脉炎所致，可呈卒中样发病，出现偏瘫、交叉瘫等；如由结核瘤或脑脊髓蛛网膜炎引起，表现为类似肿瘤的慢性瘫痪。

4. 脑神经损害

颅底炎性渗出物的刺激、粘连、压迫，可致脑神经损害，以动眼、外展、面和视神经最易受累，表现视力减退、复视和面神经麻痹等。

5. 老年人 TBM 的特点

头痛、呕吐较轻，颅内压增高症状不明显，约 50% 患者脑脊液改变不典型，但在动脉硬化基础上发生结核性动脉内膜炎而引起脑梗死的较多。

四、辅助检查

1. 脑脊液

腰椎穿刺压力高。脑脊液外观清亮或呈毛玻璃样，偶为绿色或草黄色，久置后表面出现一层蛛网状凝块。白细胞计数 $(11 \sim 500) \times 10^6/L$，以淋巴细胞为主。早期蛋白含量仅轻中度增加，病程进展后则可 > 3 g/L。糖含量常明显下降或完全缺如。氯化物逐渐下降，中晚期相当显著。糖和氯化物同时降低是典型结核性脑膜炎的表现。

2. 病原学检查

(1) 细菌学检查：脑脊液检出结核杆菌是确诊的依据。

(2) PCR 检查：用 PCR 的方法检测脑脊液中的结核杆菌 DNA 是早期诊断的敏感方法。但存在假阳性，若同时做斑点杂交可提高阳性率。

(3) 检测抗结核抗体：用 ELISA 法检查血或脑脊液中的结核杆菌抗体有辅助诊断意义。

3. 脑部影像学

CT 或 MRI 在一定程度上有诊断意义。若发现明显脑膜强化或阻塞性脑积水，结合临床可做出诊断。

4. 检查脑外结核病灶

胸部 X 线检查是必须进行的项目，可发现肺活动性结核病灶。

5. 结核菌素试验

试验阳性可协助诊断。但晚期病例多为阴性。

五、诊断及鉴别诊断

(一) 诊断

根据结核病病史或接触史，出现头痛、呕吐等症状，脑膜刺激征，结合 CSF 淋巴细胞增多及糖含量减低等特征性改变。CSF 抗酸涂片、结核分枝杆菌培养和 PCR 检查等可做出诊断。

(二) 鉴别诊断

1. 化脓性脑膜炎

(1) 好发于婴幼儿、儿童和老年人。

(2) 起病急，感染的症状。

(3) 颅内压增高的表现，脑膜刺激症状，脑实质受累。

(4) 血常规示白细胞升高，中性粒细胞升高。

(5) 脑电图表现为弥漫性慢波。

(6) 脑脊液白细胞增多，常在 $(1.0 \sim 10) \times 10^9/L$，蛋白升高，糖和氯化物降低，脑脊液细菌培养和细菌涂片可检出病原菌。

2. 新型隐球菌性脑膜炎

以头痛剧烈、视力下降为主要临床表现，无低热、盗汗等结核毒血症状，脑脊液墨汁染色阳性可资鉴别。

3. 病毒性脑膜炎

(1) 急性或亚急性起病。

(2) 特征病毒感染症状。

(3) 可有发热，小于 40℃。

(4) 脑膜刺激症状为主要表现。

(5) 脑脊液蛋白轻度升高，糖、氯正常，可分离出病毒。

八、治疗

本病的治疗原则是早期给药、合理选药、联合用药及系统治疗，只要患者临床症状、体征及实验室检查高度提示本病，即使抗酸染色阴性亦应立即开始抗结核治疗。

(一) 抗结核治疗

异烟肼、利福平、吡嗪酰胺或乙胺丁醇链霉素是治疗 TBM 最有效的联合用药方案，儿童因乙胺丁醇的视神经毒性作用、孕妇因链霉素对听神经的影响而尽量不选用。

1. 异烟肼

异烟肼可抑制结核杆菌 DNA 合成，破坏菌体内酶活性，对细胞内、外结核杆菌均有杀灭作用。无论脑膜有无炎症，均能迅速渗透到脑脊液中。单独应用易产生耐药性。主要不良反应有末梢神经炎、肝损害等。

2. 利福平

利福平与细菌的 RNA 聚合酶结合，干扰 mRNA 的合成，抑制细菌的生长繁殖，导致细菌死亡。对细胞内外结核杆菌均有杀灭作用。利福平不能透过正常的脑膜，只部分通过炎性脑膜，是治疗结脑的常用药物。单独应用也易产生耐药性。主要不良反应有肝毒性、过敏反应等。

3. 吡嗪酰胺

在酸性环境中杀菌作用较强，pH 值 5.5 时杀菌作用最强，能杀灭酸性环境中缓慢生长的吞噬细胞内的结核杆菌，对中性和碱性环境中的结核杆菌几乎无作用。吡嗪酰胺渗入吞噬细胞后进入结核杆菌体内，菌体内的酰胺酶使其脱去吡氨基，转化为吡嗪酸而发挥杀菌作用。吡嗪酰胺能够自由通过正常和炎性脑膜，是治疗结核性脑膜炎的重要抗结核药物。主要不良反应有肝损害、关节酸痛、肿胀、强直、活动受限、血尿酸增加等。

4. 链霉素

为氨基糖苷类抗生素，仅对吞噬细胞外的结核菌有杀灭作用，为半效杀菌药。主要通过干扰氨酰基 -tRNA 与核蛋白体 30 S 亚单位结合，抑制 70 S 复合物的形成，抑制肽链延长、蛋白质合成，致细菌死亡。链霉素能透过部分炎性的脑屏障，是结核性脑膜炎早期治疗的重要药物之一。主要不良反应有耳毒性和肾毒性。

5. 乙胺丁醇

与二价锌离子络合，干扰多胺和金属离子的功能，影响戊糖代谢和脱氧核糖核酸、核苷酸的合成，抑制结核杆菌的生长。对生长繁殖状态的结核杆菌有作用，对静止状态的细菌几乎无影响。主要不良反应有视神经损害、末梢神经炎、过敏反应等。

WHO 的建议应至少选择三种药物联合治疗，常用异烟肼、利福平和吡嗪酰胺，轻症患者治疗 3 个月后可停用吡嗪酰胺，再继续用异烟肼和利福平 7 个月。耐药菌株可加用第四种药如链霉素或乙胺丁醇。利福平不耐药菌株，总疗程 9 个月已足够；利福平耐药菌株需连续治疗 18 ～ 24 个月。由于中国人为异烟肼快速代谢型，成年患者每日剂量可加至 900 ～ 1200 mg，但应注意保肝治疗，防止肝损害并同时服用维生素 B。以预防该药导致的周围神经病。

（二）皮质类固醇

用于脑水肿引起颅内压增高，伴局灶性神经体征和蛛网膜下隙阻塞的重症患者，可减轻中毒症状，抑制炎症反应及减轻脑水肿。成人常选用泼尼松口服，3 ～ 4 周后逐渐减量，2 ～ 3 周内停药。

（三）药物鞘内注射

脑脊液蛋白定量明显增高、有早期椎管梗阻、肝功能异常致使部分抗结核药物停用、慢性、复发或耐药的情况下，在全身药物治疗的同时可辅以鞘内注射，异烟肼 0.1 g、地塞米松 5 ～ 10 mg、α- 糜蛋白酶 4000 U、透明质酸酶 1500 U，每隔 2 ～ 3 天 1 次，注药缓慢；症状消失后每周 2 次，体征消失后 1 ～ 2 周 1 次，直至 CSF 检查正常。脑脊液压力较高的患者慎用此法。

（四）降颅压

颅内压增高者可选用渗透性利尿剂，如 20% 甘露醇、甘油果糖或甘油盐水等，同时需及时补充丢失的液体和电解质。

（五）并发症的处理

因粘连所致的阻塞性脑积水，药物治疗效果不佳时，可考虑侧脑室引流或脑脊液分流。

第五节　细菌性脑膜炎

细菌性脑膜炎是中枢神经系统严重的感染性疾病，成人常见，儿童患者尤多。许多细菌均可引起本病，其中脑膜炎球菌所致者最多，依次为流感杆菌、肺炎球菌、大肠杆菌及其他革兰阳性杆菌、葡萄球菌、李司忒菌、厌氧菌等。

一、流行性脑脊髓膜炎

化脓性脑膜炎占细菌性脑膜炎的大部分，而流行性脑脊髓膜炎又是化脓性脑膜炎中较常见者，且属于国家法定乙类传染病，特分述于后。

流行性脑脊髓膜炎简称流脑，是由脑膜炎球菌引起的急性脑膜炎。主要临床表现为突然发热、剧烈头痛、呕吐、皮肤及黏膜出血点和脑膜刺激征。流行特点是带菌者和轻型患者多，经空气传播，好发于冬春季节，多见于儿童。呈世界分布。发达国家年平均发病率 (1 ～ 5)/10 万，流行时升高。发展中国家以非洲发病率最高，年平均发病率 70/10 万左右，每 7 ～ 10 年出现一次周期性流行。我国从 20 世纪 50 年代到 20 世纪 70 年代已经发生过 3 次周期性大流行,自 1958 年全面对易感儿童注射国产 A 群脑膜炎双球菌多糖菌苗,发病率逐年下降。到 1996 年发病率为 1/10 万,死亡率 9/10 万,病死率 5.578%,在传染病中列第 5 位。2007 年发病 1 212 例,死亡 124 例,死亡人数占同年各种传染病第 7 位,且感染菌群近年有 B 群和 C 群等比率增加,值得注意。

(一) 病原学

脑膜炎球菌属奈瑟氏菌属,为革兰阴性球菌,呈卵圆形,常成对排列。该菌仅存在于人体,可从带菌者鼻咽部,患者的血液、脑脊液和皮肤瘀点中检出。脑脊液中的细菌多见于中性粒细胞内,仅少数在细胞外。普通培养基上不易生长,在含有血液、血清、渗出液及卵黄液培养基上生长良好,一般于 5% ～ 10% 的二氧化碳环境下生长更好。本菌对寒冷、干燥及消毒剂极为敏感。在体外极易死亡,病菌能形成自身溶解酶,故采集标本后必须立即送检接种。

脑膜炎球菌可用血清凝集试验加以分群,可分为 A、B、C、D、X、Y、Z、29 E、W1 359 个血清群。国内除 A、B、C、D 与国外相同外,另到 1889、1890、1892、319、1916、1486、18 117 个新血清群。但 90% 以上病例由 A、B、C 三群引起,大流行均由 A 群引起,B 群和 C 群仅引起散发和小流行。根据我国资料,引起发病及流行者仍以 A 群为主,分离到的致病菌中,A 群占 97.3%,B 群 1.93%,C 群仅占 0.39%,与国外不同,其 B 组占 50% ～ 55%,C 组占 20% ～ 25%,W135 为 15%,Y 组占 10%,A 组仅占 1% ～ 2%。

(二) 流行病学

1. 传染源

传染源是患者和带菌者,其中带菌者和仅有上呼吸道炎的患者是本病的主要传染源。典型患者在潜伏期至病后 10 天内有传染性,但发病后被迫卧床,与人群接触机会少,故作为传染源的重要性相应减少。但又由于患者呼吸道排出的病原菌多为流行菌株,所以仍有隔离的必要。

流行期间人群鼻咽部带菌率显著增高,带菌人数为患者的 10 ～ 20 倍。一般带菌规律是流行季节高于非流行季节,流行区高于非流行区,流行年高于非流行年,但某些地区带菌率高达 70% 以上而并未发现患者,相反,有的地区带菌率仅在 10% 左右就出现了患者。流脑的流行主要与人群中该群脑膜炎球菌的人群相应抗体水平有关。

2. 传播途径

主要通过空气飞沫传播,在空气不流通处 2 m 以内接触者,均有可能因吸入带菌者呼吸道飞出的含有流脑病菌的泡沫颗粒而感染。因病原菌在体外活力极弱,通过玩具及日用品间接传播的机会极少,但同睡、喂乳、接吻等密切接触对 2 岁以内婴幼儿的传播有重要意义。

3. 易感人群

人对流脑普遍易感。成人在多次流行过程中,70% ～ 80% 通过隐性感染获得了免疫,故发病者多为儿童,6 个月至 2 岁的婴幼儿发病率最高。人群易感性的高低是由血清中群特异性杀菌抗体所决定的,所以来自农村的青年,在城市流脑流行时易发病;有低丙球蛋白血症和补体系统缺乏者,更易感染和发病。病后获持久免疫力,再次患病者罕见。

4. 流行特征

(1) 散发性和周期性:疫苗应用以前,流脑发病多是常年散发,且有一定周期性,3 ～ 5

年一次小流行，7～10年出现一次大流行。在普遍实行预防接种后，这种规律已被打破。但随着人体抗体水平的下降及菌型的改变可出现流行，特别应警惕B群流行的可能性。

(2) 明显季节性：一般多在冬春季。发病数自12月份开始增加，到次年3～4月份达高峰，5月份开始下降。其他月份偶有发病。

5.近年流行趋势

由于疫苗及抗生素面世，半个世纪以来，流脑的防治取得显著成效，但由于全球交通频繁及耐药菌株的出现，特别在经济欠发达的地区时有流行暴发。我国近20年来未发生大流行，但是每年都有散发病例，在全国法定38种传染病中死亡数仍在第7位前后，并且C群感染在儿童中有增多趋势，亦有C群及W135群局部流行的报告，这些非A群流脑一般病情较重，病死率亦较高，值得注意。

(三) 发病机制

病原菌自鼻咽部侵入人体，如人体免疫力强，则可迅速将病原菌杀灭，或成为带菌状态；若体内缺乏特异性杀菌抗体，或细菌毒力较强时，则病菌可从鼻咽部黏膜进入血液，发展为败血症，继而累及脑脊髓膜，形成化脓性脑脊髓脑炎。

该菌可产一种酶，能切断局部IgA重链。此外，菌毛黏附于鼻咽部上皮细胞，对致病均起了重要作用。

在败血症期，细菌常侵袭皮肤血管内壁引起栓塞、坏死、出血及细胞浸润，从而出现瘀点或瘀斑。由于血栓形成，血小板减少或内毒素作用，内脏有不同程度的出血。

暴发型败血症是一种特殊类型，过去称为华－佛氏综合征，曾认为是由于双侧肾上腺皮质出血和坏死，引起急性肾上腺皮质功能衰竭所致。现已证明肾上腺皮质功能多数并未衰竭，在发病机理中并不起主要作用，而由于脑膜炎球菌的脂多糖内毒素可引起微循环障碍和内毒素性休克，继而导致播散性血管内凝血 (DIC) 则是其主要病理基础。

暴发型脑膜脑炎的发生和发展亦和内毒素有关。第Ⅲ型变态反应亦可能在发病机理中起某些作用，如在受损的血管壁内可以见到免疫球蛋白、补体及脑膜炎球菌抗原的沉积。

(四) 临床表现

感染脑膜炎球菌后，60%～70%成为带菌者，25%呈出血点型，7%表现为上呼吸道炎，仅1%表现为典型的化脓性脑膜炎。

1.潜伏期

1～10天，一般为2～3天。

2.临床类型

(1) 普通型：典型患者可有上呼吸道感染期、败血症期、脑膜炎期，但分期不易严格区分。多数为急性起病，有发热、畏寒、鼻塞、咽干、全身不适、头痛、头晕等症状。经1～2天，亦有数小时后，体温上升到40℃左右，伴有寒战、头痛加重、恶心、呕吐、烦躁或嗜睡、皮肤出现瘀点，部分患者先出现充血性斑丘疹，经过数小时后，转为出血性皮疹，或瘀点与斑丘疹同时存在。部分患者可有关节痛或腹痛、腹泻，脾大。1～2天或数小时内，头痛加剧，呕吐呈喷射性，烦躁不安，谵语或昏迷。颈强直，克氏征与布氏征阳性，部分患者可有惊厥及病理反射阳性，婴儿可有前囟饱满或隆起。病程中或后期常出现口周单纯疱疹。

(2) 重症败血症 (原称暴发型休克型败血症)：起病急骤，突然高热，畏寒或寒战，常于 24 小时内迅速出现严重的中毒症状，面色苍白、口周发灰、四肢发凉、嗜睡或烦躁不安，于短时间内出现广泛皮肤、黏膜瘀点及瘀斑，脉搏细数。晚期可出现体温下降、面色发灰、四肢厥冷、皮肤发花、脉搏微弱、静脉塌陷、血压下降或测不出等周围循环衰竭症状或体征。可伴有呼吸急促，少尿或无尿，甚至昏迷。血培养脑膜炎球菌多为阳性。

(3) 重症脑膜脑炎型 (原称暴发型脑膜脑炎型)：起病急，常于 1 ～ 2 天出现严重中枢神经系统症状。患者表现为高热、剧烈头痛、喷射性呕吐、面色苍白等，继而转入昏睡或昏迷。常有惊厥，血压升高，脉率相对缓慢，肌张力增高，上肢伸直内旋或全身强直、甚至角弓反张。如不及时治疗可发展成脑疝，患者出现瞳孔不等大，对光反射消失，眼球固定，甚至出现呼吸节律改变或呼吸骤停而死亡。

(4) 重症流脑混合型：此型以脑膜脑炎及休克型兼具为临床表现，多数自休克发展为混合型，亦可自脑膜脑炎表现开始又合并休克，混合型均为重型，治疗较困难，预后较差。

(5) 慢性脑膜炎球菌败血症：偶见于成人，迁延数月，常有低热和 (或) 散在出血点，但一般症状轻少，只在血培养或瘀斑涂片可获致病菌阳性而确诊。

3.实验室检查

(1) 血象：白细胞总数明显增加，一般在 2 万 /mm³ 左右，高者达 4 万 /mm³ 或以上，中性粒细胞占 80% ～ 90%。

(2) 脑脊液检查：病程初期仅有压力增高，外观正常。典型脑膜炎期，压力高达 1.96 kPa 以上，外观呈混浊或脓样。白细胞数达每立方毫米数千至数万，以中性粒细胞为主。蛋白质含量显著提高，而糖含量明显减少，有时可 完全测不出，氯化物降低。若临床有脑膜炎症状及体征而早期脑脊液检查正常，应于 12 ～ 24 小时后复验。流脑经抗菌药物治疗后，脑脊液改变可不典型。

(3) 细菌学检查

1) 涂片检查：用针尖刺破皮肤瘀点，挤出少许血液及组织液，涂片染色后镜检，阳性率高达 80% 以上。脑脊液沉淀涂片的阳性率为 60% ～ 70%，脑脊液不宜搁置太久，否则病原菌易自溶而影响检出。

2) 细菌培养：血培养在流脑时阳性率较低。但血培养对普通型流脑败血症期、暴发型败血症及慢性脑膜炎球菌败血症诊断甚为重要，故必须注意在应用抗菌药物前采血作细菌培养，并宜多次采血送验。脑脊液应于无菌试管内离心，取沉渣直接接种于巧克力琼脂上，同时注入葡萄糖肉汤中，在 5% ～ 10% 二氧化碳环境下培养。

(4) 免疫学试验：是近年来开展的流脑快速诊断方法。脑脊液中抗原的检测有利于早期诊断，其敏感性高，特异性强。目前临床常用的抗原检测方法有对流免疫电泳、乳胶凝集、反向间接血凝试验、菌体协同凝集试验、放射免疫法、酶联免疫吸附试验等。对流免疫电泳的阳性率在 80% 以上，乳胶凝集试验阳性率为 85% ～ 93%，协同凝集试验检测 A 群及 C 群的阳性率亦较高。反向间接血凝试验的阳性率为 94.2%(脑脊液) 及 78.8%(血液)，酶联免疫吸附试验检测 A 群抗原的灵敏度较反向间接血凝试验为高。抗体检测不能作为早期诊断方法，且敏感性与特异性均较差，故临床应用日渐减少。对流免疫电泳法、放射免疫测定法、间接血凝试验，如恢复期血清效价大于急性期 4 倍以上，则有诊断价值。

4. 并发症及后遗症

(1) 早期并发症：支气管肺炎、肺水肿、肺梗死、呼吸窘迫综合征 (RDS)、DIC、急性肾衰竭、心肌炎、心内膜炎、化脓性关节炎、中耳炎、副鼻窦炎、截瘫及面神经瘫痪等。

(2) 后期并发症：变态反应性关节炎、硬膜下积液、脑神经损害、皮肤坏疽、坏死及运动性失语等。

(3) 后遗症：失语、耳聋、瘫痪、癫痫、痴呆等。

(4) 以下指标提示易发生并发症或后遗症：

1) 脑脊液内细菌消失时间延长到达到 24 ～ 36 小时；

2) 住院时出现休克、紫癜，体温 38℃并持续 5 天以上者，发生迟发性关节炎或脉管炎；

3) 周围血白细胞大于 20×10^9/L 或小于 5.0×10^9/L；

4) 脑脊液白细胞大于 10×10^6/L，糖小于 1.11 mmol/L；

5) C- 反应蛋白达到 300 mg/L。

(五) 诊断

流脑起病急，发展快，暴发型病例死亡也快，而合理治疗见效快预后好，所以早发现、早诊断、早期合理治疗对预后至关重要，同时病原菌及药敏检测对做到诊断可靠及准确治疗又非常关键，所以不可忽视早期细菌学检查。

1. 临床诊断

(1) 流行病学：根据流行季节，本地有本病流行史，或患者有密切接触史等。

(2) 临床表现：根据患者突然高热、剧烈头痛、喷射性呕吐、皮肤黏膜出血点或瘀斑、脑膜刺激征阳性、小儿前囟饱满等。

2. 实验室诊断

根据白细胞总数及中性粒细胞明显增高，脑脊液呈化脓性改变；结合皮肤瘀点或脑脊液涂片，或血及脑脊液培养，或尿、脑脊液病原检查等，其中任何一项阳性均可确定诊断。病原学检查阴性，而双份血清抗体升高 4 倍以上或 IgM 抗体阳性，亦可确诊。

(六) 鉴别诊断

1. 其他化脓性脑膜炎

依侵入途径可初步区别。肺炎球菌脑膜炎大多继发于肺炎、中耳炎的基础上，葡萄球菌性脑膜炎大多发生在葡萄球菌败血症病程中，革兰阴性杆菌脑膜炎易发生于颅脑手术后，流感杆菌脑膜炎多发生于婴幼儿，绿脓杆菌脑膜炎常继发于腰穿、麻醉、造影或手术后。

2. 流行性乙型脑炎

发病季节多在 7 ～ 9 月，脑实质损害严重，昏迷、惊厥多见，皮肤一般无瘀点。脑脊液较澄清，细胞数大多在 500/mm³ 以下，糖及蛋白量正常或稍增高，氯化物正常。免疫学检查如特异性 IgM、补结试验等有助于鉴别。

3. 虚性脑膜炎

败血症、伤寒、大叶性肺炎等急性感染患者有严重毒血症时，可出现脑膜刺激征，但脑脊液除压力稍增高外，其余均正常。

4. 中毒型细菌性痢疾

主要见于儿童，发病季节在夏秋季。短期内有高热、惊厥、昏迷、休克、呼吸衰竭等症状，但无瘀点，脑脊液检查正常。确诊依靠粪便细菌培养。

5. 蛛网膜下隙出血

成人多见，起病突然，以剧烈头痛为主，重者继以昏迷。体温常不升高。脑膜刺激征明显，但无皮肤黏膜瘀点、瘀斑、无明显中毒症状。脑脊液为血性。脑血管造影可发现动脉瘤、血管畸形等改变。

（七）预后

自磺胺类药物与抗生素用于流脑治疗之后，病死率由原来的 70% 降至 5% ～ 10%。在流脑的死亡病例中，发现有些因素与死亡明显相关。

（八）治疗

1. 普通型流脑的治疗

(1) 抗菌治疗

1) 磺胺药：鉴于我国所流行的 A 群菌株大多对磺胺药敏感，故仍为首选。磺胺嘧啶的吸收、排泄均较缓慢，脑脊液中的药物浓度为血浓度的 40% ～ 80%。首次剂量为 40 ～ 80 mg/kg，分 4 次口服或静脉注入。原药在偏酸性的尿液中极易出结晶，可损伤肾小管而引起结晶尿、血尿、腰痛、少尿、尿闭，甚至尿毒症。应用时给予等量碳酸氢钠及足量水分（使成人每日尿量保持在 1200 mL 以上）。应用磺胺嘧啶后 24 ～ 48 小时后一般情况即有显著进步，体温下降，神志转清，脑膜刺激征于 2 ～ 3 天内减轻而逐渐消失。若治疗后 48 小时症状仍不减轻，体温不降，则应考虑由耐药菌引致的可能，需及时改换药物。

2) 青霉素及氯霉素：以下情况应采用青霉素 G，①单用磺胺药后出现明显血尿，或原有肾功能不全、严重失水、少尿、无尿者；②单用磺胺药后 24 ～ 48 小时病情未见好转者；③药敏试验示菌株对磺胺药耐药者。成人青霉素 G 用量为每日 800 万～ 1200 万 U，儿童每日为 20 万 U/kg；鞘内无须同用。如患者对青霉素类过敏，则可改用氯霉素，氯霉素易透过血脑屏障，脑脊液浓度为血清浓度的 30% ～ 50%。首剂为 50 mg/kg，继而每日给予 50 ～ 100 mg/kg，成人每日最高量可达 4 g，分次静脉滴注或口服。应密切注意氯霉素对骨髓的抑制作用。

3) 其他抗生素：氨苄西林亦可应用，剂量为每日 150 mg/kg，分次静脉滴注。本药和氯霉素对脑膜炎球菌、肺炎球菌和流感杆菌均有抗菌活性，适用于病原菌尚未明显的婴儿病例。

(2) 对症治疗：高热时可用酒精擦浴，安乃近滴鼻或小剂量安乃近肌内注射。头痛可酌情用可待因、阿司匹林，或用高渗葡萄糖静注。惊厥时可用副醛 0.2 mL/kg 肌内注射，或用 10% 水合氯醛灌肠，成人每次 20 mL。镇静剂不宜过大，以免影响病情的观察。

2. 暴发型脑膜炎球菌败血症的治疗

(1) 抗菌治疗：以青霉素 G 为主，每日剂量为 20 万～ 40 万 U/kg，成人每日 2000 万 U，分次静脉滴注。

(2) 抗体克治疗

1) 扩充血容量及纠正酸中毒。

2) 血管活性药物的应用

在扩充血容量和纠正酸中毒后，如休克仍未纠正，可应用血管活性药物。凡患者面色苍灰、皮肤呈花斑及眼底动脉痉挛者，应选用血管扩张药物，首选副作用较小的山莨菪碱 (654-2)，因其有抗交感胺，直接舒张血管的作用；此外，尚有稳定神经细胞膜、解除支气管痉挛、减少支气管分泌等作用，而极少引起中枢兴奋。山莨菪碱的每次剂量为 0.3～0.5 mg/kg，重症患儿可增至 1～2 mg/kg，静脉注射，每 10～20 分钟 1 次。如无山莨菪碱，也可用阿托品代替 (剂量每次 0.03～0.05 mg/kg)，一般经数次注射后，如面色红润、微循环改善、尿量增多、血压回升，即可延长给时间，减少剂量并逐渐停用。如应用山莨菪碱或阿托品 5～10 次无效，可改用异丙肾上腺素、间羟胺与多巴胺联合或苄胺唑啉与去甲肾上腺素联合。

(3) 强心药及肾上腺皮质激素的应用。

(4) 抗 DIC 的治疗：若休克经综合治疗后不见好转，出血点即使未见增加，也应考虑有DIC 存在，应作有关凝血及纤溶的检查，并开始肝素治疗。若皮肤瘀点不断增多，且有融合成瘀斑的趋势，不论有无休克，均可应用肝素。首次剂量为 1.5 mg/kg，静脉推注或置于 100 mL溶液内缓慢静脉滴注，以后每 4～6 小时静脉滴注 1 mg/kg 一次。疗程不宜过长，病情好转后即可停药，一般疗程为 1～2 日。使用肝素时应做试管法凝血时间测定，控制在正常值的 2 倍左右 (15～30 分钟)。治疗中若出现严重出血，应立即静脉滴注鱼精蛋白，后者 1 mg 可中和1 mg(125 U) 肝素。重症休克时纤维蛋白溶酶增多，使血管内纤维蛋白溶解而加重出血，故处理大片出血的患者，可于肝素化后给予 6- 氨基己酸，剂量为 4～6 g，置于 100 mL 葡萄糖溶液中静滴，于 30 分钟内滴完。

3. 暴发型脑膜脑炎的治疗

(1) 抗生素的选用同暴发型败血症型。

(2) 脱水剂的应用：以甘露醇为主，每次 1～2 g/kg(20%)。根据情况每 4～6 或 8 小时静脉快速滴注或推注一次，宜至呼吸、血压恢复正常、瞳孔等大及其他颅内高压症状好转为止。脱水时应适当补充液体、钾盐等，以保持轻度脱水状态为宜。甘露醇可与呋塞米 40～100 mg合用，亦可与 50% 葡萄糖交替使用，每次 40～60 mL。

(3) 呼吸衰竭的处理：须加强脱水治疗，给予吸氧、吸痰、头部降温以防治脑水肿、防止脑疝及呼吸衰竭的发生。如已发生，可给予山莨菪碱、尼可刹米、二甲弗林、哌甲酯等呼吸中枢兴奋剂，大剂量山莨菪碱 (每次 2～3 mg/kg) 静脉滴注可改善微循环，减轻脑水肿，激素也有降低颅内压的作用，疗程不超过 3 天。高热和频繁惊厥者可用亚冬眠疗法。呼吸停止时应立即做气管插管或气管切开，进行间歇正压呼吸。

脑膜炎球菌脑膜炎自采用磺胺及青霉素等抗菌药物治疗以来，病死率已降至 5% 以下，但暴发型患者及年龄在 1 岁以内婴儿，预后仍较差。

二、其他细菌性脑膜炎

细菌性脑膜炎是由各种细菌感染引起的软脑膜和蛛网膜的炎症。除脑膜炎球菌外，肺炎双球菌、流感杆菌、葡萄球菌、肠道革兰阴性杆菌、铜绿假单胞菌和李斯特菌等较为多见。

(一) 病原学和流行病学

细菌性脑膜炎因病因不同而存在明显的地域性。在我国，脑膜炎球菌、肺炎球菌和流感杆菌引起者占整个细菌性脑膜炎的 2/3；而在欧美等国，流感杆菌脑膜炎所占比例较高，可能与社会菌群差异、人群免疫状态等因素有关。

肺炎球菌脑膜炎呈散发性，多见于冬春季，以2岁以下婴幼儿和老年人多见，常继发于肺炎、中耳炎等疾病或发生于脑手术之后，约20%病例无原发病灶可寻。95%的流感杆菌脑膜炎由B组流感嗜血杆菌引起，80%～90%发生于3个月至3岁婴幼儿，全年均可发病，但以秋冬季节最多，2/3患者发病前有上呼吸道感染，1/3患者继发于支气管肺炎。葡萄球菌脑膜炎发病率较低，占全部脑膜炎的1%～2%，较多见于新生儿，常于产后2周发病，肌体免疫力低下时亦可发病，主要由金黄色葡萄球菌引起，偶见表皮葡萄球菌，各季均可发病，以7～9月份多见。革兰阴性杆菌脑膜炎由肠杆菌科的大肠埃希菌、克雷白杆菌、变形杆菌等及假单胞菌科的铜绿假单胞菌等引起，占新生儿和2岁以下小儿脑膜炎发病率的60%～80%，其中大肠埃希菌最为常见，克雷白杆菌次之。李斯特菌脑膜炎多见于婴幼儿和老年人，也见于伴发免疫缺陷的成人患者。

(二) 发病机制和病理

细菌可通过多种途径侵入脑膜。

1. 血源性

所有致病菌均可以游离细菌、感染性血栓或菌栓等方式经血循环到达脑膜。流感嗜血杆菌常伴有菌血症，血源性感染是其最常见的侵入途径。

2. 直接扩散

致病菌形成面部疖肿、中耳炎、筛窦炎、乳突炎、海绵窦炎等病灶，可进一步经局部血管、淋巴管及破坏的骨板岩鳞缝等扩散至颅内。葡萄球菌感染可形成硬膜外脓肿、脑脓肿等，脓肿破裂可导致脑膜炎症。此外，颅脑外伤、脑脊液鼻漏等也是细菌直接扩散的重要途径，以葡萄球菌多见。

3. 医源性途径

颅脑手术污染、脑室引流及造影或腰椎穿刺均可能将细菌带至蛛网膜下隙。

4. 产道感染

肠道革兰阴性杆菌可在产前或产时感染，病菌来自于母亲的产道或直肠，患儿多有难产、早产或胎膜早破等病史。合并颅骨裂、脊柱裂、脑膜膨出或皮肤交通性窦道的患儿，致病菌多直接由缺陷处侵入脑膜。

各种致病菌导致脑膜炎的发病机制和病理改变与脑膜炎球菌类似。

(三) 临床表现

多数起病急，均有发热、头痛、呕吐、嗜睡、惊厥、意识障碍及脑膜刺激征。各种脑膜炎的具体特点如下。

1. 肺炎球菌脑膜炎

本病起病急，有高热、头痛、呕吐和脑膜刺激征。约85%发生不同程度的意识障碍，表现为谵妄、昏迷、嗜睡、昏睡等。脑神经损害约占50%，主要累及动眼神经和面神经，滑车和展神经亦可累及。皮肤瘀点少见。

多次发作的复发性脑膜炎绝大多数由肺炎球菌引起，发作间隔为数月或数年。复发的原因包括先天性缺陷、脑脊液鼻漏或颅骨损伤，慢性乳突炎或鼻窦炎等脑膜旁感染灶存在，宿主免疫功能缺陷和儿童脾切除后，治疗不彻底等。

脑脊液呈脓性，有时含块状物，细胞数及蛋白含量增加，乳酸脱氢酶活性明显升高，晚期有蛋白、细胞分离现象，为椎管阻塞所致。脑脊液涂片可见革兰氏阳性双球菌，培养常呈阳性。应用对流免疫电泳或乳胶凝集试验有助于病原诊断。

2. 流感杆菌脑膜炎

流感杆菌脑膜炎起病较其他细菌性脑膜炎缓慢，从前驱症状开始往往经数天至 1～2 周后出现脑膜炎症状。临床表现与其他脑膜炎基本相同。13% 有昏迷或休克。皮肤、黏膜瘀点甚为罕见。

脑脊液涂片常见革兰阴性短小杆菌，阳性率达 80%。血液和脑脊液培养阳性率高于流脑。应用对流免疫电泳、酶联免疫吸附试验等方法检测脑脊液中的荚膜多糖抗原，可迅速诊断。细胞溶解物实验阳性也有助于本病诊断。

3. 葡萄球菌脑膜炎

该病发生脑膜炎症状前往往有脓毒性病灶，多有持久而剧烈的头痛，脑膜刺激征较其他脑膜炎更为明显。全身皮肤可出现多形性皮疹，如瘀斑、瘀点、猩红热样皮疹、皮肤脓疱等，以小脓疱皮疹最具特征性。脑脊液呈脓性，蛋白含量很高。涂片可找到葡萄球菌。脑脊液或血液培养出葡萄球菌可确诊。对流免疫电泳、乳胶凝集试验、反向被动血凝试验和荧光抗体法检测脑脊液中的葡萄球菌特异性抗原具有快速诊断价值。

4. 肠道革兰阴性杆菌脑膜炎

病情进展较缓慢，临床表现与其他细菌性脑膜炎相同。铜绿假单胞菌脑脊液可呈黄绿色，具有特征性。确诊有赖于细菌学检查。

5. 李斯特菌脑膜炎

起病急，90% 患者的首发症状是发热，多在 39℃ 以上。有严重的头痛、眩晕、恶心和呕吐，脑膜刺激征明显，常伴有不同程度的意识障碍，多于 1～2 天昏迷。脑神经损害常见。少数起病缓慢，病程较长且有反复。脑脊液常规示白细胞计数增高，以多核细胞为主，涂片可发现小的革兰阳性杆菌。血和脑脊液培养阳性可确诊。

6. 其他细菌引起的脑炎

如梭杆菌、脆弱拟杆菌、梭状芽孢杆菌等厌氧菌，以及巴斯德菌、链球菌等均可引起脑膜炎，但临床上较为少见。

(四) 诊断和鉴别诊断

根据上述临床表现，脑脊液呈化脓性改变即可诊断细菌性脑膜炎。结合脑脊液生化、涂片及细菌培养、血培养以及免疫学检查做出病原学诊断。

各种致病菌所致的脑膜炎临床表现类似，应相互鉴别，有赖于细菌培养、涂片结果和免疫学检测。

(五) 并发症

肺炎球菌脑膜炎由于脑脊液中纤维蛋白含量高，易造成粘连，如果确诊较晚或治疗不合理易并发硬脑膜下积液或积脓、脑积水、脑脓肿、脑神经损害等。失语、偏瘫、耳聋、共济失调及脑膜炎后癫痫也可见。流感杆菌脑膜炎易出现硬膜下积液，占 30% 左右，多发生在 1 岁以内前囟未闭的婴儿。少数李斯特菌脑膜炎患者可发生脑干炎而呈复视、发音和吞咽困难、面神经瘫痪和偏瘫等，可有肢体瘫痪、共济失调、面肌麻痹、括约肌功能紊乱等后遗症。

(六) 治疗

1. 肺炎球菌脑膜炎

青霉素可作为首选药物，成人 2 000 万 U/d，儿童为 20 万～40 万 U/kg，分次静脉滴注。症状好转、脑脊液接近正常后成人可改为 800 万 U/d 继续应用，疗程不少于 2 周。对青霉素耐药者可选用第三代头孢菌素如头孢曲松或头孢噻肟，也可联合应用万古霉素和利福平。喹诺酮类药物加替沙星对肺炎球菌也有效。原发病灶如中耳炎、筛窦炎等需同时根治，以防止病情反复。

2. 流感杆菌脑膜炎

目前推荐的治疗方案有：

(1) 氨苄西林，150 · 200 mg/(kg·d)，分次肌内注射或者静脉滴注。

(2) 氯霉素，50～75 mg/(kg·d)，分次静脉滴注。

(3) 联合应用氨苄西林和氯霉素。由于氯霉素对新生儿毒性较大，应首选氨苄西林，如必须应用则应减量至 25 mg/kg。疗程应大于 2 周或热退后 5 天。对氯霉素耐药和产 G 内酰胺酶的菌株推荐应用第三代头孢菌素，如头孢噻肟 4～6 g/d、头孢曲松 2～3 g/d。美罗培南也可选用。

3. 葡萄球菌脑膜炎

产青霉素酶金黄色葡萄球菌可选用苯唑西林、氯唑西林等耐酶青霉素或万古霉素，也可选用喹诺酮类、利福平等。产酶株虽然可对青霉素 G 敏感，但药物诱导酶产量增加而导致治疗失败。耐甲氧西林的金黄色葡萄球菌最好选用万古霉素或替考拉宁，磷霉素也可作为辅助治疗。万古霉素 30 mg/(kg·d)，分 2～3 次静脉滴注。万古霉素与利福平联合用药，可明显提高疗效。凝固酶阴性的葡萄球菌首选万古霉素，也可考虑耐酶青霉素、氨基糖苷类药物，应根据药敏结果选择药物。葡萄球菌脑膜炎易复发，疗程要长，体温正常后继续用药 2 周或脑脊液正常后继续用药 1 周。

4. 肠道革兰阴性杆菌脑膜炎

大肠埃希菌脑膜炎应重视药敏试验，同时考虑药物透过血 - 脑屏障的难易程度。半合成青霉素、第二代和第三代头孢菌素、氨曲南等可选用。氨基糖苷类抗生素除阿米卡星外，血 - 脑屏障通透性均较差，必要时鞘内或脑室内注射给药。喹诺酮类药物如氧氟沙星、环丙沙星等对青霉素、头孢菌素或氨基糖苷类药物耐药的菌株有较好疗效。肺炎克雷伯菌大多对氨苄西林耐药，宜用头孢菌素和氨基糖苷类联合治疗。克雷白杆菌脑膜炎易合并脑室炎，可选用庆大霉素鞘内注射。铜绿假单胞菌耐药率高，可根据药敏选用第三代头孢菌素或选用哌拉西林加氨基糖苷类抗生素联合用药。更为有效的治疗有第四代头孢菌素如头孢克定、头孢吡肟等及碳青霉烯类如美罗培南、阿培南等。

5. 李斯特菌脑膜炎

李斯特菌对青霉素、氨苄西林、庆大霉素均敏感，治疗一般联合应用氨苄西林和庆大霉素。氨苄西林婴儿剂量 300 ng/(kg·d)，分 3 次给药，成人 300 mg/(kg·d)，分 6 次给药，疗程 3 周，免疫缺陷者可延长至 6 周，以防复发。

（七）预后

预后与年龄、感染的细菌种类、病情轻重程度、治疗时机、并发症等多种因素有关。婴幼儿因免疫功能不健全，抵抗力差，加之早期诊断困难，故预后较差。新生儿细菌性脑膜炎病死率高达60%～75%，特别是宫内感染及肠道细菌感染引起者。肺炎球菌脑膜炎病死率高，一般在30%～60%，远高于流脑，高龄、合并意识障碍、抽搐频繁者预后较差。流感杆菌脑膜炎自抗生素广泛应用以来病死率已下降至10%以下。金黄色葡萄球菌脑膜炎病死率甚高，达50%以上。肠道革兰氏阴性杆菌脑膜炎往往发生于存在解剖学异常或免疫缺陷的个体，预后甚差。铜绿假单胞菌脑膜炎病死率高达60%以上。

（八）预防

1. 积极处理原发病

患上呼吸道感染、肺炎、中耳炎、疖肿及其他感染时，应积极治疗防止感染扩散，特别是应该及时合理的治疗颅脑周围器官炎症和败血症。神经外科手术及腰椎穿刺应注意无菌操作，防止污染。产科应避免创伤性分娩。有先天性解剖缺陷者应给予积极处理或手术治疗。

2. 菌苗预防

目前国内外已有多种肺炎球菌菌苗上市，如23价菌苗和7价结合型肺炎球菌菌苗，后者对儿童有良好保护作用，不良反应少。流感杆菌菌苗也可用于预防注射，对易感婴幼儿有保护作用。铜绿假单胞菌菌苗有单价和多价两种，对感染的防治有一定作用，配合应用多价高效抗血清可提高预防效果。

3. 其他

此外，还应养成良好的生活习惯，多呼吸新鲜空气，多在室外活动，注意营养膳食均衡，以增强肌体抵抗力。

第六节 椎管内寄生虫病

椎管内寄生虫病变极为少见，常为脑部寄生虫病变的综合征，但远比脑寄生虫病变为少。常见寄生虫为猪囊虫、狗包虫、血吸虫及肺吸虫等。寄生虫侵入椎管内途径有两种囊虫、包虫和血吸虫经血液循环（动脉或静脉）而进入椎管内；肺吸虫直接在组织间移行，经椎间孔侵入椎管内。病变早期由于免疫反应的缘故，可引起脊髓及周围组织的急性炎症反应；病变晚期可形成寄生虫肉芽肿或脓肿，从而引起脊髓压迫。

一、脊髓囊虫病

本病是由猪绦虫的蚴虫寄生于脊髓所致。流行于我国北方大部分地区。感染途径主要是经粪－口传播，即人吃了被蚴虫卵污染的食物后，虫卵在胃肠道内被消化成蚴虫，穿过胃肠道黏膜经血液循环而遍布全身，经2～4个月发育为成虫。本病常并发于脑囊虫病，占神经系统囊虫病的2%～5%。囊虫可造成对脊髓的化学性刺激和机械性压迫，引起脊髓炎、脊膜炎、动脉炎、局部囊肿、局部肉芽肿或脓肿等病理改变。本病多为脑内囊虫向脊髓内移行，故患者除有脑部症状外，还出现脊髓症状。虫体可在脊髓、蛛网膜下隙的任何水平定居，从而引起相应部位以下的运动、感觉和括约肌功能障碍表现。病灶为多发性，术中可见神经根被增厚的蛛网膜和退化的囊肿所包绕。

患者血液或脑脊液的非直接抗囊虫抗原的血球凝集试验和补体结合试验阳性，还可用凝胶沉淀、免疫电泳、计数电泳或免疫荧光等试验检测血和脑脊液的反应。脊髓造影可显示椎管内梗阻。CT 及 MRI 更有助于诊断。

对本病的治疗应采用药物治疗为主，手术治疗为辅的方法。一般患者对驱虫剂的反应良好，多数可经药物治疗而达痊愈。部分患者在服用药物一段时间后可出现副反应，此主要是因死亡的囊虫引起的感染反应所致，加服类甾醇类药物可防治这种不良反应，目前比较有效的药物为 Praziguamel。一般经过药物治疗 3 个月后病情无好转或出现脊髓受压的情况时，应做手术将囊虫摘除。

二、脊椎包虫病

本病是由狗绦虫的幼虫（六钩蚴虫）侵入脊椎骨内所致。感染途径主要为人吃了被狗绦虫卵污染的食物，虫卵在十二指肠孵化为六钩蚴虫后穿过肠壁进入门静脉系统，随血液循环散步全身。约 2% 的包虫病发生在骨，而骨包虫病中的 50% 发生在脊椎，脊椎包虫病约占中枢神经系统包虫病的 18%。此病在我国西北的牧区流行。胸椎和腰骶椎是最常见受累部位。虫体在骨小梁间生长并破坏骨质，一旦虫体的破坏突破骨皮质和骨膜，则进入硬脊膜外腔和脊髓周围组织，脊髓将受压迫。一般虫体只在骨膜或韧带下繁殖，故椎间盘很少受累。病灶由大小不等的囊腔组成，囊液内富含包虫的头节。当病变限于骨质内时，病程很长且患者可无任何症状。当病变突破骨皮质而侵犯神经根和脊髓时，可出现疼痛和瘫痪。脊柱 X 线平片可见椎体内多处小腔隙样骨质破坏，很少有骨质增生，椎间隙正常。CT 病灶低密度改变，当病变侵入椎管内时，脊髓有低密度区且硬脊膜外间隙增宽。脊髓造影可有蛛网膜炎表现。血和脑脊液补体结合试验阳性。

手术是唯一有效的治疗方法。当病灶局限于骨内时，手术切除效果好。当发生椎管内突破后，不仅要做骨的刮除，也要用高渗盐水作椎管内冲洗、浸泡，目的是用渗透压的改变杀死包虫头节。当脊椎骨缺损较大时，可用身体其他骨做骨移植。手术中囊肿破坏后，囊液中的头节外溢，是造成术后复发的主要原因。

三、脊髓血吸虫病

当人被血吸虫感染后，虫卵可随血液循环到达全身各部位而寄生，虫卵沉积在脊柱静脉丛和脊髓内时，引起本病的发生。病灶多位于腰骶节段。绝大多数病灶内只有虫卵，极少见有成虫。国外报道孟氏血吸虫更易在脊髓内寄生。我国流行的主要是日本血吸虫，尚未见脊髓血吸虫报告。虫卵引起的主要病理改变为急性脊髓炎、脊髓血管炎性反应和寄生虫肉芽肿形成，机体对感染的反应程度与免疫系统功能状态有关，特别是由细胞介导的免疫反应。在急性期，患者可表现有急性发作的共济失调、下肢轻瘫、感觉异常或感觉丧失及括约肌功能障碍。当为慢性病程时（2 月至 6 年），主要为髓内或脊膜肉芽肿引起的占位效应。患者血液检查可有嗜酸细胞增多，脑脊液细胞数和蛋白含量增高，脊髓造影常显示腰段有梗阻，CT 及 MRI 扫描可有脊髓肿胀或病灶。

对急性脊髓炎型病例，可用抗血吸虫药物治疗。当患者有急性截瘫或全身情况恶化时，应紧急做椎板切除术，对因慢性肉芽肿而有脊髓压迫时，可做椎板切除减压术；对肉芽肿的处理一定要慎重，可做活检而不应切除，以免引起虫卵扩散。

四、椎管内肺吸虫病

本病是肺吸虫成虫穿过膈肌以下的各椎间孔直接进入椎管内所致。当人生食含有肺吸虫囊蚴的蟹或蝲蛄后，囊蚴的外壁被胃液消化，幼虫穿过肠壁进入腹腔，靠其蠕动力穿过软组织而进入椎管内。病灶多位于硬脊膜外腔，也可位于硬脊膜下或脊髓内。本病约占中枢神经系统肺吸虫病的10%。

由于成虫在椎管内的移行，其代谢产物和虫卵的沉积所引起的炎症反应，其病理改变多样，主要有多隧道的肉芽肿或多房性脓肿形成，脊髓的炎症反应，最终导致占位压迫和脊髓萎缩。病变早期的临床表现呈多样性且不典型，主要为腰背部疼痛和感觉异常；晚期由于脊髓受压、萎缩，可出现肢体瘫痪、感觉障碍和括约肌功能障碍。

临床诊断主要依靠患者有食石蟹和或蝲蛄史，或有肺部肺吸虫表现，出现进行性脊髓受压的症状和体征，血液嗜酸细胞增高，应考虑有椎管内肺吸虫的可能。血液和脑脊液补体结合试验阳性对诊断有帮助。MRI和CT扫描可显示椎管多囊或脓肿腔改变。药物对椎管内肺吸虫病无显著治疗效果。

对有脊髓受压者，应积极做手术治疗，对肉芽肿和脓肿应予切除和引流；术中应仔细寻找成虫并予以去除；当病灶与脊髓有粘连时，以不损伤脊髓为原则。

第七节 脑寄生虫病

神经系统寄生虫感染是指寄生虫病原体引起脑、脊髓和周围神经的损害。本节主要介绍几种以脑损害为主的常见的中枢神经系统寄生虫感染。

一、脑囊虫病

(一) 定义

脑囊虫病系猪肉绦虫的幼虫 (囊虫或囊尾蚴) 寄生于脑内引起的一种疾病，为中枢神经系统最常见的寄生虫病。在我国以东北、华北地区多见，西北地区及云南省次之，长江以南少见。

(二) 病因及发病机制

人既是猪肉绦虫的终宿主(猪肉绦虫病)，也是中间宿主(囊虫病)。感染途径有两种，最常见的是外源性感染，即人体摄入被虫卵污染的食物(外源异体感染)，或是绦虫病患者的手沾染了虫卵造成自体外源性感染；少见原因为内源性感染，即绦虫病患者呕吐或绦虫的节片逆行入胃。虫卵进入十二指肠内孵化逸出六钩蚴，蚴虫经血液循环分布全身并发育成囊尾蚴，寄生在脑实质、脊髓、脑室和蛛网膜下隙形成囊肿。囊尾蚴通过对周围脑组织的压迫和破坏、作为异种蛋白引起脑组织变态反应与炎症、阻塞脑脊液循环通路引起颅内压增高等机制致病。

（三）临床表现

脑囊虫病多见于青壮年，男多于女，男女病例为 (2～5)：1。临床症状复杂多样，主要取决于虫体寄生的位置、范围、数量、囊尾蚴生活状态、周围组织反应的改变、血液循环与脑脊液循环障碍的程度。通常有三大症状：癫痫、颅内压增高及精神障碍。据其临床表现可分为以下几种临床类型。

1. 癫痫型

最多见，以癫痫发作为其突发症状。发作类型常见的有全身性强直阵挛发作、部分运动性发作和复杂部分性发作等，一个患者可有两种以上发作形式。发作多出现于皮下囊虫结节半年之后，亦可于多年后始有发作。

2. 颅内压增高型

主要表现有头痛、呕吐、视力减退、视盘水肿及脑脊液压力增高等症状，可伴有意识障碍甚至昏迷。如伴有偏瘫、偏盲、失语等局限性神经体征可称为类脑瘤型；少数患者当头位改变时突然出现剧烈眩晕、呕吐、呼吸循环功能障碍和意识障碍，称 Brun 综合征，系囊虫寄生于脑室内的征象，是为脑室型；另一部分患者脑室造影可发现蛛网膜粘连，造成脑积水。

3. 精神障碍型

以精神错乱、幻听、幻视、语言障碍等为突出症状，严重者可产生痴呆。

4. 脑膜脑炎型

系囊虫刺激脑膜和脑弥漫性水肿所致。急性或亚急性起病，表现为头痛、呕吐，发热，常同时有精神障碍，颈项强直、脑膜刺激征阳性，脑脊液有炎性改变。

5. 神经症型

失眠、多梦、紧张、头晕、烦躁不安、情绪不稳、记忆力减退、工作能力下降。客观检查 CT、MRI 证实脑部有囊虫寄生，血或脑脊液免疫学检查阳性。

6. 脑卒中型

类似缺血性脑卒中或短暂脑缺血发作，表现偏瘫、失语、感觉障碍等。

7. 脊髓型囊虫病

临床较少见，囊虫在椎管内压迫脊髓而引起症状。

8. 混合型

出现以上两种以上表现者。

9. 隐匿型

临床无症状，CT 或 MRI 或经手术证实脑实质有囊虫感染。

（四）辅助检查

1. 血常规

白细胞总数多正常，嗜酸性粒细胞升高，可达 15%～50%。

2. 脑脊液

压力升高，白细胞数可正常或轻度增加，且嗜酸性粒细胞占优势，蛋白定量正常或轻度升高，糖、氯化物正常。

3. 免疫学检查

ELISA、间接血凝试验及补体结合试验检测血清和（或）脑脊液囊虫 IgG 抗体对诊断本病有定性意义，以 ELISA 法敏感性和特异性最高。

4. 脑电图

主要在额、中央、顶、颞区出现较多量的不规则混杂慢波，有癫痫发作者可描记出尖波、棘波、棘慢综合波等。

5. 头颅 CT

典型影像为单发或多发圆形低密度灶，内可见头节，或多发高密度灶，0.5～1.5 cm 大小；强化后呈结节或点环状病灶。有时可见脑表面或脑池内葡萄状囊肿。

6. 头颅 MRI

对本病诊断有重要意义，可清晰反映囊虫所在部位、病程和数目。可分为脑实质型、脑室型、脑膜型和混合型四种。

(1) 脑实质型：根据囊虫发育的不同阶段可分为活动期、蜕变死亡期、非活动期和混杂期。

1) 活动期表现为脑实质内多个散在分布的小圆形或卵圆形长 T_1、长 T_2 囊状信号，囊壁较薄，囊壁内偏于一侧可见点状头节，FLAIR 像头节显示清晰，Gd–DTPA 增强扫描见囊壁及头节轻度增强。

2) 蜕变死亡期表现为稍长 T_1 稍长 T_2 异常信号，增强后明显环状增强，病灶周边可见水肿区无增强，此期头节消失，囊壁变厚，周围水肿加剧。

3) 非活动期指囊虫钙化，表现为：T_1、T_2 加权像均为低信号，增强后病灶不增强或轻度环状增强。

4) 混杂期为上述 3 期病灶合并存在。

(2) 脑室型：虫体较大，囊壁较薄，呈长 T_1、长 T_2 异常信号，FLAIR 像囊壁及头节显示清晰，常伴有梗阻性脑积水。

(3) 脑膜型：表现为脑表面或脑池内葡萄串囊状信号影。增强后可见软脑膜或纤维分隔轻度增强或不增强。

(4) 混合型：以上各型混合存在。

(五) 诊断

脑囊虫病诊断标准。

(1) 有相应的临床症状和体征。

(2) 免疫学检查阳性 [血清和（或）脑脊液囊虫 IgG 抗体或抗原阳性]；脑脊液嗜酸性粒细胞增多。

(3) 头颅 CT 或 MRI 显示囊虫影像改变。

(4) 皮下、肌肉或眼内囊虫结节，经活检病理检查证实为囊虫者。

(5) 患者来自绦虫病流行区，粪便有排绦虫节片或食"米猪肉"史，可作为诊断的参考依据。

凡具备 4 条以上者即可确诊；或者具备 (1)、(2)、(3) 或 (1)、(2)、(5) 或 (1)、(3)、(5) 条者亦可确诊。

（六）鉴别诊断

由于脑囊虫病表现多种多样，临床上需与多种疾病相鉴别。多发囊虫病变应与多发性脑转移瘤、多发性腔隙性脑梗死鉴别；孤立脑囊虫应与单发蛛网膜囊肿或脑脓肿鉴别；脑膜脑炎型脑囊虫病应与结核性、病毒性及真菌性脑膜脑炎鉴别。

（七）治疗

1. 病因治疗

(1) 阿苯达唑：为目前治疗脑囊虫病的首选药物。常用剂量为 $15 \sim 20$ mg/(kg·d)，分 2 次口服，连服 10 天，休息 $10 \sim 15$ 天再服第二个疗程，通常 $3 \sim 5$ 个疗程。显效率 85% 以上。

(2) 吡喹酮：对囊虫亦有良好的治疗作用。囊虫数量少者，总量 180 mg/kg，4 天分服（每天分 2 次服用）。囊虫数量多、病情重者，采用小剂量长疗程，即 180 mg/kg，9 天分服。$2 \sim 3$ 个月后开始第二疗程，共治疗 3·4 个疗程。

治疗中应注意以下问题。

(1) 囊虫大量死亡可引起过敏反应，造成严重的脑水肿、颅内压增高，可危及生命，因此脑囊虫病患者必须住院治疗。

(2) 囊虫病合并猪肉绦虫病者，通常先行驱绦治疗，以免发生严重反应而影响囊虫病的治疗。

(3) 杀虫治疗前务必检查有无眼囊虫病，如有，务必先手术摘除囊虫，因杀虫治疗过程中囊虫死亡所引起的过敏、免疫反应可致失明。

(4) 为了减轻囊虫死亡导致的过敏反应，应酌情应用肾上腺皮质激素。

(5) 根据病情脱水降低颅内压治疗，如发生严重颅内增高，应及时停用抗囊虫药物，给予抗过敏处理，还可应用颞肌下减压术，防止脑疝。

2. 对症治疗

癫痫型脑囊虫病根据癫痫发作类型选择抗癫痫药物。不能简单地以癫痫症状存在作为持续应用抗囊虫治疗的依据，若临床和影像学检查显示病原学治愈时，停用抗囊虫治疗，仅采用抗癫痫治疗。

3. 手术治疗

确诊为脑室型者应手术治疗。其次，对颅内压持续增高、神经系统体征及 CT 证实病灶十分局限的患者亦可考虑手术治疗。

4. 驱绦虫治疗

对肠道仍有绦虫寄生者，为防止自身再次感染，应行驱绦虫治疗。

（八）预防

脑囊虫病的传染源是猪肉绦虫患者，故预防囊虫病的首要措施是根治猪肉绦虫患者，以预防他人和自身感染囊虫病。

二、脑型血吸虫病

（一）定义

脑型血吸虫病是指血吸虫虫卵异位于脑引起的损害。在我国仅有日本血吸虫病流行，主要见于长江中下游地区和南方。国内神经系统血吸虫病的发病率占血吸虫病患者的 $1.74\% \sim 4.29\%$。

(二) 病因与发病机制

血吸虫成虫通常寄生于人体门脉肠系膜静脉系统。部分血吸虫成虫或虫卵寄生于肺、脑、脊髓、心包、皮肤、生殖系统等部位，称为异位血吸虫病。血吸虫侵犯大脑皮质后，可引起脑实质细胞坏死和钙沉积、虫卵肉芽肿、假结核结节等。另外，血吸虫成虫及虫卵所分泌的毒素、代谢产物及虫体、虫卵等异种蛋白也可引起脑组织的变态反应，严重者甚至引发脑疝形成，还可见血管炎性反应。血吸虫病累及脊髓者极为少见。

(三) 临床表现

因感染的轻重、病变部位、人体对感染的反应不同，其临床表现轻重不等，症状多样，可分为急性和慢性两类。

1. 急性血吸虫病的神经系统表现

急性血吸虫病多发生于无免疫力的初次感染者。患者多为青壮年和儿童，常有明确疫水接触史，好发于夏季，潜伏期 30 ～ 60 天。以脑膜脑炎为主要特征，患者多有发热、头痛，轻者有嗜睡、定向力障碍、意识蒙眬及精神异常；重者出现昏迷、抽搐、大小便失禁和瘫痪。查体可见双侧锥体束征、视盘水肿和脑膜刺激征，一般随体温恢复正常症状开始好转或消失。

2. 慢性血吸虫病的神经系统表现

通常发生于感染后 3 ～ 6 个月，长者达 1 ～ 2 年。

(1) 癫痫型：癫痫是脑型血吸虫病最常见的症状，多由于虫卵引起的局限性脑膜脑炎或瘢痕结节所致。癫痫发作形式多样。

(2) 脑瘤型：通常由于颅内血吸虫肉芽肿所致。其临床表现与颅内肿瘤相似，除颅内压增高症状外，常伴有明显的定位症状。

(3) 脑卒中型：多由于血吸虫虫卵引起脑血管栓塞所致，亦可因血管炎性变化损害管壁造成梗死或出血。其临床表现与急性脑血管病相似。

(4) 脊髓压迫症型：少见。由于脊髓内或脊膜虫卵肉芽肿压迫所致。临床表现与其他原因所致脊髓压迫症相似，主要为腰段脊髓症状，很少累及胸段脊髓。'

(四) 辅助检查

1. 血常规检查

嗜酸性粒细胞显著增多，一般在 20% ～ 40%。

2. 腰穿检查

可出现颅内压力增高，脑脊液白细胞数轻度升高，一般为 $(10 ～ 100)×10^9/L$，以嗜酸性粒细胞升高明显，蛋白质含量正常或轻度升高。脑脊液中偶可检出虫卵。

3. 病原学检查

脑型血吸虫病患者多伴有肠道病变，可取患者的粪便直接涂片检测虫卵或沉淀孵化孵化出毛蚴，亦可直肠镜或乙状结肠镜下取肠黏膜活检。如行手术治疗，可取脑组织进行病理检查。

4. 免疫学检查

(1) 皮内试验阳性率 90%，但与并殖吸虫患者有较高的交叉反应。

(2) 抗体检测常用方法有环卵沉淀试验、间接血凝试验、ELISA 试验等。

(3) 血清或脑脊液抗原检测阳性具有确诊意义，检测循环抗原不仅能反映活动性感染，而且可以评价疗效和估计虫荷。

5. 头颅 CT

(1) 急性型表现类似脑炎，脑实质内大小不一、程度不同的低密度水肿区，边缘模糊，无强化效应。

(2) 慢性型呈局限性肉芽肿，等密度、稍高密度，或混杂密度，周边有大片"指套样"水肿，增强时明显均一强化，有时见局限性脑萎缩。

(3) 虫卵堵塞脑供血动脉引起脑组织缺血性坏死出现低密度灶。

6. 头颅 MRI

肉芽肿型 T_1WI 见不规则"佛手样"或"指套样"低信号水肿区，T2WI病变呈明显高信号，增强后病灶内见散在不规则点片状强化。其他类型病变出现类似脑炎或梗死样表现。

（五）诊断

主要依赖于流行病学调查、病史、临床表现、实验室检查和特殊辅助检查及病原治疗效果，其中流行病学调查尤为重要。凡有疫水接触史或已确诊血吸虫病，脑部症状出现在感染血吸虫后，结合外周血或脑脊液中嗜酸性粒细胞、病原学、免疫学检测及头颅 CT、MRI 等辅助检查，排除其他病因导致的神经系统症状后，临床上诊断可以成立。

（六）鉴别诊断

急性型应与病毒性脑膜脑炎、中毒性脑病和脑血管病鉴别；慢性型应与脑脓肿、脑结核球、脑肿瘤和原发性癫痫鉴别。

（七）治疗

脑型血吸虫病的治疗分为病原学治疗、对症治疗和外科治疗。

1. 抗血吸虫治疗

(1) 吡喹酮：本病首选的治疗药物。主要作用于虫体表皮，破坏其吸收和防卫功能。常用治疗方法为。

治疗急性血吸虫病：总量 120 mg/kg(儿童 140 mg/kg)，4～6 日内分服，2～3 次 / 日。

治疗慢性血吸虫病：总量 60 mg/kg(儿童 70 mg/kg)，2 日服完，2～3 次 / 日。

吡喹酮宜饭后或餐中服用。不良反应一般轻微且持续时间短，主要为头痛、头晕、肌肉酸痛、乏力、多汗等。严重心律失常、严重肝肾功能障碍者慎用。

(2) 青蒿素及其衍生物蒿甲醚、青蒿琥酯：不仅可以杀灭疟原虫，对不同发育期的血吸虫均有较好的杀灭作用，并可用于血吸虫传播季节及短期接触疫水的预防。

2. 对症治疗

如有颅内压增高或癫痫等症状，应同时应用脱水剂或抗癫痫治疗。对于脑型血吸虫病，特别是急性患者，应加用肾上腺皮质激素治疗。

3. 外科治疗

下列情况可采取外科手术治疗。

(1) 有较大的血吸虫虫卵肉芽肿，造成明显的颅内压增高或脊髓压迫症状，应手术切除肉芽肿。

(2) 脑部炎症水肿引起急性颅内压增高，脑脊液循环受阻或形成脑疝者，应进行手术减压，手术后再行药物治疗。

（八）预防

综合预防，包括控制传染源、消灭钉螺、粪便管理、健康教育、加强个人防护及监测等。

三、脑型肺吸虫病

（一）定义

脑型肺吸虫病是指肺吸虫（并殖吸虫）侵入人体后，移行入脑导致的中枢神经系统损害。脑型肺吸虫病的发病率占肺吸虫病的 20% ～ 26%。在我国东北地区和华东、华中、华南、西南等 22 个省市、自治区均有流行。

（二）病因与发病机制

因生食或半生食含有并殖吸虫活囊蚴的石蟹或蝲蛄而感染。其主要致病机制是幼虫或成虫在人体组织与器官内移行、寄居造成的机械性损伤及其代谢产物引起的免疫病理反应。

（三）临床表现

肺吸虫病常累及全身多个器官，临床症状甚为复杂。中枢神经系统肺吸虫病以儿童、青少年多见，根据受累部位和临床表现可分为以下几型。

1. 脑膜脑炎型

此型见于虫体刚侵犯颅内或从囊肿样病变中穿出。起病较急，表现为头痛、呕吐、颈项强直、Kemig 征阳性。脑型患者往往有蛛网膜下隙出血表现。腰穿脑脊液压力增高不明显，脑脊液细胞数增多，特别是嗜酸性粒细胞增多明显，可见红细胞、蛋白含量轻度增高，有时脑脊液可查见虫卵。

2. 假瘤型

此型见于虫体在颅内停留较久后，出现圆形或卵圆形囊肿型肉芽肿。其表现类似于脑肿瘤，表现为颅内压增高症状和局灶性损害症状。腰穿脑脊液压力轻度增高，脑脊液细胞数增多不明显，蛋白含量轻度增高。

3. 萎缩型

此型见于虫体离去或死亡较久后，病变纤维化。此时主要表现为智能减退、精神异常、癫痫部分性发作或全身性发作、偏瘫、偏身感觉障碍等局灶性脑损害症状。缺乏急性脑膜脑炎及颅内压增高症状。腰穿脑脊液压力不高，细胞数及蛋白含量均在正常范围。

4. 脊髓型

少见，早期下肢麻木、刺痛或伴有腰痛，继之发生一侧或双侧下肢瘫痪、大小便失禁等脊髓压迫症状。

（四）辅助检查

1. 血常规

白细胞总数增加，一般为 $(10 \sim 30) \times 10^9/L$，急性期可达 $40 \times 10^9/L$。嗜酸性粒细胞增多，一般为 5% ～ 20%，急性期可达 80% 以上。血沉明显增快。

2. 病原学诊断

检查痰液或粪便、脑脊液中的虫卵。脑脊液中的虫卵可用离心沉淀法进行检查。

3. 免疫学诊断

(1) 皮内试验：常用于普查，阳性符合率可达 95% 以上。

(2) 抗体检测：常用斑点酶联免疫吸附试验、ELISA 法、间接血凝试验等检测血清及脑脊液抗体。

(3) 循环抗原检测：诊断结果敏感、特异，且可用于观察疗效。

4. 影像学检查

(1)X 线检查：胸部 X 线检查对合并肺吸虫病患者有较高诊断价值。

(2) 头颅 CT：可分为脑炎型和囊肿型两种变化。前者表现为边缘模糊大小不一的低密度区；后者表现为单发或多发性大小不等的囊性低密度区。

(3) 头颅 MRI：比 CT 更灵敏，但对钙化灶的发现不如 CT，T2WI 见稍低信号环形囊壁，中心呈高信号坏死灶，周围见高信号水肿带。增强检查见环形及小斑片样强化，并见多个环形"皂泡样"强化灶聚集。

（五）诊断

在流行地区有生食或半生食石蟹、蝲蛄或饮生溪水史，出现高颅压、癫痫发作及其他神经系统表现者，特别是早期出现咳嗽、咳铁锈色痰、游走性皮下包块者应考虑本病。血嗜酸性粒细胞持续增高、肺吸虫皮内试验、血清或脑脊液抗体及循环抗原检测阳性可确诊。

（六）鉴别诊断

本病应与蛛网膜下隙出血、脑脓肿、结核性脑膜炎、脑肿瘤、脑囊虫病等鉴别。

（七）治疗

1. 病因治疗

(1) 吡喹酮：本病首选治疗，推荐剂量 25 mg/kg，每日 3 次，连服 3 日。脑型患者间歇 1 周后再服 1 个疗程。

(2) 硫氯酚：成人 3 g/ 日，儿童 50 mg/(kg·d)，隔日用药，25 ～ 30 天为一疗程，脑型者可重复 2 ～ 3 个疗程。疗效不如吡喹酮，且疗程长、不良反应较多，仅在吡喹酮药源有困难地区使用。

2. 手术治疗

手术治疗指征为病变较大、重症高颅压、已经形成包囊或囊肿者及用药后病情继续发展者。

3. 对症治疗

患者如有颅内压增高或癫痫等症状，应同时应用脱水剂或抗癫痫治疗。

（八）预防

预防本病的关键是改进饮食卫生，革除生食或半生食石蟹、蝲蛄或饮生溪水的习惯。

参考文献

【1】神经外科 . 赵继宗 . 北京：中国医药科技出版社 .2014.10

【2】神经外科 . 王元 . 北京：军事医学科学出版社 .2005.05

【3】神经外科 . 周良辅 . 上海：上海医科大学社 .1994.05

【4】神经外科出血与血栓防治 .（加）Mark G.Hamilton 等原著；陆丹，王宝，杨重飞主译 . 北京 /
西安：世界图书出版公司 .2017.03

【5】神经外科 神经外科就医必读 . 刘勇 . 北京：中国科学技术出版社 .2016.06

【6】显微神经外科解剖与手术技术 . 石祥恩，钱海 . 北京：科学普及出版社 .2017.04

【7】中西医结合神经外科研究与实践 . 赵晓平 . 西安：西安交通大学出版社 .2017.04

【8】神经外科临床护理 . 丁淑贞，于桂花 . 北京：中国协和医科大学出版社 .2016.10

【9】周围神经外科解剖图谱 .David G.Kline，Alan R.Hudson，Daniel H.Kim 原著 . 沈阳：辽宁科学
技术出版社 .2016.03

【10】神经外科亚专科护理 . 郎黎薇 . 上海：复旦大学出版社 .2016.11

【11】神经外科疾病的诊疗与护理 . 刘玉峰 . 昆明：云南科技出版社 .2016.05

【12】神经外科医师手册 .（英）萨曼杜拉 . 长沙：湖南科学技术出版社 .2014.12

【13】神经外科专科护士实用手册 . 郎红娟，侯芳 . 北京：化学工业出版社 .2016.04

【14】神经外科麻醉实践 . 李恒林等 . 北京：人民卫生出版社 .2004.06

【15】临床神经外科诊疗精粹 . 王其瑞 . 西安：西安交通大学出版社 .2015.09

【16】临床神经外科讲义 . 江西省神经外科学习班，江西医科大学第一附属医院编

【17】周围神经外科手术图解 . 赵德伟，陈德松 . 沈阳：辽宁科学技术出版社 .2015.03

【18】神经外科速查 . 刘玉光 . 济南：山东科学技术出版社 .2012.04

【19】神经外科麻醉分册 . 韩如泉，李淑琴 . 北京：北京大学医学出版社 .2010.09

【20】神经外科手册 .（德）MarkS.Greenberg . 济南：山东科学技术出版社 .2009.07

【21】神经外科速查 . 钱春生等 . 北京：人民军医出版社 .2009.09

【22】神经外科麻醉手册 . 王保国 . 北京：人民卫生出版社 .2009.07

【23】神经外科护理 . 王丽华 . 北京：人民军医出版社 .2009.01